Rudolf Schoberberger
Michael Kunze

Nikotinabhängigkeit

Diagnostik und Therapie

Unter Mitarbeit von
P. Bayer, G. Bernhard, G. Böhm, E. Groman,
U. Kunze und A. Schmeiser-Rieder

Springer-Verlag Wien GmbH

Univ.-Prof. Dr. Rudolf Schoberberger
Univ.-Prof. Dr. Michael Kunze
Institut für Sozialmedizin, Universität Wien
Alser Straße 21, A-1080 Wien
Österreich

Das Werk ist urheberrechtlich geschützt.
Die dadurch begründeten Rechte, insbesondere die der Übersetzung, des Nachdruckes, der Entnahme von Abbildungen, der Funksendung, der Wiedergabe auf photomechanischem oder ähnlichem Wege und der Speicherung in Datenverarbeitungsanlagen, bleiben, auch bei nur auszugsweiser Verwertung, vorbehalten.

© 1999 Springer-Verlag Wien
Ursprünglich erschienen bei Springer-Verlag Wien New York 1999

Die Wiedergabe von Gebrauchsnamen, Handelsnamen, Warenbezeichnungen usw. in diesem Buch berechtigt auch ohne besondere Kennzeichnung nicht zu der Annahme, daß solche Namen im Sinne der Warenzeichen- und Markenschutz-Gesetzgebung als frei zu betrachten wären und daher von jedermann benutzt werden dürften. Produkthaftung: Für Angaben über Dosierungsanweisungen und Applikationsformen kann vom Verlag keine Gewähr übernommen werden. Derartige Angaben müssen vom jeweiligen Anwender im Einzelfall anhand anderer Literaturstellen auf ihre Richtigkeit überprüft werden.

Satz: H. Meszarics • Satz & Layout • A-1200 Wien

Gedruckt auf säurefreiem, chlorfrei gebleichtem Papier – TCF
SPIN: 10661989

Mit zahlreichen Abbildungen

ISBN 978-3-211-83169-4   ISBN 978-3-7091-6401-3 (eBook)
DOI 10.1007/978-3-7091-6401-3

VORWORT

Die schädliche Wirkung des Rauchens ist eine Entdeckung für die Präventivmedizin mit unvergleichlichem Wert. Es wird angenommen, dass jeder zweite Raucher, der es nicht schafft von der Zigarette wegzukommen, eines vorzeitigen Todes stirbt – und diese Tatsache ist mittlerweile mehr als zwanzig Jahre bekannt.

Der gesundheitsschädigende Effekt des Tabakkonsums und der Umstand, dass das Rauchen durchaus vergleichbar ist mit „Drogenabhängigkeit" wurde in etwa zur gleichen Zeit erkannt. Medizinische und Antirauch-Organisationen waren damals sehr optimistisch, dass durch gezielte Information einerseits Nichtraucher davon abgehalten werden können, zu regelmäßigen Rauchern zu werden und andererseits Tabakkonsumenten ihr Risikoverhalten einstellen. Nun wissen wir aber alle, dass dies so nicht funktioniert. Der Tabakkonsum nimmt weltweit zu und in Europa bleibt der Raucheranteil – von einigen Ausnahmen abgesehen – relativ konstant.

Das Gesundheitssystem hat sich im Vergleich zur Bekämpfung anderer Epidemien, wie zum Beispiel der Tuberkulose, beim Rauchen nicht sehr engagiert. Eine Vielzahl von spezialisierten Einrichtungen und Experten bemühen sich etwa um die Bekämpfung des Alkoholproblems. Rauchen hingegen ist ein viel weiter verbreitetes Problem, aber entsprechende Facheinrichtungen oder Spezialisten auf diesem Gebiet sind relativ selten verfügbar.

Es sollte realisiert werden, dass der Tabakkonsum in weiten Bereichen mit dem Konsum anderer Drogen vergleichbar ist und es keineswegs einfacher ist, jemanden vom Tabak zu entwöhnen als etwa jemanden zu helfen, von Narkotika, Alkohol oder Kaffee wegzukommen.

In letzter Zeit hat jene Gruppe des Instituts für Sozialmedizin der Universität Wien, die sich schon seit jeher mit diesem Gesundheitsrisiko beschäftigt, einige neue „Entdeckungen" auf dem Sektor Tabakkonsum gemacht. So konnten sie zeigen, dass Lungenkrebs nicht für alle Raucher das gleiche Risiko darstellt, sondern vor allem bei schwer Nikotinabhängigen überzufällig häufig auftritt. Auch das nächtliche Rauchverlangen wurde als Indikator für eine schwere Nikotinabhängigkeit identifiziert. Die Wiener Gruppe war auch einer der ersten, die erkannt hat, dass reduziertes Rauchen ein wesentlicher Beitrag zur Gesunderhaltung der Bevölkerung sein kann, vor allem dann, wenn Raucher nicht dazu bereit sind, ihr Verhalten gänzlich aufzugeben. In dem Zusammenhang ist auch ihr Vorschlag, „Nikotin" (jedoch nicht die Zigarette) könnte eine wichtige Rolle in der Krebsvorsorge spielen, als eine fundamentale und äußerst interessante Idee zu werten.

Richtigerweise betont die Wiener Forschergruppe, dass es das Ziel jeder Maßnahme auf dem Sektor „Rauchen" sein muss, die Krankheitshäufigkeit und Sterblichkeit zu reduzieren, nicht den Tabak- oder Nikotinkonsum selbst. Warum sollte der Tabakkonsum verwerflicher sein als das Kaffeetrinken, vorausgesetzt es ist möglich, risikofrei oder mit einem akzeptablem Gesundheitsrisiko zu rauchen. Die Wiener Gruppe schlägt also einige sehr pragmatische, realitätsbezogene und neuartige Ideen vor, die dazu beitragen können, Mortalität und Morbidität zu verringern. Das Bewusstsein, dass das Nikotin selbst nicht die gesundheitsschädigende Substanz im Tabak ist, jedoch jener Stoff, weshalb viele rauchen, eröffnet eine Möglichkeit, den Nikotinkonsum dafür einzusetzen, um das Rauchen zu reduzieren.

Die Zeit scheint reif zu sein, den Autoren dieses Buches zu folgen und sowohl für die Suche nach idealen Lösungen offen zu sein als auch die sehr realistisch klingenden Strategien möglichst rasch umzusetzen. Wir werden dann bald einen kontinuierlichen Rückgang bei der tabak-assoziierten Sterblichkeit erleben, während es logischerweise zu erwarten ist, dass sowohl die Tabakindustrie als auch die Anti-Rauch-Aktivisten allmählich ihr Tätigkeitsfeld verlieren.

Karl Olov Fagerström
Fagerström Consulting, Heslingborg, Schweden

INHALTSVERZEICHNIS

EINLEITUNG	1
Von der Raucherberatung zur Rauchertherapie in Österreich – Historischer Überblick	2
THEORETISCHER HINTERGRUND	5
Entwicklung des Rauchverhaltens im internationalen Vergleich	5
Entwicklung des Rauchverhaltens in Österreich	7
Besondere Aspekte des Rauchverhaltens der Frauen	8
Tabakinhaltsstoffe	13
Auswirkungen des Rauchens auf den Organismus	18
Passivrauchen	24
Wirkungen des Nikotins	26
Die Rolle des Nikotins als abhängig machende Substanz	27
Klassifikation der Nikotinabhängigkeit als Krankheit	35
Diagnostik der Nikotinabhängigkeit	36
Gesundheitspsychologische Aspekte des Rauchens	40
Nikotinabhängigkeit und psychosoziale Faktoren	42
Nikotinabhängigkeit und Bronchuskarzinom	43
Schlafraubendes Rauchverlangen – Nocturnal Sleep Disturbing Nicotine Craving (NSDNC)	44
Nikotinabhängigkeit und Kohlenhydratsucht	45
Nikotinentzug und Unfallraten	47
DIAGNOSTIK	49
Wiener Standard Raucher-Inventar	49
THERAPIE	65
Indikationen für die Rauchertherapie	65
Motivation zur Veränderung des Rauchverhaltens	67
Verhaltensmodifikation	68
Nikotinersatztherapie – Nicotine Replacement Therapie (NRT)	69
Komplementärmethoden	71
Kontrolle des Körpergewichts	73
Bewegungsaktivität als Alternativverhalten	74
Entspannungsmethoden als unterstützende Maßnahmen	75

Therapieempfehlungen als Richtlinien zum
Wiener Standard Raucher-Inventar 76
Interventionen für therapieresistente Raucher 81

ORGANISATION 83

Allgemeine Aufklärung – 25 Jahre Information der Bevölkerung 83
Bevölkerungsbedarf an Raucherentwöhnung – Ergebnisse
  einer Umfrage 87
Richtlinien zur Rauchertherapie für Ärzte – Ein Konsensusbericht
  der European Medical Association Smoking or Health (EMASH) 89
Rauchertherapie im Rahmen von Gruppenberatung 90
Vorschläge zur Organisation und Integration in die klinische Tätigkeit ... 91
Rauchertherapie in Kur- und Rehabilitationseinrichtungen 94
Rauchertherapie am Arbeitsplatz 95
Raucherberatungsstellen 96
Raucherentwöhnung mittels Internet 97
Computergestützte Raucherentwöhnung 98
Ökonomische Aspekte des Tabakproblems 99
Rauchertherapie im Rahmen des Alkoholentzugs 102

LITERATUR 105

SACHVERZEICHNIS 113

ANHANG 119

Wiener Standard Raucher-Inventar 119
Fagerström-Test für Nikotinabhängigkeit 125
Allgemeine Aufklärung – 25 Jahre Information der Bevölkerung 127
Arbeitsunterlagen des intramuralen Raucherentwöhnungsprogramms
  „Projekt Josefhof" 165

EINLEITUNG

Als in den 50er Jahren und spätestens nach dem berühmten „Terry Report" (U.S. PUBLIC HEALTH SERVICE 1964) wissenschaftliche Belege für die gesundheitsbeeinträchtigende Wirkung des Tabakrauchens vorlagen, wurde auch damit begonnen, verstärkt Versuche zu unternehmen, das Rauchverhalten zu unterbinden. So wurden in Amerika 1966 erstmals Warnhinweise auf Zigarettenpackungen angebracht (COOPER 1986) und alsbald wurde auch die Radio- und Fernsehwerbung eingestellt (SLABY 1991). In den 60er Jahren tauchten auch die ersten wissenschaftlich fundierten Entwöhnungsprogramme auf, die sich vor allem an der Verhaltensmodifikation und den Konditionierungstechniken orientierten, aber auch sehr viele Aversionstechniken enthielten (BERNSTEIN 1969, HUNT und BESPALEC 1974).

Die Tabakentwöhnung (oder Rauchertherapie, oder Therapie der Nikotinabhängigkeit) ist ein relativ neuer Bereich im Gesundheitswesen und wird sowohl zur Prävention von tabakassoziierten Krankheiten eingesetzt als auch bei deren Therapie.

In vielen Fällen (z.B. chronische Bronchitis, periphere arterielle Durchblutungsstörung) ist die Erzielung der Tabakabstinenz ein wesentliches therapeutisches Ziel, das nach dem Stand der Wissenschaft verfolgt werden muss.

Bei der Tabakentwöhnung handelt es sich um einen Bereich der Lebensstilmedizin, die sinnvoll sowohl mit medikamentösen als auch nicht-medikamentösen Verfahren durchgeführt wird, und weiters die enge Zusammenarbeit von Therapeuten und Patienten (Klienten) beinhaltet und sowohl für die Gesundheitsvorsorge als auch für die Therapie Gültigkeit hat.

Es ist also abzuleiten (und dies wurde bei verschiedenen Gelegenheiten wie z.B. bei internationalen Konferenzen, in Stellungnahmen der Weltgesundheitsorganisation, der Internationalen Krebsunion (UICC), des US Surgeon General festgestellt), dass die Therapie der Nikotinabhängigkeit (Tabakentwöhnung) auch eine ärztliche Aufgabe ist, und dass es ein Recht der betroffenen Patienten/Klienten ist, diese Form der Betreuung zu erhalten.

Im Bereich der pharmakologischen Beeinflussung, die, wie erwähnt, immer im Verein mit Verfahren der Verhaltensmodifikation eingesetzt werden muss, hat man bereits verschiedene therapeutische Konzepte erprobt; zur Zeit ist es Stand der Wissenschaft, dass die Nikotin-Ersatz-Therapie dann indiziert ist, wenn mit psychologischen Verfahren (allein) nicht das Auslangen gefunden werden kann bzw. eine deutliche Nikotinabhängigkeit besteht.

Für das Gesundheitswesen ergibt sich zwangsläufig die Notwendigkeit, auch die Frage der Refundierung des Aufwandes für den Bereich der Tabakentwöhnung (Rauchertherapie) zu diskutieren, da es sich um eine indizierte medizinische Leistung handelt, die von Angehörigen des Gesundheitswesens (vor allem Ärzten) erbracht wird, und einen gewissen Aufwand sowohl zeitlicher Art als auch pharmakologischer Art erfordert (KUNZE und SCHOBERBERGER 1993).

**Von der Raucherberatung zur Rauchertherapie in Österreich –
Historischer Überblick**

Bei der Ersten Europäischen Konferenz zum Thema Tabakpolitik machte man einen Entwurf für eine Charta gegen Tabak für Europa (WHO 1988).

Unter anderem wird darin klar zum Ausdruck gebracht: „Jeder Raucher hat das Recht, Unterstützung und Hilfe zu erhalten, um sich das Rauchen abzugewöhnen."

Der Raucher hat das Recht auf Hilfe, und bei Nikotinabhängigkeit auch auf Behandlung. Es ist Sache des Gesundheitssystems, ihm diese Hilfe zuteil werden zu lassen.

Die Rahmenbedingungen für die Raucherentwöhnung können sehr unterschiedlich sein und von verschiedenen Institutionen oder Personen angeboten werden. Im Wesentlichen kann man davon ausgehen, dass die „Rauchertherapie" bei der einfachen Informationsvermittlung beginnt und über weniger aufwendige Beratungsstrategien bis zu sehr umfassenden therapeutischen Verfahren reicht.

Dementsprechend fungieren differente Einrichtungen oder Berufsgruppen als Ansprechpartner wie z.B.:
– Selbsthilfeeinrichtungen
– Beratungsstellen
– niedergelassene Ärzte
– klinische Psychologen und Gesundheitspsychologen
– Krankenhäuser
– Betriebe mit entsprechender Serviceeinrichtung
– Apotheken
– etc.

Im Jahre 1973 wurde in Österreich die erste öffentliche Raucherberatungsstelle im Gesundheitsamt der Stadt Wien installiert. Das Betreuungskonzept sieht vor, sowohl den medizinischen als auch den psychologischen Bereich zu berücksichtigen. Während das Gesundheitsamt diese speziellen Dienste nicht mehr anbietet, wurde 1998 das Nikotininstitut Wien[1] eingerichtet, das sich nicht nur um Diagnostik und Therapie der Nikotinabhängigkeit bemüht, sondern auch Information für die Öffentlichkeit und das Gesundheitssystem leistet.

---

[1] NICOTINE INSTITUTE VIENNA (Scientific Directors: Univ.-Prof. Dr. Michael Kunze, Univ.-Prof. Dr. Rudolf Schoberberger; Management: Dr. Ernest Groman, Doris Blauensteiner, Gerda Bernhard, Gabriela Böhm, Dr. Ursula Kunze, Univ.-Prof. Dr. Anita Schmeiser-Rieder), Rechte Wienzeile 81/1, A-1050 Wien, Tel. +43 (0)1/585 85 44, Fax +43 (0)1/585 85 99, e-Mail: nicotineinstitute@teleweb.at

In Wien existiert auch eine Beratungsstelle des 1992 eingerichteten Frauengesundheitszentrums (FEM), die gemeinsam mit dem Institut für Sozialmedizin der Universität Wien betreut wird. In ganz Österreich gibt es etwa 20 derartige Beratungsstellen, die nach einem sehr ähnlichen Konzept vorgehen.

Raucherberatungsstellen sind wichtige Einrichtungen. Über ihre direkte Klientenbetreuung hinaus dokumentieren solche, der Bevölkerung als Serviceleistung angebotenen Institutionen, dass ein gesellschaftspolitisches Interesse besteht, entwöhnungswilligen Rauchern die nötige Hilfestellung anzubieten. Zusätzlich haben Raucherberatungsstellen die Aufgabe, die Erfahrungen mit Entwöhnungsmethoden zu evaluieren und nach neuen Erkenntnissen zu forschen. Sie können auch neue Formen der Raucherintervention einführen (z.B. Nichtraucher-Telefon etc.).

Die präventive Indikation der Therapie der Nikotinabhängigkeit ist allgemein unbestritten, die therapeutische Indikation muss noch in besonderem Maße propagiert werden. Sie besteht dann, wenn die Erzielung der Tabakabstinenz einen Beitrag zur kausalen Therapie leistet (z.b. chronische Bronchitis, Ulkus des Magens, periphere Durchblutungsstörung), oder wenn durch die Erzielung der Tabakabstinenz der Heilungsverlauf begünstigt werden kann.

In derartigen Fällen kommt der Durchführung der Rauchertherapie ebensolche Bedeutung zu wie jeder anderen therapeutischen Maßnahme. Die Unterlassung der wissenschaftlich fundierten Therapie der Nikotinabhängigkeit bedeutet nach dem derzeitigen Stand des Wissens auch eine unvollständige Behandlung von Patienten mit allen klinischen und rechtlichen Konsequenzen (KUNZE und SCHOBERBERGER 1993).

THEORETISCHER HINTERGRUND

Entwicklung des Rauchverhaltens im internationalen Vergleich

Die Entwicklung des Rauchverhaltens verlief in den letzten Jahrzehnten regional stark unterschiedlich. Länder wie Norwegen, die Niederlande, Schweden und Großbritannien begannen mit massiven Aufklärungs- und Informationskampagnen, um dem ständig steigenden Tabakkonsum Einhalt zu gebieten (in den Niederlanden zum Beispiel rauchten 1960 über 80 % der Männer – bis Anfang der 90er Jahre reduzierte sich dieser Anteil auf knapp über 40%). Als Konsequenz dieser Bemühungen liegen diese Länder an der Spitze jener Staaten, in denen der Tabakkonsum von 1970 bis 1985 sank. Ein ständig wachsender Anteil von Rauchern in der Bevölkerung und steigender Pro-Kopf-Verbrauch findet sich hingegen in den meisten osteuropäischen Staaten und im Mittelmeerraum.

Tabelle 1. Weltweite Tabakproduktion 1996 (in Tonnen)

1.	China	2,994.500
2.	USA	682.750
3.	Indien	501.250
4.	Brasilien	427.000
5.	Türkei	228.700
6.	Zimbabwe	206.830
7.	Indonesien	177.700
8.	Malawi	164.605
9.	Italien	132.000
10.	Griechenland	131.400
11.	Argentinien	97.540
12.	Pakistan	79.750

In der Mehrzahl der Entwicklungsländer, vor allem in jenen, in denen die Produktion von Tabak eine wichtige Quelle von Exporteinnahmen darstellt, wurde bisher den ökonomischen Folgen des Tabakkonsums wenig Aufmerksamkeit geschenkt. Der Pro-Kopf-Verbrauch stieg in diesen Ländern drastisch: z.B. von 1970 bis 1985 in Afrika 42%, in Lateinamerika 24% und in Asien 22% (MASIRONI und ROTHWELL 1988). Hier geben auch die Produktions- bzw. Verkaufszahlen die Situation nur ungenau wieder. Selbstgedrehte Zigaretten, Kautabak und Bidis sind vor allem in Bangladesh, Indien, Pakistan und Sri Lanka weit verbreitet und machen eine genaue Evaluation des Tabakkonsums unmöglich. Der Teer- und Nikotingehalt nicht nur der Bidis, sondern auch der kommerziellen Zigarettenmarken dieser Länder sind meist um vieles höher als in den Industriestaaten, wo der Marktanteil der sogenannten Leichtmarken ständig zunimmt. Indonesische Zigaretten zum Beispiel haben einen Teergehalt von bis zu 55 mg und einen Nikotingehalt bis zu 5 mg (Durchschnitt in Österreich: 15 mg Teer, 0,7 mg Nikotin).

Der größte Tabakproduzent der Welt ist China mit fast drei Millionen Tonnen pro Jahr (Tabelle 1) (IUATLD 1997).

Rauchertrends

Ein gleichbleibender globaler Zigarettenkonsum pro Kopf ist dadurch erklärbar, dass der Konsum in den industrialisierten Ländern fällt, gleichzeitig aber in den Entwicklungsländern steigt. In China steigt der Zigarettenkonsum am stärksten.

Trotz des gegenläufigen Trends liegt der durchschnittliche Zigarettenkonsum der Erwachsenen in den Industrieländern pro Kopf höher als in den Entwicklungsländern. Tabelle 2 zeigt eine nach Ländern geordnete Rangliste des durchschnittlichen Zigarettenkonsums.

Tabelle 2. Jährlicher Zigarettenkonsum pro Kopf bezogen auf die Gesamtzahl der jeweils erwachsenen Bevölkerung

Rang	Land	Konsum 1990–1992	Rang 1980–1982
1	Polen	3620	6
2	Griechenland	3590	4
3	Ungarn	3260	7
4	Japan	3240	5
5	Republik Korea	3010	15
6	Schweiz	2910	10
7	Island	2860	9
8	Niederlande	2820	8
9	Jugoslawien	2800	12
10	Australien	2710	3
11	USA	2670	2
12	Spanien	2670	21
13	Kanada	2540	1
14	Neuseeland	2510	13
15	Irland	2420	11
16	Deutschland	2360	22
17	Belgien	2310	14
18	Israel	2290	23
19	Kuba	2280	17
20	Bulgarien	2240	36
21	England	2210	16
22	Österreich	2210	18
23	Saudi Arabien	2130	35
24	Frankreich	2120	29
25	Türkei	2100	25

Im Jahr 1920 bewegte sich der Tabakkonsum pro Kopf in den Ländern mit freier Marktwirtschaft bei etwa 600 Zigaretten. Bis Mitte der 70er Jahre stieg die

Anzahl der gerauchten Zigaretten in diesen Ländern pro Kopf auf über 3000. Seither ist die Rate um etwa 16% gesunken.

Entwicklung des Rauchverhaltens in Österreich

Der Anteil der Raucher an der österreichischen Bevölkerung hat sich in den letzten Jahren ständig erhöht. 1972 waren es noch 27,7%, 1979 28,1% und 1986 bereits 30,1%. Da der Anteil der Exraucher leicht zugenommen hat, ist die Zunahme des Raucheranteils vor allem darauf zurückzuführen, dass mehr Personen mit dem Rauchen beginnen (KUNZE 1988).

Repräsentative Erhebungen der 90er Jahre haben gezeigt, dass der Prozentsatz an Tabakkonsumenten weiter im Ansteigen begriffen ist (Abb. 1).

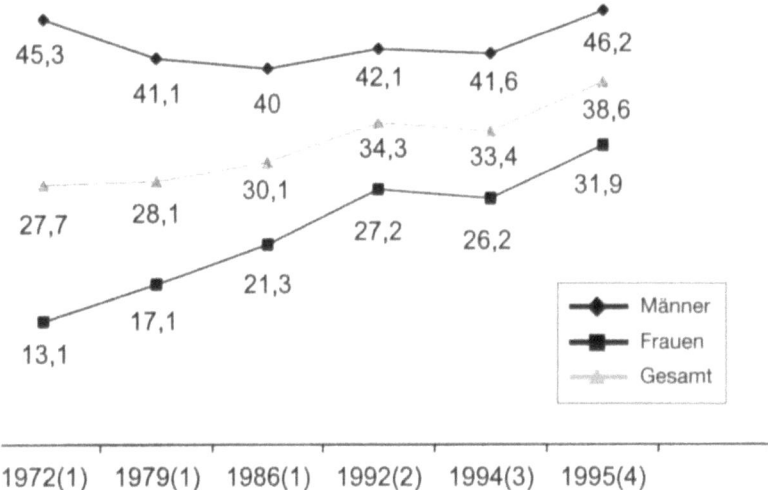

Abb. 1. (1) Inst. f. Sozialmedizin gemeinsam mit Österr. Statist. Zentralamt, 1987
(2) Inst. f. Sozialmedizin gemeinsam mit Österr. Gallup Institut, 1992
(3) Inst. f. Sozialmedizin gemeinsam mit Österr. Gallup Institut, 1994
(4) Inst. f. Sozialmedizin gemeinsam mit SPECTRA Marktforschung, 1995
(9,1% männliche und 8,1% weibliche Gelegenheitsraucher inkludiert)
(Angaben in Prozent)

Der tägliche Zigarettenkonsum beträgt bei 26% Männer und 42% Frauen bis zu 10 Zigaretten pro Tag, bei 42% Männer und 39% Frauen beträgt der tägliche Konsum bis zu 20 Zigaretten pro Tag. 32% Männer und 19% Frauen rauchen über 20 Zigaretten pro Tag. In allen Altersgruppen ist der tägliche Zigarettenkonsum bei den Männern höher als bei den Frauen, so rauchen 22% Männer und 12% Frauen über zwanzig Zigaretten täglich in der Altersgruppe 1 (14–29 Jahre), 31% Männer und 20% Frauen in der Altersgruppe 2 (30–49 Jahre) und 31% Männer und 16% Frauen in der Altersgruppe 3 (50 und mehr Jahre) (RIEDER et al. 1993).

Vor allem Frauen weisen einen ungünstigen Trend auf, ein besonders deutlicher Zuwachs ist bei den unter 16-Jährigen festzustellen.

Eine Untersuchung in Österreich im Rahmen einer multinationalen Studie hat gezeigt, dass 17% der männlichen und 19% der weiblichen Jugendlichen, die eine Pflichtschule besuchen, im Alter von 15 Jahren regelmäßig rauchen (LORANT et al. 1986).

Tabelle 3. Internationaler Vergleich der Raucherprävalenzen (Angaben in Prozent)

Land	Männer %	Frauen %	Total %
Österreich	40	21	30
Belgien	53	21	37
Dänemark	57	44	50
Deutschland	47	29	37
Finnland	33	18	26
Frankreich	50	29	40
Ungarn	50	25	38
Irland	38	32	35
Italien	46	18	32
Niederlande	44	35	39
Norwegen	39	31	34
Schweden	24	28	26
Schweiz	46	29	37
Großbritannien	36	32	34

(Quelle: Shire Hall Nicotine Replacement Therapy Consensus Meeting Press Conference, March 4 1992, Royal College of Physicians, Backgrounder 3)

In den meisten westlichen Industrienationen ist der Trend gegenläufig. In Großbritannien sanken die Verkaufszahlen innerhalb von 6 Jahren um 22%; Ursache sind die Gesundheitserziehungs-Programme und fiskalischen Maßnahmen. In Skandinavien, wo das Tabakproblem seit Jahren weniger bedeutend ist als im übrigen Europa, existieren streng kontrollierte Werbe- und Verkaufsbeschränkungen, Maßnahmen, die vor allem volksgesundheitliche Bedeutung haben, aber auch ökonomisch sehr sinnvoll sind. In der BRD sank der Tabakkonsum in den letzten Jahren. In den USA, obwohl tabakproduzierendes Land, ist ebenfalls ein starker Rückgang feststellbar. Hier sind vor allem gesundheitspolitische Maßnahmen wie ständige Gesundheitserziehung, Einschränkung der Raucherlaubnis in öffentlichen Gebäuden und ein generell höheres Gesundheitsbewußtsein verantwortlich (KUNZE et al. 1988).

Besondere Aspekte des Rauchverhaltens der Frauen

Etwa 27% der erwachsenen Frauen greifen regelmäßig zur Zigarette. Sie liegen im Prozentsatz hier unter dem der Männer (42%), jedoch ist ihr Anteil stark angestiegen und hat sich in den letzten 25 Jahren verdoppelt. Wenngleich Frauen dazu tendieren, im Durchschnitt etwas weniger zu rauchen als Männer (18% der rauchenden Frauen konsumieren höchstens 10 Zigaretten pro Tag, was nur 10% der männlichen Raucher schaffen; hingegen gibt es 39% rauchende Männer, die täglich mehr als ein Paket brauchen, bei Frauen kommt das nur bei 24% der Raucherinnen vor) sind sie doch einem ganz spezifischen Risiko ausgesetzt: Stichwort „Schwangerschaft", „Pille", „Menopause".

Frauen weisen einen ungünstigen Trend in Bezug auf Rauchverhalten auf (1972 13,1%, 1986 21,4% Raucherinnen); ein deutlicher Häufigkeitszuwachs ist besonders bei den unter 16-jährigen feststellbar. In dieser Altersgruppe begannen 1986 mehr Frauen mit dem Rauchen, und sie rauchten öfter und mehr als 14 Jahre zuvor. Bei Männern dagegen sank der Anteil (1972 45,3%, 1986 40% Raucher); es begannen immer weniger männliche Jugendliche, und der Anteil der Exraucher unter den 20- bis 30-jährigen stieg (ÖSTERREICHISCHES STATISTISCHES ZENTRALAMT 1987).

Besonders häufig geraucht wird in der Altersklasse der 20- bis 34-jährigen Frauen, d.h. mehr als ein Drittel der Frauen, die im besten Alter sind, Kinder zu bekommen, zählen zu den regelmäßigen Raucherinnen.

1991 wurde vom Institut für Sozialmedizin gemeinsam mit einer österreichischen Tageszeitung eine der größten österreichischen Bevölkerungsumfragen zum Thema Gesundheit mit etwa 100.000 Befragungen mittels Fragebogen durchgeführt. Diese Umfrage ist natürlich nicht als repräsentativ zu bezeichnen, ergibt aber trotzdem durch die Anzahl der Befragungen interessante Aufschlüsse über den Gesundheitszustand der Österreicher, wobei sich auch in dieser Umfrage das höhere Gesundheitsbewusstsein der Frauen dokumentiert. Zwei Drittel der Respondenten waren Frauen.

Unter anderen Fragestellungen wurde auch nach den Rauchgewohnheiten gefragt. Bei Frauen raucht nach eigenen Angaben etwa ein Drittel im Alter zwischen 18 und 50 Jahren. Bei den über 50-jährigen Frauen sind es 9%. Der Prozentsatz der rauchenden Männer liegt in allen Altersgruppen immer über dem der rauchenden Frauen.

Bei der Untersuchung der Angaben aus den Altersgruppen zeigt sich: Vor allem jüngere Raucherinnen geben an, dass sie bereits mindestens einmal versucht haben, das Rauchen aufzugeben. Es sind hier 43% bei den unter 30-jährigen im Gegensatz zu 28% Männern aus der gleichen Altersgruppe. Mit zunehmendem Alter gleicht sich der Unterschied etwas aus, und bei den über 50-Jährigen überwiegen die Männer. Diese Ergebnisse würden bedeuten, dass bei den Frauen somit eine mit dem Alter noch deutlich abnehmende Tendenz zur Raucherentwöhnung festzustellen ist, während diese bei den Männern eher im Ansteigen begriffen ist. Dieses ist auch ein wichtiger Hinweis in Bezug auf Raucherentwöhnung und der Motivation zur␣Rauchertherapie.

Falls sich an den Trends bzw. an den Rauchgewohnheiten der Frauen nichts verändert, bedeutet dies natürlich auch, dass bei den über 50-jährigen ein wesentlich höherer Anteil an rauchenden Frauen zu erwarten ist und somit ein höherer Anteil von postmenopausalen Frauen mit dem Risikofaktor Rauchen (RIEDER et al. 1992).

Durch die beachtliche Zunahme des Rauchens bei den Frauen in den letzten Jahrzehnten haben sich damit auch die raucherspezifischen Erkrankungen vermehrt, einzurechnen sind dabei auch die Auswirkungen des Rauchens auf die Schwangerschaft. Gerade bei Schwangeren ist auch die Motivation zur wenigstens vorübergehenden Tabakabstinenz erhöht.

Ergebnisse in Bezug auf Rauchgewohnheiten schwangerer Frauen liefert der

1985 in den USA durchgeführte „National Health Interview Survey (NIHS)". Der Anteil der Frauen, die in der Schwangerschaft geraucht haben, betrug 32% (US DEPARTMENT OF HEALTH AND HUMAN SERVICES 1990).

Eine österreichische Studie besagt, dass 31% der befragten Frauen vor dem Eintreten der Schwangerschaft rauchten. Es stellte im 1.Trimenon bereits die Hälfte dieser Frauen das Rauchen ein; jene, die nicht aufgehört hatten, stiegen auf leichtere Zigarettenmarken um (WIMMER-PUCHINGER 1993).

Aufgrund der Auswirkungen des Rauchens auf das Geburtsgewicht wird geschätzt, dass durchschnittlich 26% der Geburten mit niedrigem Geburtsgewicht verhindert werden könnten, wenn in der Schwangerschaft nicht geraucht würde. In Gruppen mit einem hohen Raucheranteil liegen diese Schätzungen zwischen 29 und 42% (US DEPARTMENT OF HEALTH AND HUMAN SERVICES 1990).

Bei Raucherinnen ist mit einer Verminderung des Geburtsgewichtes ihrer Babys zwischen 200 und 250g zu rechnen. Niedriges Geburtsgewicht bedarf einer intensiven neonatologischen Betreuung. Bei Genuss von 25 und mehr Zigaretten pro Tag sind das Geburtsgewicht der Babys durchschnittlich um 9%, die Länge um 2% und der Kopfumfang um 1,5% reduziert. Dieser Rückstand in der Gesamtentwicklung ist noch im Alter von 5 bis 11 Jahren nachweisbar (SIEDENTOPF 1992).

Frauen, die vor der Schwangerschaft zu rauchen aufhören, haben Kinder mit dem gleichen Geburtsgewicht wie Frauen, die niemals geraucht haben.

Frauen, die bis zur 30. Gestationswoche zu rauchen aufhören, haben Kinder mit einem höheren Geburtsgewicht wie Frauen, die weiter rauchen. Frauen, die bis zum 3. bzw. 4. Schwangerschaftsmonat zu rauchen aufhören, schützen ihre Kinder vor den Effekten des Rauchens auf das Geburtsgewicht.

Aufgrund der Auswirkungen des Rauchens auf das Geburtsgewicht wird geschätzt, dass durchschnittlich 26% der Geburten mit niedrigem Geburtsgewicht verhindert werden könnten, wenn in der Schwangerschaft nicht geraucht werden würde. In Gruppen mit einem hohen Raucheranteil liegen diese Schätzungen zwischen 29% und 42% (US DEPARTMENT OF HEALTH AND HUMAN SERVICES 1990).

Besonders in den ersten Lebensjahren sind Kinder rauchender Eltern in Bezug auf chronische Atemwegserkrankungen, Mittelohrentzündung sowie in Form einer enormen Belastung bei manifestem Asthma oder bei Asthmaneigung gefährdet. Es findet sich auch eine generell erhöhte Sensibilität gegen Aeroallergene (INITIATIVE ÄRZTE GEGEN RAUCHERSCHÄDEN 1989).

Aggressivität durch Rauchen in der Schwangerschaft

Ein Zusammenhang zwischen Rauchen in der Schwangerschaft und aggressivem Verhalten von Kindern wird schon länger diskutiert.

In einer australischen Studie wurden 5342 Kinder untersucht und die Rauchgewohnheiten ihrer Mütter festgehalten. Das Rauchverhalten der Mütter wurde beim ersten Klinikbesuch, in der späten Schwangerschaftsphase, als das Kind sechs Monate und als es 5 Jahre alt war, aufgezeichnet. Im Alter von 5 Jahren wurde das Verhalten der Kinder mit einer veränderten Version der Child Behaviour Checklist beurteilt. Es zeigte sich, dass Kinder, deren Mütter in der frühen

Schwangerschaft mehr als eine Packung Zigaretten rauchten, signifikant häufiger aggressives Verhalten zeigten, als Kinder, deren Mütter während der Schwangerschaft nicht rauchten. Und zwar erhöht sich das Risiko für aggressives Verhalten um den Faktor von 2,6. Dieses erhöhte Risiko für aggressives Verhalten ist unabhängig von anderen Variablen wie z.B. Alter der Mutter, Ausbildung, Schichtzugehörigkeit, psychischer Gesundheit der Mutter, Geschlecht des Kindes oder Schwangerschaftskomplikationen. Je höher der Zigarettenkonsum während der Schwangerschaft umso stärker war aggressives Verhalten ausgeprägt. Vermutlich verstärkt eine nikotinbedingte Veränderung der Nikotinrezeptoren in der frühkindlichen Entwicklungsphase aggressives Verhalten (WILLIAMS et al. 1998).

Tabakentwöhnung bei Frauen

Eine österreichische Repräsentativerhebung ergab, dass 45 % der Raucherinnen das Rauchen aufgeben wollen. 48 % haben diesen Wunsch nicht. 6 % legen sich nicht fest. Der Abstinenzwunsch ist bei Frauen unter 29 Jahren am stärksten ausgeprägt. Dabei haben schon 53 % der Raucherinnen mindestens einmal versucht, das Rauchen aufzugeben.

Bei den Beweggründen für Entwöhnungsversuche steht die „Schwangerschaft" mit „Angst vor gesundheitlichen Problemen" an vorderster Stelle. Dies zeigen Ergebnisse einer entsprechenden Untersuchung, wobei über 16-jährige Raucherinnen befragt wurden, und davon 31,1% „Schwangerschaft" als Entwöhnungsmotiv angegeben haben. 41,9% nannten „Angst vor gesundheitlichen Problemen". Als weitere Beweggründe konnte man „finanzielle Ersparnisse" (19,7%), „Rücksichtnahme" (16%) und Aufklärung über gesundheitliche tabakassoziierte Folgeschäden (15,8%) ersehen (KUNZE et al. 1981).

Frauen, die bis zum 3. bzw. 4. Schwangerschaftsmonat zu rauchen aufhören, schützen ihre Kinder vor den Effekten des Rauchens auf das Geburtsgewicht. Frauen, die bis zur 30. Gestationswoche zu rauchen aufhören, haben Kinder mit einem höheren Geburtsgewicht als Frauen, die weiterrauchen.

Eine amerikanische Ärzteumfrage unter Hausärzten zum Thema Strategien der Raucherberatung während der Schwangerschaft ergab, dass 94 % der Ärzte, die auch Schwangere betreuen, den Rauchstatus beim ersten Besuch der Schwangeren erheben. 98 % dieser Ärzte raten ihren Patientinnen, das Rauchen aufzugeben. Die häufigste Methode, die angewandt wird, ist die persönliche Beratung (97 %); weiters empfehlen 40 % den Besuch von Raucherberatungsstellen, und 20 % führen die Verhaltensmodifikation als Methode an. 30 % der Ärzte verwenden auch Poster und 57% schriftliche Unterlagen, speziell auf Schwangere ausgerichtet. Die meisten dieser Ärzte sehen in ihrer Tätigkeit sehr wohl einen Nutzen in Bezug auf die Raucherentwöhnung, jedoch sehen sie großen Bedarf an speziellen Raucherentwöhnungsprogrammen für Schwangere (HICKNER et al. 1990).

Wie wichtig es ist, bereits bei der 1. Schwangerschaftskontrolle entsprechend die Raucherentwöhnung anzusprechen und anzubieten, zeigen Ergebnisse einer Studie aus dem englischsprachigen Raum, wobei die Erfolgsrate in Bezug auf die Raucherentwöhnung bei den Frauen, die diese Unterstützung erhielten, 2- bis 3-mal höher gelegen ist (O'CONNOR et al. 1992).

Berechnet man die Kosten, die durch geringes Geburtsgewicht anfallen, einschließlich der daraus folgenden intensiven neonatalen Betreuung und stellt auf die andere Seite die Investition in die Raucherentwöhnung für Schwangere, so beträgt das Verhältnis von Ersparnis zu Kosten über 3:1. Schließt man in diese Rechnung die verminderten Langzeitfolgen des geringeren Geburtsgewichtes durch Einsatz der Raucherentwöhnung mit ein, so erhöht sich das Verhältnis von Ersparnis zu Kosten auf über 6:1 (MARKS et al. 1990).

Abgesehen von der besonderen Situation der Schwangerschaft wird in der Literatur immer wieder beschrieben, dass Frauen größere Schwierigkeiten haben bei der Tabakentwöhnung als Männer. Es werden hier immer wieder geringere Erfolgsraten angeführt. Die Erfahrungen der Raucherberatungsstelle zeigten keine derartigen Unterschiede im Erfolg, jedoch Unterschiede in der Drop-out-Rate. So lag diese bei den Frauen bei etwas über 50%, bei den Männern hingegen etwa bei 37% (SCHOBERBERGER 1986).

All dieses gibt Hinweise dafür, dass das Rauchverhalten der Frauen, vor allem auch das Entwöhnungsverhalten der Frauen, sich von jenem der Männer doch unterscheidet.

Welche Gründe bzw. besonderen Schwierigkeiten könnten dafür verantwortlich sein? Laut vieler Untersuchungen verwenden Frauen die Zigarette in besonderem Maße zur Stressbewältigung und zur Bewältigung von Ängsten. Eine besondere Schwierigkeit liegt in der Angst vor der Gewichtszunahme. Frauen setzen die Zigarette oftmals als Appetitzügler ein und somit zur Gewichtskontrolle. Gewichtsprobleme können Ursache dafür sein, warum überhaupt zu rauchen begonnen wurde, auf der anderen Seite auch in der Zeit der Raucherentwöhnung zum Rückfall führen.

Die vor allem von Frauen gefürchtete Gewichtszunahme bei Zigarettenabstinenz ist nicht obligatorisch. Es kann unter Umständen zu einer maximalen Gewichtszunahme bis zu 5% des Körpergewichtes kommen, ohne dass das Ernährungsverhalten verändert wurde, und ergibt sich aus dem etwas höheren Grundumsatz bedingt durch das Rauchen. Jede stärkere Gewichtszunahme in der Raucherentwöhnung ist ernährungsbedingt, und deshalb wird in der Rauchertherapie unter anderem speziell auf das Thema Ernährung eingegangen, damit nicht „Essen als alternative Verhaltensweise zum Rauchen" eingesetzt wird.

Nikotinabhängigkeit ist natürlich auch ein nicht unbedeutender Faktor, der es erschwert, mit dem Rauchen aufzuhören. Etwa 50 bis 80% der rauchenden Frauen, auch der rauchenden Männer, sind als nikotinabhängig zu bezeichnen. Der Körper hat sich an die regelmäßige Nikotinzufuhr gewöhnt und beantwortet den Entzug vom Nikotin mit entsprechenden Entzugserscheinungen. Diese können je nach Abhängigkeit unterschiedlich ausgeprägt sein und äußern sich unter anderem als Konzentrationsstörungen, Schlafstörungen, Hungergefühle, Gereiztheit, depressive Stimmung, Nervosität, Müdigkeit, Blutdruckabfall und vieles mehr; sicherlich Symptome, die vielen Rauchern bei den einzelnen Entwöhnungsversuchen, mehr oder weniger stark ausgeprägt, je nach dem Grad der Abhängigkeit, bestens bekannt sind. Die Nikotinentzugserscheinungen können durch therapeutische Nikotinzufuhr beherrscht und somit die Rückfallgefahr durch Entzugserscheinungen weitestgehend gebannt werden.

Auch in Bezug auf die Rückfallsituation gibt es Unterschiede bei Männern und Frauen. Bei Frauen handelt es sich dabei vorwiegend um Situationen, die negativ besetzt sind, wie Verlustsituationen, Stresssituationen und Konfliktsituationen. Bei Männern sind es vorwiegend positiv besetzte Begebenheiten. Die Rückfallgefahr nach der Geburt eines Kindes stellt eine besondere Problematik dar. Vielfach fällt für die Frauen die Motivation zur Abstinenz nach der Geburt bzw. nach der Stillzeit weg. Oftmals wird zu Beginn der Abstinenz bereits der Zeitpunkt für einen neuerlichen Rauchbeginn ins Auge gefasst, wie nach der Geburt oder Stillzeit.

Tabakinhaltsstoffe

Tabakbrand, toxische Stoffe

Die Vorgänge beim Abrauchen des Tabaks sind am besten am Beispiel der Zigarette erläutert; im Prinzip gelten sie auch für Zigarre und Pfeife. In der Glutzone werden, unterhalten durch den Sog am Mundstück, Temperaturen um 900 Grad Celsius erreicht. Unter reduktiven Bedingungen (Sauerstoffmangel!) wird organisches und anorganisches Material thermisch zersetzt. Die Reaktionsprodukte, durchwegs gasförmig, geraten in die dahinterliegende Destillationszone und vermengen sich mit Stoffen, die dort mit dem frei werdenden Wasserdampf abdestillieren. Kurz hinter diesem Bereich bildet sich durch Abkühlung ein Aerosol, in dem auch der Hauptwirkstoff, das wasserdampfflüchtige Nikotin, enthalten ist. Ein Teil des gebildeten Aerosols schlägt sich mit abnehmender Temperatur im Restteil der Zigarette, der sogenannten Kondensationszone, nieder. Mit fortschreitendem Abbrand wird das Destillat z.T. verbrannt, überwiegend aber erneut freigesetzt, um in den Hauptstrom zu gelangen. Zum Mundende hin findet so eine zunehmende Anreicherung des Destillats statt. Es ist daher für die toxikologische Betrachtung sehr wichtig, wie weit eine Zigarette abgeraucht wird. Eine Abdestillation findet in den Zugpausen auch nach außen hin im sogenannten Nebenstromrauch statt. Dessen Zusammensetzung ist anders als die des Hauptstroms, da infolge tieferer Temperaturen („Glimmen") weniger Material verbrannt und mehr abdestilliert wird. So ist hier die Nikotinkonzentration deutlich höher; dennoch geht die Hauptmenge des Alkaloids in den Hauptstrom (FORTH et al. 1980).

Tabakrauch ist also ein Gemisch von Gasen und Aerosolen. Bisher sind darin mehrere tausend Substanzen aufgefunden, davon mehrere hundert chemisch identifiziert worden (Tabelle 4, 5). Eine Vielzahl niedermolekularer organischer Verbindungen wie Alkane, Alkohole, Ketone, Ester usw. finden sich je nach Dampfdruck mehr in der Gas- oder in der Partikel-Phase. Neben dem Hauptwirkstoff Nikotin sind für die Wirkungsbeurteilung noch mehrere Gase von Bedeutung wie z.B. Kohlenmonoxid, die Stickstoffoxide NO und NO_2 und andere Reizgase. An karzinogenen Stoffen sind Benz(a)pyren und mehrere seiner Abkömmlinge, Spuren von Nitrosaminen und Schwermetalle wie Cr, As, Cd, V nachgewiesen.

Tabelle 4. Substanzen im Tabakrauch (Partikelphase) in %

Partikelphase	
Stoff	%
Aliphatische Kohlenwasserstoffe	3–5
Aromatische Kohlenwasserstoffe	1
Karboxylverbindungen	8–9
Alkohole (auch Methanol)	5–8
Ester	1
Säuren	ca. 10
Basen	1
Nikotin u. -verwandte	6–8
Phenole	1–4
Sterine	0,5–1
Nitrosamine	ca. 1 µg/Zig.

Ca. 90–95 % des Nikotins (in 1 Zigarette 2–3 mg) gehen in den Rauch über, davon ca. 25 % in den Hauptstrom (FORTH et al. 1980).

Tabelle 5. Substanzen im Tabakrauch (Gasphase) in %

Gasphase	
Stoff	%
anorganisch	
Kohlenmonoxid	4,2
Ammoniak	0,03
Stickstoffoxide: NO, NO_2	0,02
Blausäure	0,16
Schwefelwasserstoff	0,004
organisch	
niedere aliphatische Kohlenwasserstoffe	wechselnd
niedere Ketone	wechselnd
niedere Ester	wechselnd
niedere Alkohole	wechselnd
niedere Aldehyde etc.	wechselnd

Nikotin

Der Hauptwirkstoff des Zigarettenrauchs ist das Nikotin, die wichtigsten Schadstoffe im Zigarettenrauch sind das Kohlenmonoxid (CO), die tabakspezifischen Nitrosamine, das Benzo(a)pyren, das Benzol, der Cyanwasserstoff, Aldehyde, freie Radikale, Cadmium sowie Polonium-210. Wichtigster Bestandteil ist das Alkaloid Nikotin, denn nur wegen der psychotropen Wirkungen des darin enthaltenen Nikotins werden Tabakwaren konsumiert (people smoke for nicotine). Nikotinfreie Zigaretten werden von rauchenden Menschen (und Affen) abgelehnt (WISSENSCHAFTLICHER AKTIONSKREIS TABAKENTWÖHNUNG 1992).

Der Nikotingehalt der verschiedenen Zigarettensorten im Rauch wird unter standardisierten Bedingungen mit Hilfe von Rauchmaschinen bestimmt und beträgt 0,1 bis 3,0 mg. Der rauchende Mensch steuert seine individuelle Nikotinaufnahme weitgehend unabhängig vom Nikotingehalt der Zigarette im Rauch; ist der gering, so wird kompensatorisch intensiver geraucht (self-regulation of nicotine intake).

Der pH-Wert des Nebenstromrauchs, der die Raumluft verunreinigt, liegt zwischen 6,9 und 8,0 und enthält somit die freie Nikotinbase in der Gasphase. Der Nebenstromrauch enthält 2,6- bis 3,3-mal mehr Nikotin als der Hauptstromrauch.

Während des inhalierenden Rauchens wird das Nikotin durch das Alveolarepithel hindurch in das strömende Blut aufgenommen und gelangt mit diesem innerhalb von sieben Sekunden in das Gehirn, wo es an die sogenannten Nikotinrezeptoren, eine Subpopulation von Acetylcholinrezeptoren, bindet. Dadurch werden die zentralen Wirkungen des Zigarettenrauchens ausgelöst.

Nikotin trägt zur Aufrechterhaltung des Gewohnheitsmechanismus bei und kann abhängig machen. Es verursacht die Vergiftungserscheinungen beim ersten Rauchversuch und die akuten Wirkungen des Zigarettenrauchens auf Herz und Kreislauf: Zunahme der Herzfrequenz, Blutdruckanstieg, Abnahme der akrodermalen Durchblutung und der Hauttemperatur. Nikotin bewirkt die Freisetzung von Adrenalin, Noradrenalin, Vasopressin und Endorphinen. Nikotin ist Träger der psychophysischen Effekte des Zigarettenrauchens: positive Beeinflussung von Aufmerksamkeit, Gedächtnis und psychomotorischer Leistungsfähigkeit, Zunahme der Stresstoleranz, Abnahme der Aggressivität. Nikotin ist auch für die hungerstillende und gewichtsvermindernde Wirkung des Zigarettenrauchens verantwortlich (WISSENSCHAFTLICHER AKTIONSKREIS TABAKENTWÖHNUNG 1992)

Kohlenmonoxid

In der Gasphase des Hauptstroms einer handelsüblichen Zigarette befinden sich 14 bis 23 mg Kohlenmonoxid (CO). Die Kohlenmonoxidkonzentration im Zigarettenrauch beträgt 2,8 bis 4,6 Vol.-Prozent, das ist das Tausendfache der maximalen Arbeitsplatzkonzentration.

Zwischen dem Kohlenmonoxid und dem Nikotin im Zigarettenrauch besteht kein festes Mengenverhältnis. Der Rauch von nikotinarmen oder Nicht-Tabak-Zigaretten kann viel mehr CO enthalten als der von nikotinreichen. Das gilt auch für Marihuana-Zigaretten.

Kohlenmonoxid ist ein unsichtbares, geruchloses, sehr giftiges Gas, das bei der thermischen Zersetzung bzw. Verbrennung des Tabaks entsteht und beim inhalierenden Rauch durch das Alveolarepithel hindurch in das Blut aufgenommen wird. Das schlecht lösliche Gas besitzt eine hohe Affinität zu dem roten Blutfarbstoff, den es unter Bildung von Carboxyhämoglobin blockiert. Dadurch wird die Hämoglobinmenge, die für den Sauerstofftransport zur Verfügung steht, vermindert und die Sauerstoffbindungskurve nach links verschoben (Haldane-Effekt). Die Folge ist eine Minderversorgung der Gewebe mit Sauerstoff.

Die Kohlenmonoxid-bedingte Anoxämie löst einen Adaptationsmechanismus aus: Es wird vermehrt Erythropoetin freigesetzt, was zu einer Erythrozytose führt. Die Bindung von Kohlenmonoxid an Hämoglobin und an anderen Chromoproteiden, beispielsweise Myoglobin, ist reversibel; das bedeutet, das eingeatmete Kohlenmonoxid wird bei Aufenthalt in CO-freier Luft innerhalb von zehn bis zwölf Stunden größtenteils wieder abgeatmet. Dementsprechend enthält die Exspirationsluft von inhalierenden Rauchern 10 bis 65 ppm CO, also 10 bis 65 cm^3 Kohlenmonoxid/m^3 Luft.

Das Blut von Nichtrauchern ohne anderweitige CO-Belastung enthält <0,6% Carboxyhämoglobin (COHb). Der COHb-Anteil im Blut der Gewohnheitsraucher ist ständig erhöht, denn die Phase zwischen dem Rauchen sind für eine vollständige Abatmung der aufgenommenen CO-Mengen zu kurz. Im Blut von 25 Rauchern, die operiert werden sollten, betrug der COHb-Anteil durchschnittlich 6,9%, nach neunstündiger Rauchkarenz immer noch 3,8%. Passivrauchen führt ebenfalls zu einer erheblichen Zunahme des Carboxyhämoglobins und ist deswegen für vulnerable Personen, beispielsweise Schwangere, gefährlich.

Das im Zigarettenrauch enthaltene Kohlenmonoxid wird in einem direkten Zusammenhang mit der erhöhten Morbiditätsrate für degenerative Gefäßerkrankungen bei Rauchern gebracht. Die Folgeerscheinungen sind koronare Herzkrankheit (KHK) sowie periphere arterielle Verschlusserkrankung (pAVK).

Bei COHb-Konzentrationen von 6% treten unter Ergometerbelastung am koronar vorgeschädigten Herzen verstärkt ventrikuläre Arrhythmien auf. Konzentrationen von nur 2% COHb führen schon zu einer deutlichen Senkung der ST-Strecke. Die Häufigkeit von Angina pectoris-Anfällen ist signifikant erhöht. Das Risiko, an einer Arteriosklerose zu erkranken, ist bei COHb von 5% um den Faktor 21 erhöht.

Das von Rauchern aufgenommene Kohlenmonoxid führt bereits ab 9% COHb zu einer deutlich verzögerten Sauerstoffabgabe und hemmt dadurch den Sauerstofftransport ins Gewebe (WISSENSCHAFTLICHER AKTIONSKREIS TABAKENTWÖHNUNG 1992).

Karzinogene Substanzen

Zigarettenrauch enthält mehr als 40 verschiedene karzinogene Substanzen, so dass schwer zu entscheiden ist, welche davon für den Raucherkrebs verantwortlich sind. Eine große Bedeutung kommt offenbar N-Nitrosaminen, polyzyklischen aromatischen Kohlenwasserstoffen (PAH) und Polonium-210 für die Entstehung tabakassoziierter Karzinome zu.

Ein weiterer gefährlicher Schadstoff im Zigarettenrauch ist das Benzol, das die blutbildenden Organe schädigen und Leukämien auslösen kann. Der Hauptstromrauch einer Zigarette enthält 12 bis 75 µg Benzol, der unverdünnte Nebenstromrauch drei- bis siebenmal mehr. Die von Rauchern ausgeatmete Luft enthält, je nachdem, wieviele Zigaretten sie täglich rauchen, zwischen 10 und 50 µg Benzol pro Kubikmeter (Nichtraucher: 2,5 µg/m^3). Die tägliche Benzolbelastung starker Raucher beläuft sich auf 2000 bis 3000 µg.

Das Zigarettenrauchen gilt als die wichtigste Ursache einer Benzolbelastung. Ob das auch für das Passivrauchen gilt, wird kontrovers diskutiert.

Epidemiologische Studien lassen erkennen, dass zigarettenrauchende Männer häufiger an myeloischer Leukämie erkranken als Nichtraucher. Ein Kausalzusammenhang mit der Benzolbelastung der Raucher ist wahrscheinlich, aber nicht erwiesen. Eine andere mögliche Ursache wären die im Zigarettenrauch enthaltenen radioaktiven Elemente.

Von den vielen verschiedenen im Zigarettenrauch vorkommenden N-Nitrosaminen sind die „tabakspezifischen" N'-Nitrosonornicotin (NNN) und 4-(N-Nitrosomethylamino)-1-(3-pyridyl)-1-butanon (NNK) die wichtigsten. Es sind starke, überwiegend organspezifische Karzinogene, die bei Versuchstieren bösartige Tumore in der Lunge, der Nasenhöhle, der Luftröhre, der Speiseröhre und der Leber verursachen. NNK soll (neben ^{210}Po) für den Lungenkrebs der Raucher verantwortlich sein, NNN ist das im Tabakrauch vorherrschende Karzinogen mit spezifischer Wirkung auf die Speiseröhre. Die tabakspezifischen N-Nitrosamine (TSNA) entstehen durch Nitrosierung natürlicher Tabakbestandteile bei der Herstellung von Rauch- und Kautabak aus den Blättern der Tabakpflanze (curing and fermentation).

Die andere Gruppe von karzinogenen Substanzen im Zigarettenrauch sind die polyzyklischen aromatischen Kohlenwasserstoffe (PAH) mit Benzo(a)pyren (BaP) als Prototyp. Polyzyklische aromatische Kohlenwasserstoffe sollen ursächlich an der Entstehung des Mundhöhlen-, Kehlkopf- und Lungenkrebses der Raucher beteiligt sein (WISSENSCHAFTLICHER AKTIONSKREIS TABAKENTWÖHNUNG 1992).

Cadmium

Zigarettenrauch enthält 24 verschiedene Metalle, darunter auch Cadmium. Dieses Element ist ein besonders gefährlicher Schadstoff, weil es täglich in kleinen Mengen aufgenommen, aber so langsam ausgeschieden wird, dass es sich im Körper (Leber, Nieren, Lunge) anreichert, bis eventuell organschädigende Konzentrationen erreicht werden.

Tabakpflanzen sind Cadmiumsammler. Das Zigarettenrauchen ist eine selbstgewählte (zusätzliche) Cadmiumquelle. Die tägliche Cadmiumaufnahme von Nichtrauchern wird mit 1,63 bis 2,88 µg angegeben; die von Rauchern mit einem Konsum von 10 bzw. 60 Zigaretten pro Tag soll 2,33 bis 3,58 µg bzw. 5,85 bis 7,10 µg betragen. Das Blut von Rauchern enthält drei- bis viermal so viel Cadmium wie das von Nichtrauchern. Die sogenannte Cadmium-Belastung („body burden") eines Rauchers ist doppelt so groß wie die eines Nichtrauchers.

Der Cadmiumgehalt der verschiedenen Tabaksorten variiert beträchtlich. Die lungenschädigende Wirkung des Zigarettenrauchs nimmt mit dem Cadmiumgehalt des verrauchten Tabaks zu.

Die in der Lunge enthaltene Cadmiummenge entspricht der Zahl der im Laufe der Jahre gerauchten Zigaretten (pack-years) (WISSENSCHAFTLICHER AKTIONSKREIS TABAKENTWÖHNUNG 1992).

Freie Radikale

Wie alle Verbrennungsprodukte so enthält auch der Zigarettenrauch Freie Radikale. In der Gasphase sind kurzlebige kohlenstoff- und sauerstoffzentrierte Radikale enthalten.

Die Freien Radikale schädigen die Atemorgane und sind ursächlich an der Entwicklung der Arteriosklerose beteiligt. Sie sind umso gefährlicher für den Raucher, als sein natürlicher Schutz dagegen vermindert ist. Die sogenannte Antioxidansaktivität im Blut(serum) der Raucher ist 7 bis 10 % geringer als die von Nichtrauchern.

Ionisierende Strahlen

Tabak ist als die weltweit größte Quelle krebserzeugender ionisierender Strahlen bezeichnet worden. Das wichtigste Radionuklid im Zigarettenrauch ist Polonium-210, von dem 99 % der Alpha-Strahlung ausgeht.

Cyanwasserstoff

Cyanwasserstoff (HCN) ist ein besonders toxischer Bestandteil der Gasphase des Zigarettenrauchs. Der Hauptstromrauch kommerzieller Zigaretten enthält 160 bis 550 µg HCN pro Zigarette, der Nebenstromrauch wesentlich weniger. Der mit dem Zigarettenrauch inhalierte Cyanwasserstoff gelangt durch die Lunge in den Blutstrom und wird dann in Leber und Nieren in Thiocyanat umgewandelt. Die Thiocyanatbestimmung im Blut (Plasma oder Serum), Harn oder Speichel ist eine gängige Methode zur Beurteilung der Tabakrauchexposition. Die entgiftende Umwandlung von Cyanid in Rhodanid (Thiocyanat) wird durch die Rhodanase (Thiosulfat-Sulfurtransferase) katalysiert. Bei angeborenem Mangel an diesem Enzym beschleunigt Tabakrauchen den Visusverlust.

Auch die Tabakamblyopie, die nur bei sehr starken Rauchern auftritt, ist cyanidbedingt. Die Sehstörung bessert sich nach entgiftender Behandlung mit Hydroxocobalamin.

Die Wirkungen des Zigarettenrauchens auf Größe und Funktion der Schilddrüse werden auf das „Goitrogen" Thiocyanat zurückgeführt.

Aldehyde

In der Gasphase des Hauptstromrauchs aus einer Zigarette finden sich 20 bis 100 µg Formaldehyd, 400 bis 1400 µg Acetaldehyd, 60 bis 140 µg Acrolein sowie 80 bis 140 µg andere flüchtige Aldehyde. Formaldehyd und Acrolein schädigen das Ziliarepithel der Atemwege. Formaldehyd und Acetaldehyd sind (im Tierexperiment) Kontaktkarzinogene. Aufgrund der massiven Belastung der (Aktiv)Raucher mit diesen Aldehyden wird vermutet, dass sie an der Entstehung der Karzinome des Respirationstraktes beteiligt sind.

Formaldehyd ist sehr reaktionsfreudig und bildet Proteinaddukte, die möglicherweise für einige schädliche Wirkungen des Zigarettenrauchens verantwortlich sind (WISSENSCHAFTLICHER AKTIONSKREIS TABAKENTWÖHNUNG 1992).

Auswirkungen des Rauchens auf den Organismus

Alle 10 Sekunden stirbt jemand an den Folgen von Tabakkonsum. Zu Beginn der 90er Jahre starben schätzungsweise 3 Millionen Menschen pro Jahr durch Tabakkonsum. Von denjenigen, die seit ihrer Jugend und das ganze Leben hindurch rauchen, werden etwa 50 % an tabakassoziierten Erkrankungen sterben. Die Hälfte dieser Todesfälle tritt in den mittleren Lebensjahren ein, die andere Hälfte im fortgeschritteneren Alter.

40–45 % aller Krebstoten, 90–96 % der Lungenkrebstodesfälle, 75 % der Todesfälle bedingt durch chronisch obstruktive Lungenerkrankungen, 20 % der Todesfälle bedingt durch Gefäßerkrankungen und 35 % der Todesfälle bedingt durch kardiovaskuläre Erkrankungen sind in den Industrienationen bei Männern im Alter zwischen 35 und 69 Jahren durch Tabakkonsum verursacht (WHO PUBLICATIONS 1997).

Aber statistisch signifikante Zusammenhänge gibt es auch zwischen Tabakkonsum und Karzinomen der Mundhöhle, der Zunge, des Larynx, des Pharynx, des Oesophagus und der Harnblase. Es finden sich auch Hinweise, dass Tabakkonsum ursächlich am Karzinom des Pankreas, der Niere und der Zervix uteri beteiligt ist (PETO 1988).

Wenn in den Entwicklungsländern der steigende Trend des Tabakkonsums weiterhin anhält, werden in den Jahren 2020 bis 2030 10 Millionen Menschen pro Jahr an den Folgen von Tabakkonsum sterben, davon 7 Millionen in den Entwicklungsländern (WHO PUBLICATIONS 1997).

1985 starben etwa 800.000 Europäer an den Folgen des Tabakkonsums, zum Großteil Männer. Wenn die derzeitigen Rauchgewohnheiten beibehalten werden und keine grundlegende Veränderung eintritt, so wird es im Jahr 2025 ca. 2 Millionen „Tabaktote" geben (1,5 Mio Männer und 0,5 Mio Frauen). Die Hälfte davon (ca. 1 Million) wird im mittleren Alter sein (40–69) und durchschnittlich 20 Jahre ihres Lebens dadurch verlieren (PETO 1988).

14.000 Personen sterben jährlich in Österreich, 7.000 Personen in der Schweiz an den Folgen ihres Tabakkonsums. Starke Raucher verkürzen ihre Lebenserwartung durchschnittlich um 12,3 % (KLECH 1989).

Unter 1.000 jungen männlichen Erwachsenen in England und Wales, die rauchen, wird im Durchschnitt
– 1 ermordet werden
– 6 werden bei Verkehrsunfällen ums Leben kommen
– 250 werden vor ihrer Zeit an den Folgen des Tabakkonsums sterben (BJARTVEIT 1989).

Aus Schätzungen zur globalen Entwicklung der Inzidenzrate von Krebs geht hervor, dass bei Männern Lungenkrebs weltweit die häufigste Krebsart darstellt. So stieg die Lungenkrebsrate vom Jahr 1975 bis 1985 um 44 % an. Mit einer Zuwachsrate von 73 % innerhalb von zehn Jahren ist Lungenkrebs bei Frauen weltweit die am stärksten gestiegene Krebsart. Dies ist durch das veränderte Tabakverhalten der Frauen bedingt. Die Reduzierung des Tabakkonsums hätte global gesehen eine enorme Leidverminderung durch Krebs zur Folge (BOYLE 1997).

Überblick über tabakassoziierte Erkrankungen

Der Tabakkonsum kann bei einer Reihe von Erkrankungen
– der wichtigste ätiologische Faktor sein: Beispiel Bronchuskarzinom
– ein Risikofaktor neben anderen sein: Beispiel Herzinfarkt

Die heute bekannten tabakassoziierten Gesundheitsstörungen sind nach Organsystemen geordnet:
- Respirationstrakt: Bronchuskarzinom
                         Chronische Laryngitis
                         Kehlkopfkarzinom
- Herz-Kreislauf-System: Koronare Durchblutungsstörungen
                         Zerebrale Durchblutungsstörungen
                         Periphere Durchblutungsstörungen
- Verdauungstrakt: Lippenkarzinom
                         Mundhöhlenkarzinom
                         Oesophaguskarzinom
                         Magen- und
                         Zwölffingerdarmgeschwür
                         Pankreaskarzinom
- Urogenitaltrakt: Harnblasenpapillom, -karzinom
                         Zervixkarzinom
- Schwangerschaft: Niedriges Geburtsgewicht
                         Erhöhtes Risiko einer Frühgeburt
                         Erhöhte perinatale Sterblichkeit

Die Exposition von Nichtrauchern gegenüber Tabakrauch (Passivrauchen) kann unter anderem folgende Beschwerden hervorrufen:
- Störungen des Wohlbefindens im Sinne der Belästigung
- Tabakallergie
- Überempfindlichkeit bei Allergikern anderer Genese
- Erhöhte Morbidität an Atemwegserkrankungen bei Säuglingen und Kleinkindern, die in Raucherhaushalten leben.

Ursachenspezifische Morbidität und Mortalität bei Rauchern

Epidemiologische Daten

Nach Schätzungen der WHO gibt es weltweit rund 1100 Millionen Raucher. Das ist ein Drittel der Weltbevölkerung ab dem fünfzehnten Lebensjahr. Die große Mehrheit der Raucher befindet sich mit 800 Millionen in den Entwicklungsländern, wobei die Anzahl der Männer bei weitem überwiegt (700 Millionen). Allein in China, dem Land mit der höchsten Bevölkerungsrate, leben 300 Millionen Raucher (Verhältnis Männer : Frauen = 9 : 1). Das entspricht der Anzahl der Raucher in allen Industrieländern zusammen.

Globalen Schätzungen zufolge sind 47 % aller Männer und 12 % aller Frauen Raucher. In den Industrieländern rauchen 42 % der Männer und 24 % der Frauen. In den Entwicklungsländern wird aufgrund vorhandener Daten geschätzt, dass 48 % der Männer und 7 % der Frauen rauchen. Generell gesehen ist die Prävalenz bei Frauen geringer. In den Industrieländern liegt ihr Anteil unter den Rauchern bei einem Drittel, in den Entwicklungsländern bei einem Achtel. In den ehemaligen kommunistischen Staaten von Zentral- und Osteuropa liegt die Raucherprävalenz von Frauen bei 28 %, gefolgt von den Ländern mit

Marktwirtschaft (23%) und Lateinamerika und den karibischen Ländern (21%). Dänemark hat mit einer Prävalenz von 37% die höchste Rate unter den Frauen (WHO PUBLICATIONS 1997).

Jedes Jahr erkranken etwa 6,5 Millionen Menschen weltweit an Krebs, etwa die Hälfte davon sind Männer und die Hälfte Frauen. Bei den Frauen stehen an vorderster Stelle Brustkrebs, Zervixkarzinom, Kolorektalkarzinome, Magenkrebs und Lungenkrebs. Bei den Männern sind es Lungenkrebs, Magenkrebs, Kolorektalkarzinome, Mundhöhlenkrebs und Prostatakarzinome. Könnte man den Risikofaktor Rauchen ausschließen, so würde die Krebssterblichkeit weltweit um ein Drittel sinken (WHO 1992).

Bronchuskarzinom

In allen Industrieländern hat sich die Lungenkrebs-Epidemie größten Ausmaßes entwickelt, deren Beziehung zum Tabakrauchen durch folgende grundsätzliche Erkenntnisse gesichert ist:
– Zwischen der Exposition gegenüber Zigarettenrauchen und dem Lungenkrebsrisiko besteht eine eindeutige Dosis-Wirkungs-Beziehung.
– Es verringert sich das Lungenkrebsrisiko kontinuierlich, wenn ein Raucher abstinent geworden ist.
– Zigaretten-Teer ist in verschiedenen Tierversuchs-Modellen als vollständiges Karzinogen erkannt worden (KUNZE 1984)

Das Bronchuskarzinom (ICD-Code 162) spielt in Österreich als Todesursache, gemessen an der Gesamtmortalität eine bedeutende Rolle. Im Jahr 1990 verstarben in Österreich 3.179 Menschen an Lungenkrebs, das sind 3,8% aller Todesfälle.

Die Gesamtzahl der Todesfälle in Österreich sank vom Jahr 1970 von 1.337,5/10^6 auf 1.074,8/10^6 im Jahr 1990 (in absoluten Zahlen: 1970: 98.819, 1990: 82.952). Es sterben also heute pro Jahr um rund 260/10^6 Menschen (n = 15.900) weniger als vor 20 Jahren. Vergleicht man diese Entwicklung mit der Entwicklung der Bronchuskarzinommortalität, so fällt auf, dass diese von einem Wert von 41,1/10^6 im Jahr 1970 auf 41,2/10^6 im Jahr 1990 leicht (+ 0,2%) angestiegen ist. Diesem leichten Anstieg der relativen (auf 100.000 Einwohner bezogenen) Zahlen steht ein stärkerer Zuwachs bei den absoluten Zahlen gegenüber. Im Jahr 1970 starben 3.040 Menschen an Lungenkrebs, im Jahr 1990 3179 (+ 4,6%). Diese Diskrepanz ist auf die Zunahme der Gesamtbevölkerung Österreichs um 111.529 Personen (+ 1,5%) zurückzuführen (Österreich 1970: 7,443.809, 1990: 7,555.338). Wird die Mortalitätsrate des Bronchuskarzinoms in Beziehung zur Gesamtmortalität gesetzt, so ergibt sich folgendes Bild.

Die Gesamtmortalität ist seit 1970 um 19,6% gesunken, die Lungenkrebsmortalität ist im selben Zeitraum um 0,2% gestiegen. Damit ergibt sich, dass in Bezug zur Gesamtzahl der Todesfälle, der Lungenkrebs in Österreich zugenommen hat. Im Jahr 1970 waren 3,07% der Todesfälle dem Bronchuskarzinom zuzurechnen, im Jahr 1990 3,8% (HAIDINGER 1992).

Geschlechtsspezifische Unterschiede

Bei der Analyse dieser Zahlen muss allerdings auf geschlechtsspezifische Unterschiede in der Entwicklung der Mortalität Rücksicht genommen werden. Bei

Männern sinkt die Zahl der Todesfälle infolge Bronchuskarzinom seit 1970 stetig (von $75,1/10^6$ auf $65,7/10^6$), während sie bei Frauen gleichmäßig ansteigt (1970: $11,1/10^6$, 1990: $18,7/10^6$). In absoluten Zahlen starben im Jahr 1970 2.604, im Jahr 1990 2.427 Männer an Bronchuskarzinom (−7,3%). Bei Frauen stieg die Zahl der Todesfälle von 436 im Jahr 1970 auf 752 im Jahr 1990 (+72,5%). Werden diese Zahlen unter Berücksichtigung der Entwicklung der Gesamtbevölkerung in Beziehung zur geschlechtsspezifischen Gesamtmortalität gesetzt, so war im Jahr 1970 der Anteil der Bronchuskarzinommortalität an der Gesamtsterblichkeit bei Männern noch 5,30%. Dieser stieg bis zum Jahr 1990 auf 6,32% (das entspricht einer relativen Zunahme von +19%). Obwohl also absolut und relativ die Zahl von Bronchuskarzinomen bei Männern sinkt, spielt es doch (bedingt durch das Sinken der Gesamtsterblichkeit) heute in der Todesursachenstatistik eine bedeutendere Rolle als noch vor 20 Jahren. Bei Frauen war der Anteil an der Gesamtsterblichkeit 1970 noch 0,88%, dieser stieg bis zum Jahr 1990 auf 1,69% (was einer relativen Zunahme von +92% entspricht). In Österreich werden seit 1972 in repräsentativen Mikrozensusumfragen des Statistischen Zentralamtes der Anteil der Raucher an der Bevölkerung sowie seit 1979 auch soziodemographische Charakteristika (z.B. Zusammenhänge soziökonomischer Status- Rauchgewohnheiten) erhoben. Während bei Männern ein Sinken des Raucheranteils beobachtet werden kann, steigt bei Frauen der Raucheranteil seit 1972 stetig an. Es sind also durchaus parallele Entwicklungen, einerseits eine größer werdende Zahl von Raucherinnen und ein Steigen der Bronchuskarzinommortalität bei Frauen, andererseits ein Gleichbleiben oder Sinken der Zahl von Rauchern und ein gleichläufiger Trend bei den Bronchuskarzinomtodesfällen zu beobachten (HAIDINGER 1992).

Bezüglich Erkrankungshäufigkeit ist zu erwähnen, dass die Mortalitätszahlen als Inzidenzen verwendet werden können, weil sich in der Prognose des Bronchuskarzinoms in den letzten 20 Jahren kaum Veränderungen ergeben haben. Die mittlere Überlebenszeit für Bronchuskarzinompatienten liegt derzeit bei etwa 13 Jahren (WHO 1992).

Die Zahl der Erkrankungen ist also in etwa gleich der Zahl der Todesfälle (verschoben um die Zeit des Überlebens) (HAIDINGER 1992).

Halten die gegenwärtigen (Rauch-) Trends weiter an, so ist damit zu rechnen, dass auch die Entwicklung der Brochuskarzinommortalität diesen Trends folgen wird. Die Hauptpunkte wären: Das weitere Ansteigen der Brochuskarzinomtodesfälle bei Frauen, ein Gleichbleiben oder leichtes Sinken der Bronchuskarzinommortalität bei Männern und die weitere Zunahme der Bedeutung des Bronchuskarzinoms als Todesursache (bei beiden Geschlechtern) (HAIDINGER 1992).

Das Verhältnis von Frauen und Männern in Bezug auf die Lungenkrebsmortalitätsrate sank z.B. in Australien, Dänemark, England und Wales und den USA von 7–10:1 in den frühen 60er Jahren auf 3:1 im Jahr 1985 (WHO 1992).

Kardiovaskuläre Erkrankungen

Rauchen ist ein Hauptrisikofaktor für koronare Herzkrankheiten und periphere Durchblutungsstörungen.

Da die Frequenz und der Blutdruck steigen, nimmt auch der O_2-Verbrauch des Herzmuskels zu. Bei bestehender koronarer Herzkrankheit ist die nötige Mehrdurchblutung eventuell nicht möglich. Zusätzlich kommen hier die Auswirkungen des Nikotins auf die Hämostase zum Tragen: Thrombozyten werden reaktiver und die Koagulabilität steigt.

Für die pathologischen Veränderungen nach Tabakkonsum ist vor allem Kohlenmonoxid verantwortlich. So kommt es, abhängig von Dauer und Höhe der Rauchbelastung, zu Veränderungen am Gerinnungssystem, besonders Veränderungen der Thrombozyten, und Änderungen des Fettstoffwechsels mit Erhöhung von Gesamtcholesterin und LDL-Cholesterin sowie Verminderung des HDL-Cholesterins. Herzinfarktfördernde bzw. -auslösende Funktion haben die Verminderung der Sauerstoffsättigung des Blutes sowie die Erhöhung der Katecholamin-Konzentration mit Steigerung von Herzfrequenz und Blutdruck. Das im Zigarettenrauch enthaltene Nikotin vergrößert die Arbeitsbelastung des Herzens, während das ebenfalls vorhandene Kohlenmonoxid die Sauerstoff-Transportfähigkeit des Blutes herabsetzt.

Kombinationen von kardiovaskulären Risikofaktoren bedeuten ein drastisch gesteigertes Erkrankungsrisiko. Die synergistischen Effekte wirken nicht additiv sondern potenzierend. Nach einer Faustregel bewirkt ein Risikofaktor etwa eine Verdoppelung des Koronarrisikos, das Vorhandensein von zwei Risiken vervierfachen und drei verachtfachen es.

Die Risikoerhöhung für Herzinfarkt ist dabei vom täglichen Konsum sowie von der Gesamtzahl der gerauchten Zigaretten, neben dem Vorhandensein anderer Risikofaktoren, wie Hypercholesterinämie und Hypertonie, abhängig. Dies gilt auch für ehemalige Raucher (KUNZE et al. 1988).

Bei Rauchern mit hohem Blutdruck ist das Risiko für eine koronare Herzerkrankung oder für einen Schlaganfall 50–60 % höher als bei Nichtrauchern mit hohem Blutdruck (WHO 1992).

Bei asymptomatischen, gesunden Rauchern sinkt das Infarktrisiko schon nach einem Jahr Abstinenz auf das Risiko des Nichtrauchers ab (KUNZE et al. 1988).

Orale Kontrazeptiva

Die Walnut Creek Contraceptive Study kam etwa zu dem Ergebnis, dass das Risiko für subarachnoidale Blutungen bei Raucherinnen 5,7-fach erhöht ist (im Vergleich zu Nichtraucherinnen), die Kombination Rauchen und orale Kontrazeptiva erhöht das Risiko auf das 22-fache. Eine jüngere Arbeit aus Österreich ergab ein verdoppeltes Schlaganfallrisiko bei der Kombination „Pille" und Rauchen.

Ähnlich war die Risikopotenzierung für Herzinfarkt. In einer amerikanischen Studie war das relative Risiko für Herzinfarkt bei rauchenden Pille-nehmenden Frauen gegenüber nichtrauchenden Pille-nehmenden Frauen 34-fach höher. Bei dieser Studie konnte außerdem eine deutliche Dosisabhängigkeit des Risikos vom Zigarettenkonsum verifiziert werden. In der Oxford-FPA Studie, die 1968 begonnen wurde und 17.000 verheiratete Frauen einschließt, war unter 18 Todesfällen, bedingt durch ischämische Herzerkrankungen, nur eine Nichtraucherin dabei (SCHWARZ et al. 1993).

Postmenopause

Bei Raucherinnen tritt im Durchschnitt die Menopause 1–1,7 Jahre früher ein als bei Nichtraucherinnen. Die letzte Regel tritt um so eher ein, je mehr Zigaretten geraucht werden.

Aus klinischen Untersuchungen ist bekannt, dass orale Östrogengabe eine präventive Wirkung auf das Eintreten eines Myokardinfarktes haben. Frauen, die konjugierte Östrogene nehmen, haben ein wesentlich herabgesetztes Risiko, an einem Myokardinfarkt zu erkranken oder zu sterben. Die vorteilhafte Wirkung der Östrogene verläuft im Wesentlichen über einen Anstieg des HDL-Cholesterins. Frauen, die nicht rauchen und konjugierte Östrogene einnehmen, haben ein Herzinfarktrisiko von 0,43, bei starken Raucherinnen, die konjugierte Östrogene einnehmen beträgt es 0,8. Die Gruppe der Raucherinnen, die Östrogene einnehmen, haben ein niedrigeres Risiko als Frauen, die nicht rauchen und keine Östrogene einnehmen oder die rauchen und keine Östrogene nehmen (LAURITZEN 1989).

Die Sterblichkeit an allen Todesursachen ist unter Hormonsubstitutions-Therapie etwa auf die Hälfte reduziert, das gilt sowohl für kurzfristige Exposition (0–4 Jahre), als auch für langandauernde Behandlungen (15 oder mehr Jahre). Die niedrigere relative Sterblichkeit ist sowohl bei ischämischen Herzerkrankungen (relatives Risiko 0,34), als auch bei zerebrovaskulären Erkrankungen (relatives Risiko 0,43), als auch bei Krebserkrankungen (alle Lokalisationen relatives Risiko 0,74) vorhanden.

Durch Rauchen wird offenbar auch die Osteoporose gefördert. Die Odds-Ratio für Raucherinnen, eine Osteoporose zu bekommen und die daraus resultierenden Radius- und Hüftfrakturen zu erleiden, ist für Raucherinnen gegenüber Nichtraucherinnen erhöht und erreicht mit 4,3 Signifikanz. Der günstige Effekte der Östrogensubstitution gegen die Osteoporose wird durch das Rauchen teilweise aufgehoben (LAURITZEN 1989).

Chronische Bronchitis

Das Zigarettenrauchen ist die weitaus wichtigste Ursache für die chronische Bronchitis. Infektionen des Atemtrakts sind bei Rauchern häufiger anzutreffen als bei Nichtrauchern und dauern in der Regel auch länger. Die Lungenfunktion wird auch schon beim jungen Raucher beeinträchtigt. Sowohl klinische Symptome als auch messbare Lungenfunktionswerte verbessern sich deutlich sobald der Tabakkonsum beendet wurde. Für Österreich schätzt man etwa 500.000 chronische Bronchitiker, wobei es sich bei 85% der Patienten mit chronischer Bronchitis um Raucher handelt (INITIATIVE ÄRZTE GEGEN RAUCHERSCHÄDEN 1989).

Passivrauchen

Aus volksgesundheitlicher Sicht ist das Aktivrauchen das vordringliche Problem, in der öffentlichen Diskussion nimmt aber zur Zeit das Thema Passivrauchen einen besonderen Stellenwert ein.

Vor allem für die Tabakwirtschaft ist dieser Aspekt des Tabakproblems und die damit verbundene Forderung nach einem verstärkten Nichtraucher-Schutz von entscheidender Bedeutung.

Das Instrumentarium zur Kontrolle des Tabakproblems ist wissenschaftlich erarbeitet und evaluiert. Es geht um die gesundheitspolitische Umsetzung einer Strategie, die dem Konzept der umfassenden Gesundheitsvorsorge folgen muss. Darunter versteht man die sinnvolle Kombination von medizinischen und nichtmedizinischen Methoden mit dem Ziel, die tabakassoziierten Gesundheitsstörungen möglichst zu reduzieren.

Ein Konzept zur Kontrolle des Tabakproblems muss folgende Arbeitsbereiche berücksichtigen:
- Laufende Information der Bevölkerung über die tabakassoziierten Gesundheitsstörungen (Gesundheitserziehung und Gesundheitsberatung).
- Produktmodifikation von Tabakwaren unter besonderer Berücksichtigung von Schadstoff-Obergrenzen.
- Preis- und steuerpolitische Maßnahmen.
- Raucherentwöhnung und Rauchertherapie (in Anerkennung der Tatsache, dass Nikotin eine Abhängigkeit erzeugende Substanz ist).

Es ist unter anderem erwiesen, dass preispolitischen Maßnahmen eine besondere Bedeutung zukommt. Auf diese Maßnahmen wird besonders hingewiesen, da sie geeignet sind, sowohl den budgetpolitischen als auch gesundheitspolitischen Zielsetzungen zu dienen.

Zu den gesundheitlichen Aspekten des Passivrauchens ist folgende grundsätzliche Stellungnahme möglich: Es handelt sich um eine schwerwiegende Belästigung für viele Menschen, weiters um eine gesundheitliche Gefährdung für bestimmte Teile der Bevölkerung.

Die Weltgesundheitsorganisation stellt unter anderem fest:
- Tabakrauchen ist eine der wichtigsten Quellen der „Indoor-Pollution".
- Nichtraucher, die passiv rauchen müssen, haben erhöhte Blutspiegel von Nikotin, Kohlenmonoxid und anderen toxischen Substanzen.
- Untersuchungsergebnisse aus Griechenland, den USA, Japan und anderen Ländern zeigen eine signifikante Erhöhung des Lungenkrebs-Risikos bei nichtrauchenden Frauen, die passiv rauchen müssen.
- Ältere Personen mit Herzerkrankungen oder Asthma, aber auch überempfindlich reagierende Personen können durch das Passivrauchen beeinträchtigt werden.
- Kinder von Rauchern haben öfter Atemwegserkrankungen (vor allem im Säuglingsalter), wenn sie im Haushalt der rauchenden Eltern leben.
- Die Entwicklung des Kindes im Mutterleib wird durch die rauchende Schwangere beeinflusst; Folgen sind Frühgeburten, verringertes Geburtsgewicht und ein erhöhtes Risiko der perinatalen Sterblichkeit.

Die wissenschaftliche Auseinandersetzung über das Thema, ob und in welchem Umfang auch Lungenkrebs durch Passivrauchen hervorgerufen werden kann, hat unserer Meinung nach einige wesentliche Probleme mit sich gebracht.

In erster Linie führt die wissenschaftliche Debatte dazu, dass von den Problemen des Aktivrauchens abgelenkt wird. Durch das Abwägen von Argumenten, die für bzw. gegen ein erhöhtes Lungenkrebsrisiko durch Passivrauchen sprechen, wird in der Öffentlichkeit der Eindruck erweckt, dass die gesundheitlichen Aspekte des Passivrauchens noch nicht endgültig geklärt wären.

Man muss sich um die Klärung offener wissenschaftlicher Fragestellungen bemühen, man sollte aber einzelne Aspekte des Passivrauch-Problems nicht isoliert diskutieren, sondern das Tabakproblem allgemein (viel intensiver als bisher) in Angriff nehmen.

Und zwar unter Berücksichtigung des folgenden Grundsatzes:
– Aktivrauchen tötet und ist, auch nach Feststellungen der Weltgesundheitsorganisation, das größte einzelne Problem im Rahmen der Volksgesundheit.
– Passivrauchen belästigt, gefährdet und ist gesundheitlich ein Risiko – aber ein unvergleichlich geringeres als das Aktivrauchen.

Wirkungen des Nikotins

Nikotin ist ein tertiäres Amin, ein Alkaloid, das ausschließlich in Tabakblättern vorkommt.

Nikotin bindet stereospezifisch an Acetylcholin-Rezeptoren in autonomen Ganglien, im Nebennierenmark, an neuromuskulären Überleitungen und im Gehirn. Es überschreitet leicht die Blut-Hirn-Schranke.

Die Nikotinaufnahme variiert sehr stark, sie ist abhängig vom Zugvolumen, der Tiefe der Inhalation, der Zugfrequenz und auch der Möglichkeit, die Ventilationsöffnungen des Filters beim Rauchen mit den Lippen zu verschließen.

Nikotin erreicht beim Rauchen in 7 Sekunden das Gehirn, das ist schneller als nach i.v.-Injektion.

Die Metabolisierung, die vor allem in der Leber und zum geringen Teil auch in der Lunge stattfindet, ist schnell und ausgiebig. Die Halbwertszeit beträgt ca. 2 Stunden, d.h. Nikotin akkumuliert im Verlauf von 6–8 Stunden regelmäßigen Rauchens und ist auch nachts vorhanden. Die Blutkonzentrationen sind am Ende des Rauchens einer Zigarette am höchsten. Durchschnittliche „Nachmittagsspiegel" liegen etwa zwischen 10 und 50 ng/ml (auch bei Pfeifenrauchern liegen sie in diesem Bereich).

Zentralnervensystem

Die meisten Raucher sind sich einig, dass Rauchen „wach" macht (vor allem die ersten Zigaretten des Tages) und entspannt, besonders in Stresssituationen. Wahrscheinlich abhängig von der Ausgangslage wirkt Nikotin vorwiegend kortikal (stimulierend) oder beeinflusst vor allem das limbische System und hat dadurch einen sedierenden Effekt.

Viele Raucher glauben, dass die Zigarette ihre Stimmung verbessert und die Konzentration steigert.

Studien mit abstinenten Rauchern zeigten Verbesserung der Aufmerksamkeit, v.a. auch der selektiven Aufmerksamkeit, des Lernens, der Vigilanz bei repetitiven Aufgaben und der Reaktionszeit. Ob diese Verbesserungen allerdings auf das Verschwinden der Abstinenzsymptome oder auf einen direkt fördernden intrinsischen Effekt auf das Gehirn zurückzuführen ist, ist unklar.

Kardiovaskuläre Effekte

Nikotin bewirkt eine Vasokonstriktion, v.a. der Haut, bei allerdings vergrößertem Muskelblutfluß. Die Kurzzeiteffekte am Herzen, Steigerung der Frequenz, des Schlagvolumens, der Auswurffraktion, des koronaren Blutflusses und des Blutdrucks, sind durch Aktivierung des sympathischen Nervensystems mediiert.

Gleichzeitig senkt der CO-Gehalt des Zigarettenrauchs die Sauerstofftransportkapazität des Blutes.

Im Vergleich mit Nichtrauchern haben Raucher allerdings gleiche oder niedrigere Blutdruckwerte.

Endokrine und metabolische Effekte

Unter extremen Rauchbedingungen, wie sie in Studien experimentell erzeugt wurden, finden sich erhöhte Spiegel des zirkulierenden Vasopressin, Kortisol, ACTH, Wachstumshormon, Prolaktin, Neurophysin I, β-Endorphin und der Katecholamine.

Bei Frauen wird eine frühere Menopause und ein erhöhtes Osteoporoserisiko beobachtet, wahrscheinlich bedingt durch die niedrigeren Östrogenspiegel.

Im Fettstoffwechsel sind die LDL erhöht, die HDL erniedrigt, die Lipolyse ist gesteigert.

Die Fibrinogenspiegel sind höher als bei Nichtrauchern, sie korrelieren mit der Anzahl der gerauchten Zigaretten.

Neuromuskuläre Wirkungen

Nikotin stimuliert die Entladung der Renshaw-Zellen, die die Aktivität der motorischen Vorderhornzellen blockieren. Phasische Dehnungsreflexe sind herabgesetzt und die meisten Muskeln entspannt (nicht alle, z.B. wurde im Trapezius vermehrte EMG-Aktivität gemessen) (BENOWITZ 1988).

Die Rolle des Nikotins als abhängig machende Substanz

Pharmakologische Abhängigkeit

„Nikotinabhängigkeit ist ein pharmakologischer Prozess und eine pharmakologisch beeinflusste Erkrankung." Das wurde in dem Bericht der US Surgeon General 1988 klar zum Ausdruck gebracht und es wurde darin gezeigt, dass Tabak alle Kriterien für Drogenabhängigkeit erfüllt. Dieser Bericht kam zu dem Schluss, dass Zigaretten und alle anderen Formen von Tabak abhängig machen, dass Nikotin die Droge im Tabak ist, die Abhängigkeit hervorruft. Der pharmakologische und psychologische Prozeß, der die Abhängigkeit bestimmt, ist mit dem Prozeß zu vergleichen, der bei der Abhängigkeit von Heroin oder Kokain abläuft (U.S. DEPARTMENT OF HEALTH AND HUMAN SERVICES 1988).

Nikotin ist eine besonders interessante psychoaktive Substanz, die (ohne wesentliche akute Nebenwirkungen) sehr gut zur Beeinflussung der Stimmung eingesetzt werden kann (KUNZE 1995).

Verschiedene Populationen von Nikotin-Rezeptoren wurden identifiziert, und je nach Lokalisation dieser Nikotin-Rezeptoren (etwa in kortikalen Bereichen des Gehirns, oder im limbischen System) sind sie eher für die beruhigende oder die anregende Wirkung verantwortlich. Die einzelnen Effekte des Nikotins sind zusammenfassend in Tabelle 6 dargestellt.

Nikotin selbst ist in den Tabakprodukten für die Bindung des Konsumenten an das Produkt verantwortlich, es handelt sich aber nicht um eine jener Substanzen, die für die pathogenetische Wirkung von wesentlicher Bedeutung wären.

Nikotin ist also vergleichsweise „harmlos" und kann daher auch ohne Bedenken im Rahmen der Nikotinersatz-Therapie breit eingesetzt werden.

80 % aller Raucher haben Entzugssymptome, wenn sie versuchen, abstinent zu werden. Unruhe, Gereiztheit, Schläfrigkeit, Durchschlafstörungen, Ungeduld, Verwirrtheit, Konzentrationsminderung werden am häufigsten genannt (BENOWITZ 1988).

Diese Symptome sind 24–48 Stunden nach der letzten Zigarette am stärksten ausgeprägt und verschwinden dann meist über 2–3 Wochen.

Die Lust auf eine Zigarette kann aber, besonders in Stresssituationen, noch Monate bis Jahre bestehen; das sind allerdings keine pharmakologischen Entzugserscheinungen mehr, sondern eher angenehme Gedanken an vergangene Freuden.

Die aus einer Zigarette aufgenommene Nikotinmenge wird weitgehend vom Rauchverhalten bestimmt. Die meisten Raucher nehmen mehr Nikotin, als mit Hilfe der Maschine (Apparatives „Abrauchen" von Zigaretten zur Schätzung z.B. der Nikotinabgabe aus Zigaretten (z.B. experimentell; bei Herstellung) geschätzt, aus „nikotinarmen" Zigaretten auf und weniger aus starken. Es finden sich nur geringe Unterschiede bei den Blutspiegeln nach verschieden starken Zigaretten.

Aus mehreren Gründen gilt als gesichert, dass die Abhängigkeit erzeugende Substanz der Zigarette das Nikotin ist:
1. Nikotin dringt ins ZNS und ist psychoaktiv
2. die subjektiven und physiologischen Effekte von Rauchen und i.v. Nikotin sind ident
3. Nikotin funktioniert als positiver Verstärker, d.h. Tiere und Menschen führen sich selbst i.v. Nikotin zu
4. Aufhören ist leichter, wenn Nikotin substituiert wird.
5. Raucher tendieren zur Adjustierung ihres Rauchverhaltens an verschiedene Nikotingehalte.

Ein seltenes, aber charakteristisches Symptom ist das Verlangen („craving") nach einer Zigarette während der Nacht, das sogenannte „Nocturnal Sleep Disturbing Nicotine Craving" (NSDNC). Dieses Symptom ist vor allem bei Rauchern mit sehr hohen FTND-Werten (FTND 8-10) beobachtet worden und könnte ein weiteres Symptom einer starken Nikotinabhängigkeit darstellen (SCHMEISER-RIEDER et al. 1996).

Tabelle 6. Wirkungen des Nikotins (nach BENOWITZ 1988)

NIKOTIN
bindet an Nikotinrezeptoren im Gehirn
erleichtert Freisetzung von Neurotransmittern
Dopamin
Norepinephrin
Acetylcholin
Serotonin
Beta-Endorphin
beeinflusst Stimmungslage
produziert Genussempfinden
ruft Erregung hervor
befreit von Ängsten
beeinträchtigt die Leistungsfähigkeit
steigert Aufmerksamkeit
erhöht Leistung bei sich wiederholenden Aufgaben
verringert Hungergefühle
beschleunigt Stoffwechselvorgänge
führt zu Gewichtsreduktion
WIEDERHOLTE NIKOTINGABEN
führen zur Neuroadaptation der Nikotinrezeptoren
Toleranzentwicklung
Entzugssymptome
Gereiztheit
Unruhe
Schläfrigkeit
Konzentrationsschwierigkeiten
Leistungsbeeinträchtigung
Angst
Hunger
Gewichtszunahme
Schlafstörungen
Verlangen nach Zigaretten ....

Epidemiologie der Nikotinabhängigkeit

Eine für Österreich durchgeführte Repräsentativerhebung an einer Stichprobe von 6000 Personen ergab Raucheranteile in Höhe von 42% bei Männern und 27% bei Frauen (KUNZE 1993). In Österreich rauchen somit 34% der Bevölkerung. Den Rauchern wurde auch der Fagerström-Test für Nikotinabhängigkeit (FTND) vorgegeben (HEATHERTON et al. 1991)

Der FTND besteht aus 6 Fragen, die mit dem Rauchverhalten in Zusammenhang stehen. Maximal kann ein Score von 10 erreicht werden, was auf hochgradige Nikotinabhängigkeit schließen lässt. Ein Punktewert von 0 gibt an, dass eher keine Nikotinabhängigkeit anzunehmen ist.

In Abb. 2 ist die Nikotinabhängigkeit bei österreichischen Rauchern (n = 2059) dargestellt (FTND 0 bis 2: sehr geringe (bzw. keine) Nikotinabhängigkeit, FTND 3 bis 4: geringe Nikotinabhängigkeit, FTND 5 bis 10: deutliche bis hochgradige Nikotinabhängigkeit).

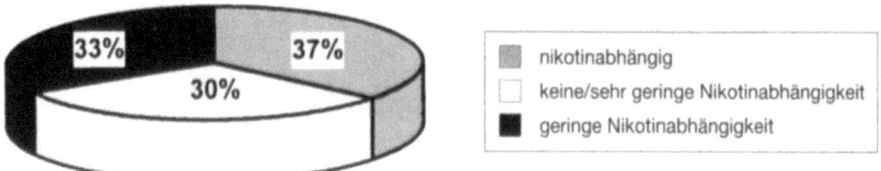

Abb. 2. Nikotinabhängigkeit österreichischer Raucher in %

- 37% der Raucher sind deutlich nikotinabhängig. Sie erreichen Scores von 5 und mehr, was bedeutet, dass ihr Rauchverhalten neben wahrscheinlich wirksamen psychologischen Variablen vor allem auch durch einen physiologischen Faktor (der Nikotinabhängigkeit) aufrechterhalten wird.
- 30% der Raucher erreichen maximal 2 Punkte beim FTND, was darauf hindeutet, dass eine Nikotinabhängigkeit nicht oder äußerst geringgradig vorliegt. Bei diesen Probanden handelt es sich um vorwiegend psychisch abhängige Raucher.
- Die 3. Gruppe von Rauchern (etwa ein Drittel aller Raucher) erreicht Punktewerte von 3 bis 4. Inwieweit bei diesen Personen die psychische oder die physische Abhängigkeit für das Aufrechterhalten des Rauchens verantwortlich ist, ist nicht zu beurteilen (SCHOBERBERGER 1993).

Nikotinabhängigkeit im internationalen Vergleich

So wie die Nikotinabhängigkeit individuell unterschiedlich ausgeprägt ist, variiert sie auch innerhalb verschiedener Regionen und Länder.

In einer international angelegten Studie (FAGERSTRÖM et al. 1996) wurden Daten zur Nikotinabhängigkeit und Raucherprävalenz in verschiedenen Ländern verglichen. Es kann davon ausgegangen werden, dass in Ländern mit einer niedrigen Raucherprävalenz die Raucher stärker nikotinabhängig sind als in Ländern mit einer hohen Prävalenz. Dies ist darauf zurückzuführen, dass leicht nikotinabhängige Raucher das Rauchen häufiger aufgeben als schwer abhängige. Leicht nikotinabhängige Raucher scheinen bei gesundheitspolitischen und fiskalischen Maßnahmen eher bereit zu sein, mit dem Rauchen aufzuhören. Dadurch überwiegen in der verbleibenden Population der Raucher die stark nikotinabhängigen Raucher.

Zur Erhebung des Nikotinabhängigkeitsgrades kam der Fagerström Test for Nicotine Dependence (FTND) zur Anwendung. Wie aus Tabelle 7 ersichtlich, wurden Daten von Rauchern aus sechs Ländern erhoben.

In England und Schweden wurden nicht nur Raucher sondern auch Exraucher befragt. Dabei wurde nur gefragt, wann die erste Zigarette am Tag geraucht wird und wieviel täglich geraucht wird. Ehemalige Raucher erreichten einen statistisch signifikant niedrigeren Score als Raucher. Daraus kann gefolgert werden, dass ehemalige Raucher weniger nikotinabhängig waren als jene, die weiterhin rauchen. Stark abhängige Raucher können offenbar viel schwerer ohne Hilfe mit dem Rauchen aufhören als schwach abhängige.

Tabelle 7. Prävalenz (in %) und durchschnittliche Nikotinabhängigkeitswerte (FTND-Score) von Rauchern im internationalen Vergleich

Länder	Prävalenz in %	n	FTND Score		
			Männer	Frauen	Gesamt
Österreich	33	667	3.81	3.26	3.59
Dänemark	39	2398	3.13	3.02	3.07
Finnland	23	667	3.97 (2.31)	2.97 (2.22)	3.52
Frankreich	37	307	–	–	3.44
USA	26	753	–	–	4.30
Polen	36	386	3.98 (2.11)	2.97 (2.14)	3.59 (2.17)

Die französischen Daten sind von besonderem Interesse, da drei verschiedene Stichproben untersucht wurden. So wurde die Nikotinabhängigkeit von einer repräsentativen Bevölkerungsstichprobe, von Rauchern, die sich einer klinischen Rauchertherapie unterzogen, und von Beschäftigten im Gesundheitswesen erhoben. Die Raucher, die zur Entwöhnung in eine Klinik kamen, waren am stärksten nikotinabhängig, gefolgt von der Stichprobe aus dem Gesundheitsbereich. Die Raucher aus der repräsentativen Umfrage zeigten den geringsten Score und waren damit am wenigsten abhängig (LAGRUE et al. 1989).

Wie aus Abb. 3 ersichtlich, besteht zwischen Prävalenz und Nikotinabhängigkeit eine negative Korrelation. Je geringer die Raucherprävalenz, umso höher ist die Nikotinabhängigkeit. In den USA hat die United Food and Drug Administration eine restriktive Werbe-, Verkaufs- und Vertriebspolitik von Zigaretten und anderen Tabakprodukten angeordnet. Dies spiegelt sich in den Ergebnissen wider. Mit einer Prävalenz von 26% ist der Raucheranteil in der amerikanischen Bevölkerung relativ gering. Mit einem durchschnittlichen Score von 4,30 zeigen die amerikanischen Raucher aber die höchste Nikotinabhängigkeit.

Die Ergebnisse von Finnland sind in diesem Zusammenhang von besonderer Aussagekraft. Die Raucherprävalenz unter den Männern ist in Finnland im Laufe der letzten Jahre auf ähnlich niedrige Werte gesunken wie in den USA. Die Prävalenz unter den finnischen Frauen war schon immer gering und auch die mittlere Nikotinabhängigkeit ist vergleichsweise niedrig. Betrachtet man die Ergebnisse der finnischen Männer, findet man aber einen eindeutigen Zusammenhang zwischen Nikotinabhängigkeit und Raucherprävalenz (nämlich je niedriger die Prävalenz, umso höher die Nikotinabhängigkeit der verbleibenden Raucher) (PUSKA et al. 1994). Folglich existiert diese Korrelation zwischen Prävalenz und Abhängigkeit nur bei einer sinkenden Prävalenzrate. Dieser Zusammenhang ist wahrscheinlich dadurch bedingt, dass Raucher, die weniger abhängig sind, eher mit dem Rauchen aufhören als stark abhängige Raucher. Die Prävalenz sinkt durch das Aufhören von weniger abhängigen Rauchern, was wiederum bedingt, dass die stark abhängigen Raucher in der Population übrigbleiben. Die Konsequenzen daraus sind, dass die verbleibenden stark nikotinsüchtigen Raucher eine ähnlich intensive Behandlung benötigen, wie sie etwa Alkoholkranken oder Drogensüchtigen zukommt (FAGERSTRÖM et al. 1996).

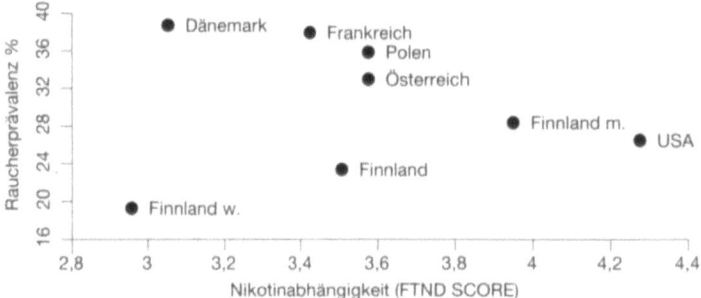

Abb. 3. Nikotinabhängigkeit (durchschnittliche FTND Scores) in sechs Ländern und Raucherprävalenz in %

Einfluß der Nikotinabhängigkeit auf die Entwöhnungsmotivation

44,7% der Tabakkonsumenten haben bereits mindestens einen ernsthaften Entwöhnungsversuch hinter sich. Unterscheidet man jedoch die „psychisch" abhängigen Raucher (Scores 0 bis 2) von denen mit einer ausgeprägten „physischen" Abhängigkeit (Scores 5 bis 10), dann zeigt sich, dass Nichtnikotinabhängige mit 52,6% signifikant (CHI-Quadrat, p < 0,01) häufiger versucht haben, das Rauchen einzustellen, als Nikotinabhängige, von denen 40,3% sich um eine Entwöhnung bemüht haben (siehe Abb. 4). Dies trifft allerdings nur für jene Raucher zu, die mehr als 10 Zigaretten täglich rauchen.

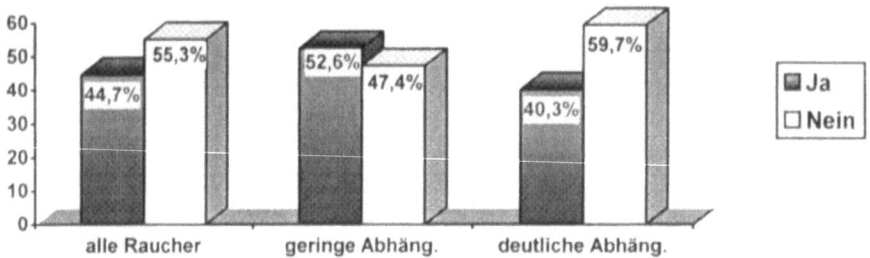

Abb. 4. Entwöhnungsversuche von gering abhängigen, deutlich abhängigen und allen untersuchten Rauchern in % (ja/nein; 1792 Raucher; > 10 Zigaretten/Tag)

Bei Tabakkonsumenten mit 10 Zigaretten täglich oder weniger (13% der Raucher) läßt sich die Differenz in der Häufigkeit der Entwöhnungsversuche vor allem deshalb nicht verifizieren, da unter dieser Probandengruppe lediglich 4,1% mit Anzeichen einer Nikotinabhängigkeit (Scores 5 bis 7) identifiziert werden konnten.

Die Ergebnisse zeigen, dass regelmäßige, nikotinabhängige Raucher weniger motiviert sind, das Rauchen einzustellen als „psychisch" abhängige Raucher.

Man kann davon ausgehen, dass nikotinabhängige Tabakkonsumenten sich der Entzugssymptome bewusst sind, wenn sie nicht rauchen, und möglicherweise aus Angst vor unangenehmen Begleitsymptomen eine Entwöhnung gar nicht in Angriff nehmen.

Die Hypothese wird auch dadurch unterstützt, dass die Dissonanz – die Unzufriedenheit mit dem eigenen Rauchverhalten und dem damit verbundenen Wunsch, an dieser Gewohnheit etwas verändern zu wollen – bei Nikotinabhängigen und Nichtnikotinabhängigen gleich ausgeprägt ist. Zwischen den dissonanten (53,2% der Raucher) und den konsonanten (46,8% der Raucher) Tabakkonsumenten findet sich kein signifikant unterschiedliches Verteilungsmuster, was den Grad der physischen Abhängigkeit betrifft (SCHOBERBERGER et al. 1995).

Raucher mit geringem Zigarettenkonsum im Vergleich zum „Durchschnittsraucher"

Eine repräsentative Bevölkerungsbefragung (n = 8.230) wurde dazu herangezogen, die Prävalenz und Charakteristika von Rauchern mit mäßigerem Zigarettenkonsum (10 Zigaretten/Tag) dem „Durchschnittsraucher" gegenüberzustellen. Eine Reihe von soziodemographischen Variablen sowie subjektiv erhobenen Angaben zum Rauchverhalten, Lebensstil und Erkrankungshäufigkeit wurden erfaßt.

30,1% bezeichneten sich als regelmäßige Raucher von mehr als 10 Zigaretten täglich und weitere 8,7% (n = 524) als Raucher mit einem maximalen Konsum von 10 Zigaretten pro Tag. Frühere Studien haben bereits nachgewiesen, dass Raucher mit geringerem Zigarettenkonsum weniger häufig eine Nikotinabhängigkeit entwickeln als Raucher mit höherem Konsum (z.B. OWEN et al. 1995, SCHOBERBERGER et al. 1995).

Vorliegende Ergebnisse zeigen, dass sich die „mäßigeren" Raucher signifikant von den „Durchschnittsrauchern" unterschieden: sie sind häufiger weiblich, haben eine höhere Schulbildung, leben häufiger in ländlichen Gebieten, sind in besserer gesundheitlicher Verfassung, trinken weniger Alkohol und stehen seltener unter Stress. „Durchschnittsraucher" üben andererseits signifikant häufiger einen manuellen Beruf aus (25,1% zu 13,4%) und empfinden häufiger Zeitdruck (54,8% zu 47,4%) als mäßigere Raucher.

Es kann daher davon ausgegangen werden, dass „mäßigere" Raucher auch sonst einen tolerierbaren Lebensstil aufweisen und daher nicht die Hochrisikogruppe für tabakassoziierte Erkrankungen darstellen. Sie werden daher für Interventionen im Sinne der Rauchertherapie auch nicht die wichtigste Zielgruppe darstellen. Andererseits haben Untersuchungen gezeigt, dass gerade diese Personen am ehesten durch allgemeine Maßnahmen zur Kontrolle des Tabakkonsums (z.B. gesetzlich oder preispolitische Maßnahmen) leicht erreicht werden können (z.B. FAGERSTRÖM et al. 1996).

Genetische Aspekte der Nikotinabhängigkeit
Defekte des Nikotinmetabolismus vermindern den Tabakkonsum

In neuester Zeit werden neben dem komplexen Zusammenspiel von pharmakologischen, psychologischen und sozioökonomischen Faktoren der Nikotinabhängigkeit auch genetische Ursachen diskutiert.

Nikotin wird im Körper durch das genetisch variable Enzym CYP2A6 zu Cotinin metabolisiert. Wie aus einer kanadischen Studie hervorgeht, weisen Träger einer nur teilweise funktionsfähigen CYP2A6-Variante einen eingeschränkten

Nikotinstoffwechsel auf. Diese Personen zeigen eine signifikant niedrigere Nikotinabhängigkeit als Träger des voll funktionsfähigen Enzyms. Diese Ergebnisse konnten durch Untersuchungen an zwei Versuchsgruppen und einer Kontrollgruppe gefunden werden. Die erste Versuchsgruppe bestand aus 164 nikotinabhängigen Personen, die zweite aus 80 alkohol- und nikotinabhängigen Individuen. Die Kontrollgruppe bestand aus Nichtrauchern, die zwar irgendwann einmal das Rauchen probiert hatten, aber niemals nikotinabhängig waren. Bei den Nikotinabhängigen aus beiden Versuchsgruppen fanden sich signifikant weniger Personen mit eingeschränkten Nikotinmetabolismus (12,3 %) als in der Kontrollgruppe der Nichtraucher (19,6 %). Daraus ist abzuleiten, dass ein genetisch bedingter verminderter Nikotinstoffwechsel das Risiko, nikotinabhängig zu werden, reduziert.

Tabakabhängige Personen rauchen, um den Nikotinspiegel im Blut und Gehirn aufrechtzuerhalten. Aufgrund dieser Tatsache wurde die Hypothese abgeleitet und bestätigt, dass nikotinabhängige Raucher mit eingeschränktem Nikotinmetabolismus weniger rauchen, als Raucher mit einem voll funktionierenden Nikotinstoffwechsel.

Personen mit diesem genetischen Defekt hätten demnach auch ein geringeres Risiko, an Krebs und anderen tabakassoziierten Erkrankungen zu leiden, da die Gefahr zu rauchen geringer ist. Falls sie aber doch zur Zigarette greifen, rauchen sie wahrscheinlich weniger.

Diese Ergebnisse können für die Rauchertherapie und die Reduzierung tabakassoziierter Erkrankungen von Bedeutung sein, da Raucher mit einem normal ausgeprägten Nikotinstoffwechsel auf Nikotinersatztherapie besonders gut ansprechen könnten. Zudem könnte sich durch Hemmung des CYP2A6-Enzyms eine neue Dimension der Rauchertherapie eröffnen (PIANEZZA et al. 1998).

Nikotinabhängigkeit und Dopaminstoffwechsel

Im Gehirn sind nikotinische Rezeptoren, die auf Nikotinzufuhr ansprechen, weit verbreitet. Nikotin zeigt auf viele dieser Rezeptoren, wie z.B. Dopaminrezeptoren, verstärkende Effekte.

Vom mesolimbischen Dopaminsystem wird angenommen, dass es ein Teil eines physiologischen Systems ist, welches natürliche und auch pharmakologische Verstärker produziert. Es scheint bei der verstärkenden Wirkung von Nikotin und auch im Bezug auf Entzugserscheinungen eine wichtige Rolle zu spielen (CLARKE 1998).

Dieses System hat nikotinische Dopaminrezeptoren ausgeprägt, die auf Nikotinzufuhr von außen ansprechen. Bei Nikotinzufuhr kommt es an den Neuronen dieses Gehirnareals zu einer verstärkten Dopaminausschüttung (IMPERATO et al. 1986).

Eine genetisch bedingte verminderte Ausprägung von Dopaminrezeptoren kann zu einem verminderten Dopaminspiegel im mesolimbischen Dopaminsystem führen. Es wäre denkbar, dass Menschen mit dieser genetischen Variation Nikotin und auch andere Drogen zu sich nehmen, um durch die nikotininduzierte Dopaminausschüttung diesen genetischen Defekt zu kompensieren (CLARKE 1998).

Es wird berichtet, dass bei Rauchern diese spezifischen Dopaminrezeptoren im mesolimbischen System weniger häufig ausgeprägt sind als bei Nichtrauchern. Andererseits fand sich aber nur bei einem geringen Anteil der Raucher diese genetisch bedingte Verminderung der Dopaminrezeptoren. Es konnte auch kein Zusammenhang zwischen Nikotinabhängigkeit und genetischer Variation festgestellt werden (SPITZ et al. 1998).

Der Einfluß von genetischen Faktoren auf das Rauchverhalten ist noch nicht geklärt, aber die Entdeckung von genetischen Einflüssen auf den Tabakkonsum könnte bei der Identifizierung von Menschen mit genetischen Risikofaktoren helfen.

Ein zweiter wichtiger Aspekt einer solchen Entdeckung bezieht sich auf die Nikotintherapie. Die Entwicklung einer individuell abgestimmten Pharmakotherapie würde in greifbare Nähe rücken.

Klassifikation der Nikotinabhängigkeit als Krankheit

„Nikotinabhängigkeit ist ein pharmakologischer Prozess und eine pharmakologisch beeinflußte Erkrankung." Das wurde in dem bereits zitierten Bericht der US Surgeon General (1988) klar zum Ausdruck gebracht und es wurde darin gezeigt, dass Tabak alle Kriterien für Drogenabhängigkeit erfüllt. Dieser Bericht kam zu dem Schluß, dass Zigaretten und alle anderen Formen von Tabak abhängig machen, dass Nikotin die Droge im Tabak ist, die die Abhängigkeit hervorruft. Der pharmakologische und psychologische Prozess, der die Abhängigkeit bestimmt, ist mit dem Prozess zu vergleichen, der bei der Abhängigkeit von Heroin oder Kokain abläuft.

Kriterien für Drogenabhängigkeit (US Surgeon General's Report 1988)

Primäre Kriterien:
- hoher und zwanghafter Konsum
- psychoaktive Effekte
- drogenverstärktes Verhalten

Zusätzliche Kriterien:
- Toleranz
- körperliche Abhängigkeit
- euphorisierender Effekt
- Stereotypien
- Nichtbeachtung der schädlichen Effekte
- Rückfälle nach Abstinenz
- wiederkehrendes heftiges Verlangen nach der Droge

Pharmakokinetische und pharmakodynamische Inhalte der Drogenabhängigkeit

- die Droge muss in den Blutkreislauf gelangen
- von dort sollte sie rasch das Gehirn erreichen und dieses (für die Reduktion des Toleranzeffekts) auch möglichst rasch wieder verlassen
- die Psychoaktivität sollte Bezug zur Drogenkonzentration im Gehirn haben

– im Allgemeinen besteht beides, die rasche Entwicklung der Abhängigkeit und der Toleranz (so muss die Droge rasch wieder zugeführt werden)

Kinetische Studien mit Nikotin

Kinetische Studien zeigen, dass Nikotin alle Kriterien für eine abhängigmachende Droge erfüllt. Mit dem Zigarettenrauch wird Nikotin rasch in der Lunge aufgenommen und gelangt von dort über den arteriellen Blutstrom ins Gehirn. Die Zeit bis zur Aufnahme ins Gehirn dauert nur einige Sekunden. Mit jeder Zigarette gelangen etwa 1 bis 1,5 mg Nikotin in den Organismus.

Die pharmakologische Wirkung von Nikotin tritt erfahrungsgemäß schnell ein, die Intensität, mit der die Wirkung auftritt, ist abhängig von der Geschwindigkeit des Konzentrationsanstieges und von der maximalen Konzentration von Nikotin im Gehirn. Die Wirkung einer einzelnen Dosis verringert sich rasch und ist abhängig von der Verteilung des Nikotins außerhalb des Gehirns und der Entwicklung einer Toleranz.

Bei wiederholter Exposition, wie es bei Rauchern der Fall ist, baut sich über den Tag der Nikotinspiegel auf. Er fällt in der Nacht ab, ist aber am Morgen noch immer nachweisbar. Der rasche Anstieg und der rasche Abfall des Nikotinspiegels im Gehirn verstärkt den Eindruck, dass sich eine Toleranz nicht in größerem Umfang ausbilden kann.

Modellstudien bezüglich der kardiovaskulären Effekte von Nikotin berichten, dass für die Entwicklung einer Toleranz und für die Rückbildung derselben die Zeitspanne der Halbwertszeit von 35 min zur Verfügung steht. Da sich die Toleranz durch die Nikotinwirkung während des Tages entwickelt, wird es immer wichtiger zu rauchen, um die Symptome der Nikotinabstinenz zu mildern. Wird die erste Zigarette am Tag noch mit großer Befriedigung geraucht, so sind die folgenden vielleicht weniger befriedigend, aber zur Vermeidung von Entzugserscheinungen von Nikotin notwendig.

Diagnostik der Nikotinabhängigkeit

Mit Fragen der „Raucherdiagnostik" hat man sich ursprünglich auf einer allgemeinen Ebene beschäftigt. So wurden schon sehr früh genetische Einflüsse nachgewiesen (SHIELDS 1962), Persönlichkeitsfaktoren mit dem Rauchverhalten korreliert (DUNN 1973) und verschiedene Unterschiede bei physiologischen Parametern beschrieben (BROWN 1973, DUNN 1973). Mit der Auflage des DSM-III-R (Diagnostic and Statistical Manual of Mental Disorders) wurde dann die Nikotinabhängigkeit als Störung im Sinne einer Abhängigkeit von einer psychoaktiven Substanz klassifiziert (AMERICAN PSYCHIATRIC ASSOCIATION 1987). Das wesentliche Kennzeichen dieser Abhängigkeit liegt daran, dass es dem Raucher nicht gelingt, Kontrolle über die Verwendung der psychoaktiven Substanz zu gewinnen und dass der Gebrauch auch bei Vorliegen aversiver Konsequenzen aufrechterhalten wird. Wenigstens drei von den beschriebenen neun charakteristischen Symptomen der Abhängigkeit sollen über ein Monat lang oder länger vorhanden sein, um die Diagnose zu rechtfertigen.

Bereits in den Anfängen der Rauchertherapie in Österreich wurde großer Wert auf eine ausführliche Anamnese jedes Klienten gelegt, um so auf die spezifischen Bedürfnisse des einzelnen eingehen zu können. Aus dieser jahrelangen Erfahrung, ergänzt mit den neuen Erkenntnissen vor allem im Zusammenhang mit der Nikotinabhängigkeit, wurde ein standardisierter Fragen- und Diagnosekatalog erstellt – das „Wiener Standard Raucher-Inventar" (WSR), der Rauchertherapeuten die Entscheidung für die optimale Therapie erleichtern soll (SCHOBERBERGER et al. 1998). Dieses Diagnoseinstrument wird im Kapitel „Diagnostik" ausführlich dargestellt.

Nach wie vor scheint es eine Domäne der Männer zu sein, mehrmals täglich den Griff zur Zigarette zu tun, wenngleich die Frauen in letzter Zeit mächtig aufgeholt haben. Aber immerhin, es rauchen 35,0 % der männlichen Bevölkerung regelmäßig und zusätzlich 11,2 % gelegentlich, während die Anteile bei den Österreicherinnen 22,3 % und 9,8 % betragen.

Berücksichtigt man die Raucheranteile in den verschiedenen Altersgruppen, dann finden sich zwischen 19 und 49 Jahren 68,9 % der Raucher. Im Vergleich dazu, wenn man die erwachsene Bevölkerung Österreichs heranzieht (15 Jahre und älter = 6,438.980 Personen (Volkszählung 1991)), gehören nur 56,1 % der Erwachsenenbevölkerung in diese Altersgruppe. Die Frage ist also berechtigt, ob dies ein Effekt ist, dass Menschen mit zunehmendem Alter „gescheiter" werden und nicht mehr rauchen, oder ob sich hier bereits die um bis 20 % verringerte Lebenserwartung der Raucher gegenüber den Nichtrauchern auswirkt. Wahrscheinlich wird beides zutreffen, wenngleich diesbezüglich noch keine konkreten Daten zur Verfügung stehen.

43,5 % der Raucher sind verheiratet, aber in der Gesamtbevölkerung findet sich ein Anteil von 54,9 % Verehelichter. Auch aus anderen Untersuchungen ist bekannt, dass verheiratete Personen „gesünder" leben und deren Erkrankungsrisiko geringer einzuschätzen ist als bei ledigen Personen. Vielleicht spielt aber auch ein finanzieller Aspekt eine Rolle. Schließlich müssen Familien häufig mehr sparen, um ihr Auslangen zu finden als Alleinstehende.

Raucher leben überzufällig in der Großstadt Wien. Tatsächlich findet sich unter Rauchern – bezogen auf die Gesamtbevölkerung, wo der Anteil der Wiener 20,6 % beträgt – mit 23,2 % ein relativ höherer Anteil als es bei Gleichverteilung über das gesamte Bundesgebiet zu erwarten wäre. Auch in diesem Zusammenhang ist von früheren Erhebungen bekannt, dass Großstädter „gefährlicher" leben, weil sie weniger Wert auf einen günstigen Lebensstil legen als die Landbevölkerung oder Bewohner kleinerer Städte.

75,4 % der Raucher beurteilen ihren Gesundheitszustand im Vergleich zu Nichtrauchern doch deutlich (signifikant) öfter als „sehr gut" oder „gut", während sich nur 67,8 % der Nichtraucher diesen Kategorien zuordnen. Dieses im ersten Moment etwas überraschende Ergebnis kann verschiedene Ursachen haben. Zum einen ist bekannt, dass Menschen mit bestimmten Risikoverhaltensweisen, wie es beispielsweise das Rauchen darstellt, in vermehrtem Maße zu einem „optimistischen Fehlschluß" neigen. Sie glauben, wesentlich weniger krankheitsanfällig als andere zu sein. Möglicherweise führt sie das auch dazu, etwaige gesundheitliche Probleme herunterzuspielen, nicht wahrzunehmen oder zu verdrängen. Daher folgt dann die positive Beurteilung ihres Gesundheitszustandes, die letztendlich ja auch eine Art „Persilschein" darstellt, weiterrauchen zu können. Im Falle einer weniger günstigen Beurteilung des Gesamtzustandes müßte man sich als vernünftig denkender Tabakkonsument ja fragen, ob es nicht sinnvoll wäre, so gesundheitsbeeinträchtigende Verhaltensweisen wie das Rauchen aufzugeben. Zum anderen können tatsächlich vorliegende gravierendere Beschwerden dazu führen, nicht zu rauchen bzw. nicht mehr zu rauchen. Dies könnte das Ergebnis wieder insofern beeinflussen, dass naturgemäß jene Personen, denen es nicht so gut geht, oder die sich nicht so sehr vom optimistischen Fehlschluß täuschen lassen, deshalb nicht rauchen, gleichzeitig aber auch ihren Gesundheitszustand negativer beurteilen.

Während sich 71% der Nichtraucher frei von chronischen Krankheiten halten, beträgt dieser Prozentsatz bei Rauchern 81,1%. Offenbar steht damit auch unmittelbar im Zusammenhang, dass nur 23,8% der Raucher, jedoch 33,8% der Nichtraucher regelmäßig Arzneimittel einnehmen.

Nichtraucher haben signifikant häufiger erhöhte Blutzucker- und Blutdruckwerte, leiden öfters an Venenerkrankungen und Krampfadern und weisen häufiger Erkrankungen der Gelenke auf. Neben der bereits dargestellten Hypothese, dass Raucher dazu neigen, ihre Krankheiten nicht wahrnehmen zu wollen oder sie zu verdrängen, besteht noch ein anderer Verdacht: vielleicht wissen Raucher viel seltener über ihre Erkrankungen Bescheid. Möglicherweise deshalb, weil sie nicht bereit sind, Gesundenuntersuchungen in Anspruch zu nehmen. So waren 39,7% der Raucher, hingegen nur 31,2% der Nichtraucher noch nie bei einer derartigen Vorsorgeuntersuchung. In dieses Gesamtbild passt auch gut, dass Raucher offenbar die „robusteren" Persönlichkeiten sind. So berichten sie statistisch gesichert seltener als Nichtraucher über Schlafstörungen, Wetterempfindlichkeit, Zahnschmerzen, Herzbeschwerden, Hüft- und Beinleiden. Lediglich Husten und Schnupfen haben Raucher öfter als Nichtraucher.

47,4% der Raucher sind ständig zusätzlichen Belastungen ausgesetzt. Nichtrauchern geht es in diesem Zusammenhang offenbar wesentlich besser, denn nur 27,5% erwähnen derartige Stresssituationen. Das heißt aber auch, dass Raucher mehr Anstrengungen unternehmen müssen, mit ihren Be- oder Überlastungen fertig zu werden. Möglicherweise liegt ja gerade darin ein Grund ihres Rauchverhaltens. Wie man ja weiß, eignet sich – zumindest subjektiv gesehen – die Zigarette sehr wohl als Bewältigungsstrategie. Das Rauchen kann beruhigenden Effekt haben, den Raucher durch die Ablenkung auf ein neues Verhalten Distanz zu seinem Problem gewinnen lassen und ermöglicht oft alleine durch eine in dieser Stresssituation sonst nicht möglichen Pause eine Art Zäsur, die die Chance zum Nachdenken und in der Folge zum zielgerichteten Handeln eröffnet. Eine ähnliche, wenngleich auch ähnlich ungünstige Bewältigungsstrategie, stellt der Alkoholkonsum zur Stressverringerung dar. So ist es auch aus diesem Grund vielleicht gar nicht verwunderlich, dass 80,8% der Raucher, gegenüber 53,0% der Nichtraucher, mehrmals wöchentlich Alkohol konsumieren. Besonders auffällig ist hier der Vergleich beim (fast) täglichen Konsum. 27,3% der Raucher wollen keinen Tag auf ihren Alkohol verzichten, wohingegen diese Art von Trinkgewohnheiten nur bei 9,3% der Nichtraucher zu beobachten ist.

Oberflächlich beurteilt könnte man aufgrund des Bildes vom „österreichischen Durchschnittsraucher" glauben, dass sich der Tabakkonsum geradezu positiv auf gesundheitliche Belange auswirke. Dem ist allerdings einiges dagegen zu halten. So wird zur Beschreibung des Durchschnittrauchers die Gesamtstichprobe herangezogen, also auch ältere Mitbürger werden in der Statistik berücksichtigt. Unter älteren Personen müssen sich aber – nach dem bestehenden Wissensstand – weniger Raucher befinden. So ist es Tatsache, dass Raucher eine geringere Lebenserwartung aufweisen und sich mit zunehmendem Alter in größerem Ausmaß als Nichtraucher durch Tod der Statistik entziehen. Weiters hören natürlich viele Raucher spätestens dann mit ihrer Gewohnheit auf, wenn sich chronische Krankheiten eingestellt haben, und ihnen ihr Arzt eindringlich geraten hat, ihr Risikoverhalten aufzugeben. Beides verfälscht natürlich das Ergebnis. Wie ist es aber, wenn man nur jüngere Raucher und Nichtraucher vergleicht; also jene Altersgruppe, in der sich anteilsmäßig viele Raucher befinden, aber Krankheiten und Beschwerden noch eine untergeordnete Rolle spielen: die 21- bis 45-Jährigen.

In diesem Fall fällt die Beurteilung des Gesundheitszustandes der Raucher im Vergleich zu Nichtrauchern nicht mehr so günstig aus. So beurteilen 16,2% der Raucher ihren Gesundheitszustand mit lediglich „mittelmäßig", während dies nur 12,4% der Nichtraucher tun. Raucher haben nun signifikant häufiger ein akutes Magen- oder Zwölffingerdarmgeschwür und haben zum Zeitpunkt der Befragung neben Husten und Schnupfen nunmehr auch öfter Kreuz- und Rückenschmerzen. Diese Kreuz- und Rückenschmerzen werden übrigens auch als ständige Beschwerden häufiger von Rauchern angegeben, die zusätzlich in vermehrtem Maße Nervosität als sie dauernd begleitende Beeinträchtigung angeben. Wenn man sich auf diese Altersgruppe der 21- bis 45-jährigen Probanden bezieht, gibt es auch keinen Bereich mehr, wo Nichtraucher häufiger Beschwerden oder Krankheiten angeben würden. Auch der bei der Gesamtstichprobe noch vorhandene Überhang an medikamentös betreuten Personen bei Nichtrauchern, findet sich in dieser Altersgruppe nicht mehr.

Signifikante Unterschiede zwischen rauchenden und nichtrauchenden Männern

Bleibt man – aus bereits erwähnten Gründen – bei der Altersgruppe der 21- bis 45-Jährigen und stellt den rauchenden Männern die nichtrauchenden Pendants gegenüber, zeigt sich folgendes:

Regelmäßige Raucher
- sind eher geschieden oder getrennt (11,5% zu 4,6%)
- leben häufiger in Ein-Personen-Haushalten (28,5% zu 20,6%)
- haben seltener Matura oder Hochschul-Abschluss (13,6% zu 21,8%)
- sind öfter ohne religiöses Bekenntnis (15,6% zu 9,3%)
- haben vermehrt Stress (58,1% zu 44,2%)
- trinken häufiger (fast) täglich Alkohol (38,6% zu 16,3%)
- haben zu einem höheren Prozentsatz akute Beschwerden (33,1% zu 25,9%)

Signifikante Unterschiede zwischen rauchenden und nichtrauchenden Frauen

Beim Vergleich rauchender und nichtrauchender Frauen in der Altersgruppe der 21- bis 45-Jährigen fällt folgendes auf:

Regelmäßige Raucherinnen
- beurteilen häufiger ihren Gesundheitszustand mit „sehr gut" oder „gut" (75,3% zu 64,0%)
- leben öfters geschieden oder getrennt (18,6% zu 10,8%)
- haben seltener Matura oder Hochschule (13,4% zu 22,9%)
- sind öfter ohne religiöses Bekenntnis (10,3% zu 5,1%)
- klagen öfter über Stress (52,8% zu 38,9%)
- sind zum Zeitpunkt der Befragung
  häufiger nicht verheiratet (18,6% zu 10,8%)
- haben häufiger akute Beschwerden (42,2% zu 33,2%)

Gesundheitspsychologische Aspekte des Rauchens

Die Rauchmotivation wird als multifaktorielles Problem betrachtet. Sie ist von einigen biologischen Mechanismen abhängig, empfängt jedoch eine massive Beeinflussung von der kognitiven Seite, und beide werden miteinander verbunden durch kulturelle und individuelle Erfahrung. Die biologischen Komponenten schließen die Wirkung von Teer, Nikotin und Kohlenmonoxid ein; die sozialen Faktoren schließen die Rauchgewohnheiten anderer ein und die verschiedenen Vorgänge, durch die das Zigarettenrauchen gesellschaftlich legitimiert und akzeptiert wird (KUNZE et al. 1992).

Während der Beginn des Rauchens vor allem von sozialen Faktoren bestimmt wird, sind für das Fortsetzen der Rauchgewohnheit andere Faktoren, insbesondere pharmakologische, verantwortlich (TÖLLER 1974).

Vor der eigentlichen Initialphase wird ein Stadium der Vorbereitung oder Erwartung beschrieben, in dem Jugendliche durch Beobachtung des Rauchens im Familien- oder Freundeskreis zu einer positiven Einstellung zum Tabakkonsum gelangen.

Beim Rauchbeginn kommt es dann zu einer Periode des experimentellen Rauchens, in der Jugendliche gewöhnlich weniger als eine Zigarette pro Woche rauchen. In dieser Zeit unterstützt die Tabakwerbung das beginnende Verhalten, indem sie mit der Darstellung bestimmter Themen, wie Unabhängigkeit, Stärke oder sexuelle Attraktivität, auf die Ideale der meisten Teenager abzielt (DAVIS 1987, MAYER und HOLLAR 1989).

Da das Rauchen imstande ist, die Stimmungslage zu regulieren, ist es aus psychologischer Sicht durchaus verständlich, warum hier ein regelmäßiges und schwer wieder aufzugebendes Verhalten entsteht. Das aufgenommene Nikotin liefert sehr rasche und deutlich merkbare angenehme psychotrope Effekte (BATRA und BUCHKREMER 1992).

Internalisierung des Rauchverhaltens

Das experimentelle Rauchen kann zur Gewohnheit führen. Nunmehr erhöht sich der Tabakkonsum auf mindestens eine Zigarette pro Woche. Es ist die Phase, in der Fertigkeiten wie das Inhalieren des Tabakrauches oder das Dosieren der Nikotinmenge erworben werden. Auch erfahren hier die Raucher die gefühlsbeeinflussende Wirkung oder andere pharmakologische Effekte des

Nikotins. Ein Muster konditionierter Verstärkungsmechanismen durch das Rauchen kann sich entwickeln.

Aus zahlreichen Erhebungen über das Rauchverhalten von Kindern und Jugendlichen geht hervor, dass für den Rauchbeginn vorwiegend die nachstehenden Variablen von Bedeutung sind (BIENER und VOGT 1975, ERNE und BURPPACHER 1975, LORANT et al. 1986, O'ROURKE et al. 1968, PALMER 1970, SCHWARTZ und DUBITZKY 1967, TODD 1969):
- Rauchgewohnheiten der Eltern,
- Rauchgewohnheiten der Geschwister
- Rauchgewohnheiten der Freunde
- soziale Situation der Familie
- Eintritt in die praktische Berufsausbildung und Berufsausübung.

Die Tatsache, ob Eltern rauchen oder nicht, beeinflusst ganz deutlich das Verhalten des Kindes.

Die Gruppe der Gleichaltrigen (peer group) ist ein wesentlicher Faktor im Prozess des Heranwachsens des Kindes und Jugendlichen. Sie ist Schauplatz von Lern- und Entwicklungsprozessen: hier werden die ersten Schritte zur Unabhängigkeit getan, die eigenen Fähigkeiten erprobt, die individuelle Identität wird erkundet. Jeder Gruppe sind Symbole, Aktivitäten, Werte und Verhaltensweisen eigen, durch die sie sich ihre Funktionen und die Solidarität der Gruppenmitglieder bewahren kann.

Psychologische und soziale Faktoren haben entscheidende Bedeutung bei der Fortsetzung des Tabakkonsums. Die wichtigsten psychologischen Verstärker sind Anregung und Entspannung. Untersuchungen zeigen, dass während des Rauchens oder durch die Zigarette sich die Aufmerksamkeit steigert, die Lernleistung erhöht, die Reaktionszeit verbessert und die Problemlösekapazität zunehmen kann. Einige Raucher werden gerade deshalb zu regelmäßigen Tabakkonsumenten, weil ihnen das Nikotin hilft, nachzudenken und etwas zu leisten, gerade dann, wenn sich durch Nichtrauchen Entzugssymptome einstellen, die zu körperlichen und emotionalen Beschwerden führen.

Raucher berichten aber auch, dass ihnen die Zigarette hilft, sich zu entspannen – vor allem in belastenden Situationen – und die Stimmungslage aufzuhellen. Durch Rauchen können Ärger, Anspannung, depressive Stimmung und Stress reduziert werden (BENOWITZ 1988).

Rituale, die mit dem Zigarettenrauchen in Zusammenhang stehen, können die Selbstsicherheit des Rauchers stärken (RUSTIN 1988).

Viele der für das Aufrechterhalten des Rauchens verantwortlichen Faktoren lassen sich in das von TOMKINS (1968) erstellte Schema einordnen:
- *Habitual smoking:* Rauchen wirkt infolge des häufigen Auftretens selbstverstärkend (Verhaltensautomatismus)
- *Positive affect smoking:* Geraucht wird sowohl dann, wenn eine Stimulation angestrebt wird, als auch dann, wenn man eine Beruhigung wünscht
- *Negative affect smoking:* Hier wird das Rauchen als Sedativum eingesetzt, um negative Situationen abzuschwächen
- *Addictive smoking:* Es wirken Suchtmechanismen, so dass das Fehlen von Rauchverhalten negativ erlebt wird.

Nikotinabhängigkeit und psychosoziale Faktoren

Mittels verschiedener Studien kann belegt werden, wonach Zusammenhänge zwischen Nikotinabhängigkeit und psychosozialen Faktoren wie Bildung, Familienstand, soziales Netzwerk, soziale Unterstützung, Stressbewältigung und Lebenszufriedenheit existieren.

In einer Longitudinalstudie wurde die Entwicklung der Rauchgewohnheiten vom Jugendalter bis ins Erwachsenenalter verfolgt. Der Stichprobenumfang bestand aus über 4000 Personen. Bei den meisten Rauchern lag das Einstiegsalter beim Rauchen im Jugendlichenalter und im jungen Erwachsenenalter. Die Anzahl der Neueinsteiger ab einem Alter von Mitte 20 war dagegen signifikant geringer. Sowohl der Raucherstatus im Jugendlichenalter als auch im jungen Erwachsenenalter waren gute Prädiktoren für Rauchen im Erwachsenenalter. Unter den weniger gebildeten Personen und bei Rauchern, deren Familienmitglieder ebenfalls rauchten, zeigte sich eine geringere Rate von Rauchern, die den Tabakkonsum später wieder einstellten. Diese Ergebnisse lassen schließen, wonach Personen mit einem niedrigen Bildungsgrad und einer Familiengeschichte von Rauchern eine höheres Risiko tragen, selbst Zigarettenkonsumenten zu werden (CHASSIN et al. 1996).

Als Hauptgründe für den Beginn des Rauchens führen jugendliche Raucher Neugierde und Verhaltensregeln der Peer-Gruppe an. Des weiteren berichten sie von höherem Alkohol- und Marihuanakonsum und führen Probleme bei Stress- und Angstbewältigung, Langeweile und das Rauchverhalten der Eltern als Gründe für die Aufrechterhaltung des Rauchens an (TUAKLI et al. 1990).

Bei der Untersuchung, welche Faktoren Jugendliche bewegen, das Rauchen aufzugeben, zeigte sich, dass psychosoziale Faktoren eine entscheidende Rolle spielen. Jüngere Jugendliche wurden vor allem durch die Eltern bewegt, den Tabakkonsum aufzugeben. Hauptsächlich die Einflüsse von Peer-Gruppen bewog die etwas älteren Jugendlichen, das Rauchen einzustellen. Diese psychosozialen Faktoren können somit als gute Prädiktoren für eine Nikotinentwöhnung bei Jugendlichen herangezogen werden. Mit dem Aufhören des Zigarettenkonsums änderte sich auch die soziale Umgebung der Jugendlichen insofern, als sich diese eine Umgebung suchten, die eine Raucherentwöhnung verstärkt. So entwickelten die Jugendlichen z.B. weniger Freundschaften zu Rauchern (CHASSIN et al. 1984).

Eine Untersuchung von über 800 ehemaligen Rauchern und 2600 Rauchern verglich die psychosoziale Umgebung dieser beiden Gruppen. Ehemalige Raucherinnen und ehemalige junge männliche Raucher waren besser ausgebildet als Raucher und zeigten auch einen geringeren Neurotizismus-Score als Raucher. Die jüngeren Exraucher schliefen durchschnittlich länger, waren weniger häufig arbeitslos und tranken auch weniger Alkohol und Kaffee als die untersuchten Raucher. Männern in den mittleren Jahren, die mit dem Rauchen aufgehört hatten, schliefen länger, waren öfter verheiratet und waren mit ihrem Leben insgesamt zufriedener als die männlichen Noch-Raucher. Die Autoren schließen daraus, wonach der Einfluß von psychosozialen Faktoren auf chronische Erkrankungen zumindest teilweise über unterschiedliches Rauchverhalten erklärt werden kann (KAPRIO und KOSKENVUO 1988).

In einer Studie über 872 schwangere Frauen und deren Rauchverhalten während der Schwangerschaft zeigte sich, dass über 63 % nach Eintritt der Schwangerschaft weiterrauchten. Die schwangeren Raucherinnen waren im Vergleich zu den Frauen, die nach Eintritt der Schwangerschaft mit dem Rauchen aufhörten, jünger und hatten einen niedrigeren Bildungsstand. Die größten Risiken, trotz Schwangerschaft weiterzurauchen, fand man bei ledigen Frauen, bei ungewollten Schwangerschaften und bei Frauen mit einer geringen sozialen Betätigung. Als weitere Risikofaktoren, nach Eintritt einer Schwangerschaft weiterhin Tabak zu konsumieren, fanden sich eine geringe Unterstützung vom Umfeld und vom Vater des Kindes und Belastungen in der Arbeit. Diese Ergebnisse sprechen für eine Stresshypothese, wonach Tabakkonsum eine Möglichkeit zur Stressbewältigung darstellt, und Frauen mit geringen psychosozialen Ressourcen es besonders schwer haben, das Rauchen einzustellen (DEJIN-KARLSSON et al. 1996).

Herzinfarktpatienten mit unverändertem Zigarettenkonsum nehmen ein enormes Gesundheitsrisiko auf sich. In einer Studie wurden 532 Zigaretten konsumierende Herzinfarktpatienten in Bezug auf ihr zukünftiges Rauchverhalten und dessen Auswirkung auf die Mortalitätsrate untersucht. Insgesamt stellten innerhalb eines Monats 74 % der Patienten das Rauchen ein. Diejenigen, die den Tabakkonsum einstellten, zeigten eine signifikant niedrigere Sterblichkeitsrate als jene Infarktpatienten, die weiterrauchten. Bei der Analyse von psychosozialen Unterschieden der beiden Gruppen zeigte sich, dass das Einstellen des Rauchens mit verheiratet sein, geringem Stress vor dem Infarkt und einer höheren sozialen Schicht verbunden ist. Diese psychosozialen Unterschiede in beiden Gruppen sind zwar nur gering, spielen aber in Bezug auf die Bereitschaft einer Nikotinentwöhnung und die damit verbundene Mortalitätsrate eine enorm wichtige Rolle (GREENWOOD et al. 1995).

Wie aus diesen Studien hervorgeht, spielen psychosoziale Faktoren bei der Entstehung und Aufrechterhaltung von Zigarettenkonsum bzw. Nikotinabhängigkeit eine entscheidende Rolle. Personen, vor allem Jugendliche, die unter widrigen psychosozialen Bedingungen leben, sind um ein Vielfaches gefährdeter, in eine Nikotinabhängigkeit zu geraten.

Nikotinabhängigkeit und Bronchuskarzinom

Lungenkrebs stellt das beste Modell dar, um einen Zusammenhang zwischen der Nikotinabhängigkeit und der Schadstoffbelastung (Teerexposition) eines Rauchers zu demonstrieren (KUNZE et al. 1996).

Das Lungenkrebsrisiko hängt stark mit der Teerexposition zusammen. Diese kann mittels einer einfachen mathematischen Formel berechnet werden. Man erhält den sogenannten Teerexpositionswert (TEW), der die Summe der Schadstoffbelastungen im Laufe eines Raucherlebens darstellt.

In einer Studie mit Lungenkrebspatienten wurde bereits im Jahre 1980 die Dosis-Wirkungsbeziehung zwischen Teerexposition und Lungenkrebsrisiko nachgewiesen (KUNZE und VUTUC 1980).

Eine Feldstudie mit Lungenkrebs-Patienten an 3 verschiedenen Zentren – Wien, Linz und Nürnberg – sollte einen Zusammenhang zwischen Nikotinabhängigkeit, Schadstoffbelastung und Lungenkrebsrisiko aufzeigen. 58 Patienten mit Lungenkrebs (48 Männer, 10 Frauen, durchschnittliches Alter: 62,5 Jahre) wurden in mündlichen Interviews zu ihrem Rauchverhalten (Zigarettenmarke, Anzahl der Zigaretten, Dauer des Rauchkonsums, FTND) befragt. Die FTND-Verteilung zeigt 25 Patienten mit geringer Nikotinabhängigkeit (FTND 0–4), und 32 Patienten mit deutlicher Nikotinabhängigkeit (FTND 5–10). Zudem findet sich ein signifikanter Zusammenhang zwischen hohen FTND-Werten und hohen Teerexpositionswerten. Der mittlere FTND-Wert in der österreichischen Bevölkerung wurde in einer großen Studie zum Thema Rauchen ermittelt (KUNZE et al. 1994) und liegt bei 3,59. Der mittlere FTND-Wert bei den Lungenkrebs-Patienten liegt bei 5,1, was eine deutlich höhere Nikotinabhängigkeit dieser Patienten aufzeigt.

Die Ergebnisse untermauern die Hypothese, dass stark abhängige Raucher einer höheren Teerexposition und somit auch einem hohen Lungenkrebsrisiko ausgesetzt sind. Demnach haben wenig abhängige Raucher in der Regel eine geringe Teerexposition und damit auch ein geringes Lungenkrebsrisiko.

Schlafraubendes Rauchverlangen – Nocturnal Sleep Disturbing Nicotine Craving (NSDNC)

In den vielen Jahren der Betreuung entwöhnungswilliger Raucher wurde immer wieder ein Phänomen beobachtet, das selten vorkommt und auch wissenschaftlich noch nicht beschrieben worden war:

Manche Raucher werden von ihrem Verlangen nach einer Zigarette geweckt, müssen ein bis zwei Zigaretten rauchen, um weiterschlafen zu können. Dies kommt nicht in jeder Nacht vor, aber einige Male pro Monat oder öfter. Die bisherige Forschung hat gezeigt, dass es sich durchwegs um sehr abhängige Tabakkonsumenten handelt, die natürlich in ihrer Lebensqualität stark eingeschränkt sind (KUNZE 1996, SCHMEISER-RIEDER et al. 1996).

In einer Pilotstudie wurden 69 regelmäßige Raucher mit einem täglichen Tabakkonsum von 20 oder mehr Zigaretten im Rahmen von Face-to-Face Interviews befragt. Bei 14 von ihnen konnte ein NSDNC angenommen werden. Es sind dies 13 Männer, 1 Frau mit einem mittleren Alter von 38 Jahren und einer durchschnittlichen Raucherfahrung von 19,3 Jahren. Im Mittel rauchten diese Probanden 40,7 Zigaretten pro Tag und erreichten beim Fagerström-Test von 10 möglichen Punkten im Schnitt 7,7 Punkte. Der Durchschnittswert liegt beim österreichischen Raucher mit 3,6 Punkten doch deutlich niedriger. Auffallend ist jedoch, dass sich 10 Raucher als dissonant einschätzen und 9 Probanden bereits mehrmals ernsthaft versucht hatten, das Rauchen einzustellen. Weitere Charakteristika sind Tabelle 8 zu entnehmen.

Fallbeispiel

Ein typisches Beispiel eines Patienten mit NSDNC liefert jener 44-jährige Taxifahrer, der auf eine 26-jährige Raucherfahrung zurückblickt und täglich 40 bis 60 Zigaretten mit hohem Nikotin- und Teergehalt raucht. Beim Fagerström-Test erreicht er mit 10 Punkten den höchst möglichen Nikotinabhängigkeitswert und sein Teerexpositionswert weist mit

Tabelle 8. Charakteristika des NSDNC, n = 14

NSDNC seit (im Durchschnitt)	3,8 Jahre
Häufigkeit des Auftretens	jede Nacht: 4
	mehrmals wöchentlich: 5
	mehrmals monatlich: 5
durchschnittliche Schlafdauer vor dem Erwachen	3,3 Stunden
Rauchverhalten bei Erwachen	ja: 13
	nein: 1
Anzahl der Zigaretten	> 1
Probleme einzuschlafen nach dem Rauchen	ja: 2
	nein: 11
Selbsteinschätzung hinsichtlich NSDNC:	
Bestehen generell Schlafstörungen	ja: 11
	nein: 3
Stehen die Schlafstörungen mit Nikotin	ja: 1
im Zusammenhang	nein: 12
	k.A.: 1
Beeinträchtigt NSDNC ihr Leben	ja: 6
	nein: 8
Machen sie etwas Anderes, außer Nikotin	ja: 11
für die Schlafstörungen verantwortlich	k.A.: 3

einem Score von 2760 auf ein gegenüber Nichtrauchern sechsfach erhöhtes Lungenkrebsrisiko hin. Er ist ein konsonanter Raucher, der noch nie probiert hat, den Tabakkonsum einzustellen, wenngleich er an einigen körperlichen Symptomen leidet, die mit hoher Wahrscheinlichkeit im Zusammenhang mit dem Rauchen stehen.

Er berichtet, etwa um 23 Uhr zu Bett zu gehen und zwischen zwei und vier Uhr morgens wach zu werden. Er verspürt dann ein starkes Verlangen nach einer Zigarette und nachdem er ein oder zwei Stück geraucht hat, gelingt es ihm, wieder einzuschlafen. Dies passiert zwar nicht täglich, jedoch ein- bis zweimal wöchentlich.

Wenngleich das Phänomen NSDNC noch weiterer Überprüfung bedarf, ist anzunehmen, dass hier eine sehr ausgeprägte Nikotinabhängigkeit vorliegt. Dieser Aspekt ist bei einer Rauchertherapie besonders zu berücksichtigen und neben der Nikotinersatztherapie eventuell zusätzlich medikamentös zu behandeln.

Nikotinabhängigkeit und Kohlenhydratsucht

Nikotinabhängigkeit und Kohlenhydratsucht sind Risikofaktoren der Gesundheit, die auch in Verbindung miteinander auftreten können.

Unter Kohlenhydratsucht wird ein starkes Verlangen nach Kohlenhydraten (craving for carbohydrates) verstanden. Dabei wird den Kohlenhydraten eine beruhigende, belebende und revitalisierende Wirkung auf die Stimmung zugeschrieben (WURTMAN 1984).

Dazu wurde in Österreich eine repräsentative Umfrage durchgeführt, wobei das Rauchverhalten und die Eßgewohnheiten der Bevölkerung untersucht wurden (SCHOBERBERGER et al. 1996). Der Raucheranteil liegt in Österreich bei 33% (41% Männer und 26% Frauen). Nach dem Fagerström Test for Nicotine Dependence (FTND) werden davon 36% als mittel bis stark abhängig, 32% als leicht und weitere 32% als nicht abhängig klassifiziert.

Unter den österreichischen Rauchern haben 61% ein normales Körpergewicht, d.h. der Body-Mass-Index (BMI) liegt unter 25. Der BMI wird nach der Formel Körpergewicht in Kilogramm dividiert durch Körpergröße in Meter zum Quadrat ermittelt. Bei 29% der Raucher liegt der BMI zwischen 25 und 30, was ein mäßiges Übergewicht bedeutet, und 6% sind stark übergewichtig (BMI zwischen 30 und 40). Unter den männlichen Rauchern finden sich mehr Übergewichtige als bei den männlichen Nichtrauchern. Das Ernährungsbewußtsein ist bei österreichischen Rauchern signifikant niedriger als bei Nichtrauchern. Nur 23% der Raucher interessieren sich für gesunde Ernährung. In der Nichtraucherpopulation zeigen 39% Interesse für bewusste Ernährung (Abb. 5). Die positive Einstellung zur gesunden Ernährung ist in der Gruppe der starken Raucher signifikant schwächer ausgeprägt als bei den leicht und mittelstark nikotinabhängigen Rauchern. Das Verlangen nach Kohlenhydraten ist bei Rauchern stärker ausgeprägt als bei Nichtrauchern.

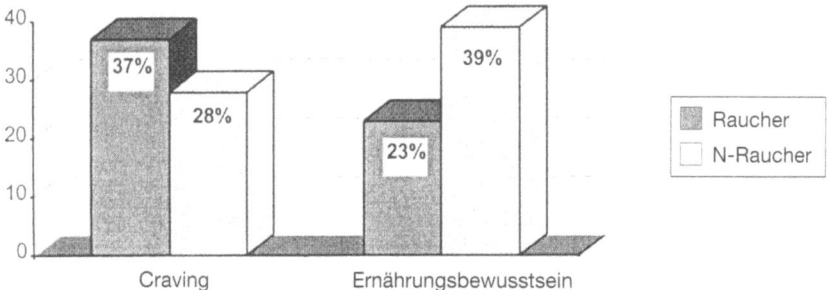

Abb. 5. „Craving" nach Kohlenhydraten und Ernährungsbewusstsein von Rauchern und Nichtrauchern in %

Bei 37% der Raucher ist ein „Craving" nach Kohlenhydraten feststellbar, wohingegen nur 28% der Nichtraucher davon berichten (Abb.5). Mittel und stark nikotinabhängige Raucher haben dieses Verlangen nach Kohlenhydraten in Ärgersituationen stärker ausgeprägt als wenig oder nicht abhängige Raucher und fühlen sich nach dem Verzehr von Kohlenhydraten auch entspannter und leistungsfähiger (SCHOBERBERGER et al. 1996).

Auswirkung auf die Rauchertherapie

Bei präventiven Maßnahmen, speziell bei Rauchertherapien sollte darauf geachtet werden, dass mehrere gesundheitliche Risikofaktoren zusammenkommen können.

In der Rauchertherapie sollte vermehrt auf eine eventuell vorhandene Kohlenhydratabhängigkeit geachtet werden. Vor dem Beginn einer Rauchertherapie sollte das Eßverhalten der Patienten analysiert werden. In diesem Zusammenhang sind auch auf Ursachen für eventuell vorhandene Depressionen zu achten. Bei Rauchern, insbesonders bei nikotinabhängigen (und auch bei Exrauchern), ist das Risiko übergewichtig zu sein, höher als bei Nichtrauchern.

Daher ist während einer␣␣Rauchertherapie die Kontrolle der Eßgewohnheiten notwendig. Dem Patient muss gezeigt werden, dass es zum Kohlenhydratverzehr alternative Verhaltensmuster zur Hebung der Stimmung gibt (SCHOBERBERGER et al. 1996).

Nikotinentzug und Unfallraten

Ein plötzlicher Nikotinentzug wirkt sich auf die Laune und auf die kognitive Leistungsfähigkeit des Rauchers aus.

Der Frage, ob Nikotinentzug Auswirkungen auf Arbeitsunfälle hat, wurde in einer englischen Studie nachgegangen. In England ist der zweite Mittwoch im März traditionell ein tabakfreier Tag und wird No Smoking Day (NSD) genannt, an welchem ca. 2 Millionen britische Raucher abstinent bleiben.

Die Autoren gingen von der Hypothese aus, dass sich der Nikotinentzug von Rauchern an diesem rauchfreien Mittwoch negativ auf die psychomotorische Arbeitsleistung auswirkt und sich in einem Anstieg von Arbeitsunfällen widerspiegelt. So wurden über zehn Jahre hindurch (von 1987 bis 1996) die Statistiken der Arbeitsunfälle am No Smoking Day auf Basis von Versicherungsdaten gesammelt. Als Vergleichsmaße zum rauchfreien Mittwoch dienten die Arbeitsunfallstatistiken eine Woche vor und eine Woche nach dem No Smoking Day.

Eine statistische Analyse der Daten ergab eine signifikant höhere Anzahl von Arbeitsunfällen am NSD, sowohl am Mittwoch vor, als auch am Mittwoch nach dem No Smoking Day. Aufgrund von Analysen der restlichen Tage innerhalb der drei untersuchten Wochen müssen die Autoren ihr Ergebnis relativieren, da die Unfallsraten an anderen Tagen ebenfalls signifikant variieren und diese Unterschiede auf andere Faktoren zurückzuführen sind (WATERS et al. 1998).

DIAGNOSTIK

Wiener Standard Raucher-Inventar

Im Folgenden werden die einzelnen Teile des „Wiener Standard Raucher-Inventars" (WSR) dargestellt und erläutert (SCHOBERBERGER et al. 1998). Der jeweils theoretische Hintergrund wird beschrieben und die Auswirkungen der möglichen Ergebnisse auf die Praxis erörtert.

Für jeden Raucherklienten ist ein WSR anzulegen. Beim Erstkontakt werden die wichtigsten Fragen anamnestisch erhoben. Bei Folgekontakten soll der WSR nicht nur hinsichtlich der Entwicklung der therapeutischen Intervention, sondern auch bezüglich noch sich ergebender diagnostischer Aspekte ergänzt werden. Es wird empfohlen, den Umgang mit dem Diagnoseinstrument WSR vorerst im Rahmen einer Lernphase zu üben, um dann beim konkreten Einsatz beim Klienten auch so flexibel sein zu können, die jeweiligen Fragen nicht in der vorgesehenen Reihenfolge abhandeln zu müssen. Viel besser wird es sein, die Anamnese nach den Gesprächsinhalten des Klienten abzustimmen, wobei jedoch allmählich jeder einzelne Fragenkomplex bearbeitet werden sollte. Die jeweiligen Antworten des Klienten sollen am WSR durch Ankreuzen oder Ausfüllen festgehalten werden, wobei dort, wo es wichtig und sinnvoll ist, auch ein entsprechender Datumsvermerk gemacht werden sollte (siehe auch Anhang).

Lebensdaten

Tabelle 9. Lebensdaten (L-Daten)

Zuname	Vorname	Beruf
Anschrift	Telefon, Fax E-mail	Geb.Datum Alter
männlich weiblich Anzahl der Kinder:	ledig verheiratet in Partnerschaft	verwitwet geschieden

Nach CATTELL (1973) werden jene Daten, die objektive Tatbestände und Vorgänge darstellen, den Lebens-Daten (L-Daten, life records) zugeordnet. Beim Raucherklienten wird man sich vorerst auf jene allgemeinen Angaben konzentrieren, die für eine Karteiführung notwendig sind. Neben Namen, Adresse, Telefon-, Fax- oder E-mail-Nummer und Geschlecht, ist es sinnvoll, auch den Familienstand, die Anzahl der noch im gleichen Haushalt lebenden Kinder, den derzeitigen Beruf und das Alter bzw. Geburtsdatum festzuhalten (Tabelle 9). Angaben über Namen und Wohnsitz sind nicht nur für die Identifizierung des Klienten bei Wiederbesuch bedeutsam, sondern können auch für Verständigungen etwaiger Nachuntersuchungen von entscheidender Wichtigkeit sein. So wird ja der Langzeiterfolg bei der Rauchertherapie nach einer international üblichen Übereinkunft erst bei einer aufrechterhaltenen Tabakabstinenz mindestens ein Jahr nach Beginn der Intervention anerkannt (KUNZE und WOOD 1984). Um also diesen Langzeiterfolg beurteilen zu können, wird es in vielen Fällen notwendig sein, den Klienten nach einem Jahr zu kontaktieren, um seinen „Raucherstatus" feststellen zu können.

Der Familienstand und die noch im Haushalt lebenden Kinder, eventuell auch die Berufssituation, können im Zusammenhang mit sozialen Einflüssen interessant sein. Lebt ein Klient in Partnerschaft und hat er Kinder, wird man sich auch um das Rauchverhalten der Angehörigen bzw. deren Einstellungen zum Tabakkonsum erkundigen müssen. Ähnliches gilt auch für Kollegen am Arbeitsplatz. Manchmal wird das Rauchen durch eine besondere berufliche Belastung – was im weitesten Sinne auch Arbeitslosigkeit bedeuten könnte – geradezu gefördert. Ergeben sich bereits hier derartige Hinweise, wird man später bei der Frage nach Stress und Stressbewältigung wieder zurückkommen.

Basisrate

Tabelle 10. Basisrate

Ausgangssituation								
Datum	Zigaretten/ Tag	Zigaretten marke	rm./ urm.	FTND	CO/ Zeit	TEW	NPAS	Größe/ Gew.
Therapie								

Dieser Abschnitt des WSR soll mit einem Blick eine gute Übersicht über die Ausgangssituation des Klienten liefern. Es ist dies eine wichtige Orientierungshilfe bei Verlaufskontrollen und Nachuntersuchungen. Alle wichtigen Fakten werden hier mit entsprechenden Kurzangaben festgehalten (Tabelle 10).

Datum

Es liefert Kenntnis über jenen Zeitpunkt, wann mit einer Intervention im Sinne der Raucherentwöhnung begonnen wurde.

Zig./Tag (Zigaretten pro Tag)

In dieser Rubrik wird die Anzahl der durchschnittlich täglich gerauchten Zigaretten vor dem Beginn der Entwöhnung notiert. Gibt ein Klient an, sich in den letzten Tagen aufgrund des bevorstehenden Beratungstermins im Rauchkonsum bereits eingeschränkt zu haben, wird man auf die Stückzahl zurückgreifen, die vor dieser Maßnahme üblich war. Bei manchen Rauchern besteht ein sehr unterschiedliches Rauchverhalten an Arbeitstagen im Vergleich zu arbeitsfreien Tagen. Gegebenenfalls wird man diese Inkongruenz vermerken.

Zig.marke (Zigarettenmarke)

Welche Zigarettenmarke unmittelbar vor dem Entwöhnungsversuch geraucht wurde, kann einerseits einen Hinweis auf die Nikotinabhängigkeit liefern (bei „starken" Zigaretten), andererseits wird es aber vor allem interessant sein, ob der Klient – soferne er nicht sehr bald zu einer Abstinenz kommt – im Therapie-Verlauf die Marken wechselt, um sich so von seiner „Lieblingssorte" zu entwöhnen.

rm./urm. (Tabakkonsum in regelmäßigen Intervallen oder zu bestimmten Zeitpunkten)

„Spiegelraucher", Tabakkonsumenten, die über den Tag verteilt in etwa gleichen Zeitabständen zur Zigarette greifen, d.h. „regelmäßig rauchen", werden von den „Spitzenrauchern" unterschieden, Personen, die oft über mehrere Stunden abstinent sind, dann bei bestimmten Anlässen aber konzentriert bis exzessiv – d.h. „unregelmäßig" – rauchen. Nach einer Erhebung unter Teilnehmern einer österreichweiten Medienkampagne zur Raucherentwöhnung zählen sich 52,6% der männlichen Raucher zu den „Spiegelrauchern" und 58,3% zu den „Spitzenrauchern". Somit haben sich 11,1% beiden „Rauchertypen" zugeordnet, da sie offenbar situationsabhängig unterschiedlich reagieren. Bei den weiblichen Tabakkonsumenten finden sich mit 64,6% signifikant mehr „Spitzenraucherinnen" als bei den Männern (p = 0,01829). 45,0% bezeichnen sich als regelmäßige Raucherinnen, womit sich also 9,6 % beiden Klassifikationen zuordnen (SCHOBERBERGER et al. 1997).

In Kombination mit anderen Daten aus dem WSR können diese Ergebnisse Rückschlüsse auf den Grad der Nikotinabhängigkeit, auf bestimmte Konditionierungsmuster oder auf Ersatzhandlungen bzw. Bewältigungsstrategien hinweisen. Schließlich wird bei einer etwaigen Nikotinersatztherapie z.B. bei „unregelmäßigen bzw. Spitzen-Rauchern" Bedacht genommen werden müssen, dass die Nikotinanflutung zu bestimmten Zeiten auch relativ rasch möglich sein sollte. Mit dem Nikotinpflaster wird dies kaum gelingen, mit einem Nikotinnasenspray oder 4 mg Nikotinkaugummi viel eher.

FTND (Fagerström Test for Nicotine Dependence)

Dieser aus dem FTQ (Fagerström Tolerance Questionnaire) hervorgegangene Paper-Pencil-Test gibt rasch und mit guter Wahrscheinlichkeit an, in welchem Grad eine Nikotinabhängigkeit anzunehmen ist (FAGERSTRÖM und SCHNEIDER 1989, HEATHERTON et al. 1991). Der FTND ist dem WSR als Beiblatt hinzugefügt und kann wahlweise dem Klienten selbst zum Ausfüllen überlassen oder auch in Interviewform erhoben werden (siehe Anhang). Die sechs Fragen lassen sich entsprechend den vorgegebenen Antwortkategorien schnell beurteilen. Ein leicht zu errechnender Score von 0 bis 10 gibt einen wichtigen Hinweis auf den Grad der Nikotinabhängigkeit. Nach eigenen Erfahrungen hat es sich bewährt,

Tabakkonsumenten hinsichtlich ihres Abhängigkeitsniveaus in drei Gruppen einzuteilen (SCHOBERBERGER et al. 1995):

- Score 0–2: sehr geringe (keine) Nikotinabhängigkeit
- Score 3–4: geringe Nikotinabhängigkeit
- Score 5–10: mittlere bis hohe Abhängigkeit

Je höher die Einstufung der Nikotinabhängigkeit ausfällt, desto höher wird auch die Dosierung der Nikotinersatztherapie zu empfehlen sein.

CO/Zeit (Kohlenmonoxidgehalt in der Ausatemluft zu einer bestimmten Tageszeit)

Mit der Überprüfung des Kohlenmonoxidgehalts in der Ausatemluft lassen sich subjektiv erhobene Daten von Raucherklienten objektivieren. Die Messung wird beispielsweise mit einem Smokerlyzer (Bedfont EC50-MICRO Carbon Monoxide Monitor) vorgenommen, der ein Konzentrationsvolumen von 0–500 ppM CO (0–83,3 % COHb) zulässt. Nach Angaben von Bedfont Instruments Ltd. erreichen Nichtraucher Werte von 0–10 ppM, „Leichtraucher" Werte von 11–20 ppM, und „Starkraucher" Werte von 21–100 ppM (GROMAN et al. 1997). Die angezeigten ppM lassen sich durch Knopfdruck in COHb-% transformieren, womit dem Raucher sehr gut vor Augen geführt werden kann, inwiefern er durch die Aufnahme von Kohlenmonoxid den Sauerstofftransport im Blut blockiert und dadurch Organe unterversorgt.

Die erhobenen CO-Werte sollen aber auch mit dem Ergebnis beim FTND in Beziehung gebracht werden. Ist der FTND hoch, der CO-Wert jedoch niedrig oder umgekehrt (FTND nieder, CO-Wert hoch), liegt ein abklärungsbedürftiges inkongruentes Ergebnis vor. Allerdings ist in diesem Zusammenhang zu bedenken, dass CO-Werte großen Tagesschwankungen unterliegen können. Dies ist auch der Grund, warum der Zeitpunkt der Messung festzuhalten wäre. Raucher haben in der Regel gegen Tagesende höhere Werte als zu Tagesbeginn. Der CO-Gehalt verflüchtigt relativ rasch und kann nach etwa 17 Stunden Tabakabstinenz Nichtraucher-Werte erreichen.

TEW (Teer-Expositions-Wert)

Dieser erstmals 1980 publizierte Teer-Expositions-Wert (KUNZE und VUTUC 1980), dient zur Risikoabschätzung hinsichtlich Entstehung von Lungenkrebs und basiert auf epidemiologischen Daten. Da dieser Wert etwas aufwendiger zu erfassen ist, wurde dafür auf Seite 3 des WSR eine eigene Rubrik zur Erleichterung der Berechnung geschaffen. Der TEW kann fakultativ erhoben werden und wird die Motivation vor allem langjähriger Raucher wesentlich unterstützen. Genauere Instruktion zur Berechnung erfolgt in dem dafür vorgesehenen Abschnitt.

NPAS (Nicotine Pre Abstinence Syndrom)

Die Einstellung des Tabakkonsumenten bezüglich seines Rauchverhaltens ist ein weiteres wichtiges Diagnosekriterium (KUNZE 1997). Neben den konsonanten (k) Rauchern, die mit ihrem Rauchverhalten zufrieden sind und im Moment nicht daran denken, innerhalb der nächsten fünf Jahre etwas verändern zu wollen, gibt es die Gruppe der dissonanten (d) oder unzufriedenen Raucher. Nach einer repräsentativen österreichischen Erhebung sind 47 % der Tabakkonsumenten konsonant und 53 % dissonant (SCHMEISER-RIEDER et al. 1997). Die dissonanten Raucher unterteilen sich in die Gruppe jener, die ihren Tabakkonsum lediglich reduzieren wollen (dr = dissonant-reduzieren) oder auf eine andere Zigarettenmarke zu wechseln gedenken (dm = dissonant-Markenwechsel) oder auch ihr Rauchverhalten einstellen wollen (ds = dissonant-stop). Unter der Gruppe der „dr-Tabakkonsumenten" mag es in Zukunft immer häufiger auch solche geben, die zwar ihre Schadstoffbelastung reduzieren wollen, aber nicht gänzlich auf das Nikotin zu verzichten beabsichtigen. Es sind dies Personen, die zumindest vorerst vorhaben, statt zu rauchen auf eine Dauer-Nikotinersatztherapie umzusteigen. In diesem Fall ist der Vermerk im WSR entsprechend zu ergänzen (dr/nrt = dissonant-reduzieren/nicotine replacement therapy).

Das NPAS hat natürlich entscheidenden Einfluss auf die Rauchertherapie und gibt Hinweise, inwieweit die Motivationsarbeit noch zu verstärken ist oder ob aufgrund einer bereits bestehenden optimalen Bereitschaft die therapeutische Intervention sofort eingeleitet werden kann.

Größe/Gew. (Körpergröße/Körpergewicht)

Das relative Körpergewicht, etwa bestimmt durch den Body-Mass-Index (Körpergewicht in Kilogramm dividiert durch Körpergröße in Meter zum Quadrat), kann bei der Rauchertherapie entscheidende Bedeutung erhalten. Zwar nimmt die Mehrheit der Ex-Raucher an Gewicht zu, aber im Durchschnitt steigt das Gewicht nicht sehr an, und selten resultiert daraus ein Risiko für die Gesundheit (U.S. DEPARTMENT OF HEALTH AND HUMAN SERVICE 1986). Liegt allerdings Übergewicht vor oder wird im Laufe der Rauchertherapie der Übergewichtsbereich erreicht, wäre auch dieser Lebensstilfaktor zu kontrollieren. Als Normalgewicht wird ein BMI-Richtwert bis 25 angesehen, Werte von 25 bis 30 gelten als mäßiges Übergewicht, ein Wert zwischen 30 und 40 wird als starkes Übergewicht definiert und bei einem Score von 40 und mehr wird von sehr starkem Übergewicht gesprochen (BUCHER und GUTZWILLER 1993). Es gibt aber auch Klienten, die bereits bei geringer Gewichtszunahme Motivation zur Weiterführung einer Raucherentwöhnung verlieren. Andere sind aufgrund ihrer Erfolge unter Umständen so angespornt, dass sie nunmehr ein bestehendes Übergewicht auch abbauen möchten. In beiden Fällen wäre es sinnvoll, mit einem Programm zur Verhaltensmodifikation das Körpergewicht zu kontrollieren bzw. – nach Erreichen des bei der Rauchertherapie angepeilten Ziels – zu reduzieren. Die Kombination der Rauchertherapie mit dem Programm „Schlank ohne Diät" (SCHOBERBERGER et al. 1995) hat sich in diesem Zusammenhang bewährt.

Therapie

Unter der Rubrik „Therapie" werden nunmehr jene Strategien im Sinne der Raucherentwöhnung eingetragen, die für die Intervention vorgesehen sind. Dabei kann es sich um Maßnahmen im Sinne der psychologischen Hilfestellungen sowie auch um medikamentösen Einsatz – vor allem in Bezug auf Nikotinersatztherapie – handeln. Über die therapeutischen Interventionsverfahren wurde an anderer Stelle ausführlich berichtet (siehe z.B.: SCHMEISER-RIEDER et al. 1997, SCHOBERBERGER et al. 1995, 1993a, b, c, d) und im Kapitel „Therapie" erfolgt eine detaillierte Beschreibung. Kurz zusammengefasste Empfehlungen hinsichtlich der Nikotinersatztherapie finden sich im folgenden Abschnitt zum Thema „Kontrolluntersuchungen".

Kontrolluntersuchungen

Im Rahmen der ambulanten Rauchertherapie wären innerhalb der ersten sechs Wochen mindestens einmal wöchentlich Kontrolluntersuchungen vorzusehen. Mit etwas größeren Intervallen sollte dann die therapeutische Intervention bis drei Monate nach Therapiebeginn fortgesetzt werden. Erste Erfahrungen liegen aber auch im Zusammenhang mit Rauchertherapie im Rahmen einer stationären Betreuung, etwa in Form eines Kuraufenthaltes, vor. In diesem Fall wird es sinnvoll sein, tägliche – bzw. mehrmals wöchentliche – Kontakte mit dem Klienten zu ermöglichen. Bei jedem Klientenkontakt werden unter der Rubrik „Verlaufskontrolle" entsprechende Eintragungen vorgenommen (Tabelle 11).

Tabelle 11. Kontrolluntersuchungen

Verlaufskontrolle										
Datum	Zigaretten/ Tag/ Marke	rm./ urm.	NRT-G	NRT-P	NRT-NS	NRT-I	FTND	CO/ Zeit	NPAS	Gewicht

Datum/Zig./Tag/Marke (Stück Zigaretten[-marke] pro Tag)/rm./urm. (regelmäßiges/unregelmäßiges Rauchverhalten)

Neben dem Datum soll auch vermerkt werden, ob der Klient noch raucht und wenn ja, wieviele Zigaretten welcher Sorte pro Tag. Sollte sich im Rauchverhalten „regelmäßiges – unregelmäßiges Rauchen" etwas verändert haben, wird das mit einer kurzen Notiz festgehalten. Im Rahmen der Verlaufskontrolle können Veränderungen in diesen Bereichen wichtige Indizien für die Motivation zur Raucherentwöhnung darstellen. Ein vorläufig noch rauchender Klient, der sich nicht einmal ansatzweise bemüht, sein Rauchverhalten zu modifizieren, wird wahrscheinlich einer noch fortgesetzten intensiveren Motivationsarbeit bedürfen als ein Raucher, der bereits solche kleinen Erfolge in Richtung eines veränderten Tabakkonsums zuwege gebracht hat.

NRT-G [Nicotine Replacement Therapy-Gum]
(Nikotinersatztherapie-Kaugummi)

Mit dem Kaugummi wird das Nikotin über die Mundschleimhaut aufgenommen. Wenn das Rauchverlangen groß ist, sollte mit dem Kauen des Nikotinkaugummis begonnen werden, wobei die Instruktionen des Apothekers und der Packungsbeilage für das richtige Kauen genau zu befolgen sind. Der Nikotinkaugummi ist in 2 Dosierungen erhältlich: 4 mg für den Beginn einer Rauchertherapie vor allem bei höhergradiger Nikotinabhängigkeit und anschließend der 2 mg Kaugummi bis zum Ende der Entwöhnungsphase.

Viele Studien zum Thema Nikotinkaugummi haben eine doppelt so große Erfolgsrate im Vergleich zum Placebo gezeigt (FAGERSTRÖM 1988, HUGHES 1993).

Indikationen: Zum selbständigen Dosieren besonders geeignet, vor allem in Momenten großen Rauchverlangens („craving") gut einsetzbar. Mit dem 4mg Kaugummi werden Nikotin-Plasma-Konzentrationen erreicht, die denen eines Zigarettenrauchers sehr nahe kommen. Diese Nikotinspiegel werden mit allen anderen NRT-Produkten in der Regel nicht erzielt (TØNNESEN 1997).

NRT-P [Nicotine Replacement Therapy-Patch]
(Nikotinersatztherapie-Pflaster)

Durch das Pflaster gelangt das Nikotin durch die Haut in den Körper und es wird ein konstanter Nikotinspiegel im Blut aufgebaut und aufrechterhalten. Die Pflaster gibt es in verschiedenen Größen und können wahlweise nur tagsüber oder auch zusätzlich in der Nacht getragen werden (16 Stunden und 24 Stunden-Pflaster).

Diese transdermalen Systeme zeigen sehr gute Erfolgsraten nach einem Gebrauch von 6 Wochen (FAGERSTRÖM und SACHS 1995), der Langzeiterfolg ist leider noch nicht gut dokumentiert (BALFOUR und FAGERSTRÖM 1996).

Indikationen: Bei regelmäßigem Rauchverhalten („Spiegelraucher"); auch in Kombination mit anderen NRT-Präparaten.

NRT-NS [Nicotine Replacement Therapy-Nasal- Spray]
(Nikotinersatztherapie-Nasenspray)

Der Nasenspray liefert 0,5 mg Nikotin pro Applikation in jedes Nasenloch. Im Gegensatz zu Kaugummi und Pflaster ist der Nasenspray sehr gut zu gebrauchen, wenn ein dringendes Rauchverlangen besteht, weil die Zeit bis zur Nikotinbereitstellung kürzer ist und ein Maximum an Nikotin in weniger als 10 Minuten das Gehirn erreicht. Damit ist der Spray das am schnellsten wirksame Nikotinersatztherapeutikum.

Studien zeigten, dass vor allem hochabhängige Raucher von dem Spray profitieren (PROCHASKA und DICLEMENTE 1993).

Indikationen: Bei eher unregelmäßigem, situationsabhängigem Rauchverhalten („Spitzenraucher") und hohen FTND-Werten.

NRT-I [Nicotine Replacement Therapy-Inhaler]
(Nikotinersatztherapie-Inhalator)

Das ist die neueste Form der Nikotinersatztherapie. Es hat das Aussehen eines Zigarettenhalters, im Inneren befindet sich eine auswechselbare Nikotineinlage. Wenn der Raucher anzieht und die Luft ansaugt, bekommt er, ähnlich einer Zigarette, eine gewisse, bezogen auf den Tabakkonsum meist etwas geringere Menge Nikotin. Das spezifische Kennzeichen des Inhalators ist die Nachahmung des Rauchaktes. Der Inhalator ist möglicherweise die beste Methode für nicht so stark nikotinabhängige Raucher, die vor allem die mit dem Rauchen verbundenen Handlungen und Bewegungen vermissen.

Indikationen: Zur Verringerung physischer (Nikotinabhängigkeit) und psychischer (Gewohnheit) Entzugssymptome; durch individuelle Verwendung (lediglich Paffen bis zum intensiven Inhalieren) kann sehr unterschiedlich dosiert werden.

In einer placebokontrollierten Studie mit 286 Rauchern konnte gezeigt werden, dass die Anwendung des Nicorette® Inhalators erfolgreicher ist als die Verwendung eines Placebo-Inhalators. Nach sechs Wochen lag der Anteil der abstinenten Teilnehmer in der Versuchsgruppe bei 28 %. In der Gruppe mit dem Placebo-Inhalator (Kontrollgruppe) war die Abstinenzrate mit 12 % signifikant niedriger. Zu Beginn der Studie war die Compliance in beiden Gruppen hoch, nach sechs Wochen allerdings lag sie in der Versuchsgruppe deutlich höher. Nach einem Jahr lag die Erfolgsrate unter den Teilnehmern der Versuchsgruppe bei 15 % dreimal so hoch als in der Kontrollgruppe.

FTND (Fagerström Test for Nicotine Dependence)

Bei Durchführung von Kontrolluntersuchungen wird es nicht sinnvoll sein, jedesmal den FTND vorzugeben. Sehr wohl kann aber im Verlauf (etwa Mitte und Ende der Therapie) eine Überprüfung der Belastung durch die Nikotinabhängigkeit angebracht sein, um die Entzugssymptomatik einschätzen zu können. Dabei wird man in den Formulierungen des FTND nicht nur das tatsächliche Verhalten miteinbeziehen sondern auch das Verlangen nach Nikotin berücksichtigen:
– Wann nach dem Aufstehen besteht Verlangen nach einer Zigarette?
– Ist es noch immer schwierig sich dort aufzuhalten, wo Rauchverbot besteht?
– Ist das Verlangen nach einer „Morgenzigarette" größer als nach anderen Zigaretten im Tagesablauf?
– Wie oft pro Tag tritt Verlangen nach einer Zigarette auf?
– Ist das Verlangen am Morgen allgemein stärker als am Rest des Tages?
– Würde auch bei Bettlägrigkeit dieses Verlangen nach
  Tabakkonsum auftreten?

CO/Zeit (Kohlenmonoxidgehalt in der Ausatemluft zu einer
bestimmten Tageszeit)

Die CO-Messung eignet sich als ideales Evaluationskriterium im Rahmen der Therapie, aber auch zur Verifizierung eines Langzeiterfolges. Bei Ankündigung von CO-Überprüfungen während Einzel- oder auch Gruppenberatungen stellt dies einen zusätzlichen Anreiz dar, abstinent zu bleiben.

NPAS (Nicotine Pre Abstinence Syndrom)

Ähnlich wie beim FTND wird es nicht notwendig sein, den Stand der Einstellung hinsichtlich des Nicotine Pre Abstinence Syndroms bei jedem Klientenkontakt zu überprüfen. Sehr wohl können sich diese Einstellungen aber im Laufe einer Therapie verändern und wenn der Klient diesbezügliche Angaben macht, wäre das entsprechend festzuhalten.

Gew. (Körpergewicht)

Das Körpergewicht sollte mindestens einmal wöchentlich kontrolliert werden. Kommt es während der Raucherentwöhnung zu mehr als zwei bis drei Kilogramm Zunahme, ist anzunehmen, dass auch Veränderungen im Ernährungsverhalten stattgefunden haben. In diesem Fall wäre es sinnvoll, nicht nur die Kontrolle des Körpergewichts gewissenhaft fortzusetzen, sondern auch das Essverhalten zu überwachen und zu analysieren. Dazu eignet sich etwa das Führen eines Ernährungsprotokolls, wie es etwa im Rahmen des „Schlank ohne Diät"-Programms (SCHOBERBERGER et al. 1995) vorgesehen ist.

Bei dieser Art der Buchführung besteht auch die Möglichkeit einer computerunterstützten Variante, wo die Angaben nicht handschriftlich, sondern in Form einer „selbstlernenden" Datenbank festgehalten werden (SCHOBERBERGER und KUNZE 1996).

Bisherige Erfahrungen mit Entwöhnungsversuchen

Tabelle 12. Bisherige Erfahrungen mit Entwöhnungsversuchen

Nikotinersatztherapie(NRT = Nicotine Replacement Therapy)				
Vorerfahrungen				
nie	einmal	öfters	bei bestimmten Gelegenheiten	Kommentar
Entwöhnungsversuche				
nie	einmal	öfters	bei bestimmten Gelegenheiten	Kommentar
Entwöhnungsmethode(n) bisher				
Entwöhnungserfolg bisher				
Versuch 1	Versuch 2	Versuch 3	Versuch 4	Versuch 5	Kommentar

Nikotinersatztherapie (NRT) Vorerfahrungen

Viele Raucher konnten in ihrer „Raucherkarriere" bereits verschiedene Erfahrungen mit Entwöhnungsversuchen sammeln. Für eine neuerliche Anstrengung in Richtung Abstinenz wird es nicht unwesentlich sein, wie diese vorangegangenen Aktivitäten verlaufen sind.

Immer wieder wird von Rauchern berichtet, dass diese bereits die Nikotinersatztherapie versucht hätten. Dass dies dann nicht zur gewünschten Änderung im Rauchverhalten geführt hat, stellt sich bei näherer Befragung oft als „falsche" Anwendung heraus. Entweder wurde das Produkt viel zu kurz eingesetzt oder es wurde von ihm eine „Wunderwirkung" erwartet oder es kam aufgrund technisch falschen Einsatzes (z.B.: zu schnelles Kauen, Pflaster immer auf gleiche Körperstelle etc.) zu unangenehmen Nebenwirkungen, denen man sich nicht weiter aussetzen wollte. Gerade die Erhebung über Vorerfahrungen mit Nikotinpräparaten kann hier einen Ansatz für klärende Gespräche liefern, die dann dazu beitragen, eventuelle Ressentiments aus dem Wege zu räumen.

Entwöhnungsversuche

Um die Entwöhnungsbereitschaft abschätzen zu können, wird man auch bisherige Entwöhnungsversuche besprechen. Vielleicht kommen in diesem Zusammenhang frühere Entwöhnungsmotive zutage, die man zu den aktuellen in Beziehung setzen kann.

Entwöhnungsmethode(n) bisher

Es soll auch erfragt werden, mit welchen Entwöhnungsmethoden bisher Erfahrungen gesammelt wurden, respektive ob überhaupt „Methoden" im engeren Sinn zur Anwendung kamen. Daran ist vielleicht auch der Grad der Intensität ablesbar, mit dem sich ein Raucher früheren Entwöhnungsversuchen gewidmet hat. Waren diese Unternehmungen eher oberflächlicher Natur, kann man den Klienten bereits vorbereiten, dass eine erfolgreiche Verhaltensänderung meist mit einem gewissen Aufwand verbunden ist und Ausdauer erfordert.

Entwöhnungserfolg bisher

Schließlich wird man auch wissen wollen, ob frühere Entwöhnungsversuche erfolgreich waren oder nicht. Methoden, die sich – wenn vielleicht auch nur kurzfristig – als zielführend herausgestellt hatten, könnte man bei dem neuerlichen Versuch wieder zum Einsatz bringen. Waren bestimmte Strategien weniger zielführend, wird man sich um Abklärung bemühen, worauf das zurückzuführen sein könnte und gegebenenfalls diese Methoden nicht mehr empfehlen.

Mögliche Barrieren der Raucherentwöhnung

Tabelle 13. Mögliche Barrieren der Raucherentwöhnung

NSDNC (Nocturnal Sleep Disturbing Nicotine Craving)				
Wachen Sie während der Nacht auf und müssen Sie rauchen um wieder einschlafen zu können?				
nie	selten	mehrmals pro Woche	fast täglich	täglich

NSDNC (Nocturnal Sleep Disturbing Nicotine Craving)

Dieses schlafstörende nächtliche Verlangen nach Nikotin wird bei einer geringeren Anzahl von Rauchern beobachtet (siehe auch Kapitel „*Schlafraubendes Rauchverlangen*" S. 44). Liegt NSDNC vor, wird dieser Umstand vor allem bei der Nikotinersatztherapie besonders zu berücksichtigen sein. Für das nächtliche

Nikotinverlangen wäre dann eventuell eine schnell wirksame Nikotinersatztherapie – wie etwa der Nikotin-Nasen-Spray – vorzusehen. Grundsätzlich wäre aber bei diesem Patienten auch an zugrundeliegende psychische Probleme zu denken, die dann einer spezifischen Betreuung zugeführt werden sollten.

Tabelle 14. Mögliche Barrieren der Raucherentwöhnung

Motivation zur Raucherentwöhnung					
Kohlenhydratabhängigkeit					
Erleben Sie – zumindest ab und zu – Situationen oder Zeiten mit unwiderstehlichem Verlangen nach Nahrungsmitteln – vor allem Süßspeisen?					
nie	manchmal	öfters	täglich einmal	täglich öfter	
Zusatzbelastungen/Stress					
körperl. Schwerarbeit	Zeitdruck	Konfliktsituation	Mehrfachbelastungen	Sonstiges	
Reaktion bei Belastungen/Stress					
essen	rauchen	Sport	Alkohol	Entspannung	Sonstiges

Motivation zur Raucherentwöhnung

Wird ein ernsthafter Entwöhnungsversuch unternommen, wird es ganz wichtig sein, dass der Klient ein „attraktives Ziel" vor Augen hat, das er erzielen möchte. Allgemein formulierte Motivationen, wie etwa „zur Erhaltung der Gesundheit" oder „aus gesundheitlichen Gründen" sind oft nur aus kognitiven Überlegungen heraus entstanden, stellen jedoch auf der Einstellungsebene kein wirklich unmittelbares attraktives Ziel dar. Sind solche ganz konkreten, auch weniger spektakuläre, dafür aber schneller realisierbare Ziele noch nicht entwickelt, wird es eine vordringliche Intervention sein, diese gemeinsam mit dem Klienten zu erarbeiten.

Kohlenhydratabhängigkeit

Personen, die sich selbst als kohlenhydratabhängig bezeichnen, verspüren zwischen den Mahlzeiten ein zwanghaftes Verlangen nach kohlenhydrathaltigen Speisen, welches sie dazu bringt, sich bis zu einem Drittel ihrer täglichen Nahrung in Form von stark zuckerhaltigen Imbissen zuzuführen (WURTMAN 1984). Diese Personen bringen ihr Bedürfnis nach Kohlenhydraten mit einer „besänftigenden, tonisierenden, revitalisierenden" Wirkung auf ihre Stimmung in Zusammenhang. Sollte dafür etwa ein Serotoninmangel (WURTMAN et al. 1985) oder ein Dopamindefizit (NOBLE et al. 1994) verantwortlich sein, wären das Umstände, die auch durch das Rauchen sehr leicht egalisiert werden könnten (siehe auch Kapitel „Nikotinabhängigkeit und Kohlenhydratsucht" S. 46). Raucher, die also immer wieder dieses intensive Verlangen nach Kohlenhydraten erleben, sind – selbst dann wenn sie dem Kohlenhydratverlangen bisher nicht nachgeben, aber vielleicht in dieser Situation mit dem Rauchen einer Zigarette reagieren – in höchstem Ausmaß gefährdet, ihre Raucherentwöhnung nicht durchzuhalten. Dies ist vor allem dann der Fall, wenn Klienten an Gewicht zunehmen und schon aus ästhetischen Gründen den Tabakkonsum einem Übergewicht vorziehen. Im Vorfeld wären hier schon geeignete Alternativverhaltensweisen, wie etwa sportliche Betätigung oder Entspannungsmethoden zu überlegen, um Bewältigungsstrategien für diese Gelegenheiten anzubieten, in denen sich der Klient seine Stimmung aufhellen möchte.

Zusatzbelastungen/Stress

Jede Zusatzbelastung kann eine Barriere für die Raucherentwöhnung sein. Sollte ein Klient außergewöhnlichem Stress ausgesetzt sein, wäre es ungünstig, in dieser Situation zusätzliche gravierende Lebensstiländerungen einzuleiten, es sei denn, sie würden sich positiv auf die Stresssituation auswirken. In der Regel wird man sich bemühen, vorerst die Belastungen in den Griff zu bekommen, geeignete Bewältigungsstrategien aufzubauen und dann erst mit der Rauchertherapie beginnen.

Reaktionen bei Belastungen/Stress

Welche Coping-Strategien stehen dem Klienten zur Verfügung und können diese unter Umständen einer Entwöhnung im Wege stehen? Ein Klient, der zur Stressbewältigung immer wieder den Alkoholkonsum forciert, läuft Gefahr, das meist eng an das Trinken gekoppelte Rauchverhalten ebenfalls nicht in den Griff zu bekommen. Gezielt ist auch dann vorzugehen, wenn es sich um „Stressraucher" handelt, die also bisher gelernt haben, ihre Belastungen durch vermehrten Tabakkonsum abzubauen. Stehen bereits günstigere Bewältigungsmechanismen zur Verfügung – wie etwa Entspannung oder Sport – können diese gerade in der doch „stressbeladenen" Zeit der Entwöhnung intensiv genützt werden.

Risikoabschätzung

Tabelle 15. Risikoabschätzung

Rauchverhalten seit Beginn des Tabakkonsums			
Stück/Tag (a)	Dauer (Jahre) des Konsums/Altersangabe (Beginn – Ende)	Jahre (b)	Zigarettenmarke – Gruppen (c)
1. _____	_____	_____	_____
2. _____	_____	_____	_____
3. _____	_____	_____	_____

(fortgesetzt)

Tabelle 15. (Fortsetzung)

4. _____ _____ _____ _____

5. _____ _____ _____ _____

6. _____ _____ _____ _____

TEV = (_x_x_) + (_x_x_) + (_x_x_) + (_x_x_) + (_x_x_) + (_x_x_)
 (a) (b) (c) (a) (b) (c) (a) (b) (c) (a) (b) (c) (a) (b) (c) (a) (b) (c)

BRCA-Risiko > 500 = 1,6   501–1000 = 2,4   1001–2000 = 4,2   2001–3000 = 5,8
3001–4000 = 6,1   > 4001 = 7,4

Zusätzliche Risikofaktoren

| onkologisch | kardiovaskulär | sonstiges |

Medikamente

| Name | Dosis | seit | Kommentar |

1. _____

2. _____

3. _____

4. _____

5. _____

Teerexpositionswert (TEW)

Dieser Wert dient zur Risikoabschätzung hinsichtlich des Lungenkrebsrisikos und kann vor allem für langjährige Raucher als Motivierungsaspekt dienen. Selbst wenn der TEW etwa aufgrund von Zeitproblemen (vorerst) nicht berechnet wird, sollten hier einige „Eckpfeiler" des Rauchverhaltens aufgezeichnet werden:
– Rauchbeginn mit welchem Alter
– Rauchkonsum in verschiedenen Lebensphasen in Bezug auf
– Stückzahl und Zigarettenmarken

Tabelle 16. Berechnung des TEW

$$TEW = \sum_{i,j=1}^{n}(a_{xi}b_{xj})k_x + \sum_{i,j=1}^{n}(a_{yi}b_{yj})k_y + \sum_{i,j=1}^{n}(a_{zi}b_{zj})k_z$$

Zigarettenmarken (aktuelle sowie frühere) sind nach ihrem Teergehalt in drei Gruppen unterteilt:

Gruppe I: < 15 mg Teer (z.B.: Arktis, Benson & Hedges, Camel Filter, Casablanca, Da Capo, Dames, Ernte, Falk, Flirt, HB, Hobby, Kent, Marlboro, Memphis, Milde Sorte, Smart Export, Trend)

Gruppe II: 15–24 mg Teer (z.B.: Astor, Bravos, Camel filterlos, Gitanes, L&M, Marlboro 10, Nil Filter, Players No. 6, Reyno)

Gruppe III: > 24 mg Teer (z.B.: Austria C, Donau, Egypt III, Hellas, Pall Mall filterlos, Parisienne filterlos, Sport filterlos)

a_x, a_y, a_z = Zigarettenkonsum pro Tag in den Gruppen I bis III
b_x, b_y, b_z = Jahre des Zigarettenkonsums in den Gruppen I bis III
k_x, k_y, k_z = Gruppenfaktor

Hat beispielsweise ein Raucher täglich 30 Stück einer „Gruppe-III-Zigarette" über 20 Jahre geraucht, von einer anderen „Gruppe-III-Zigarette" 14 Jahre lang zwei Päckchen pro Tag konsumiert, neun Jahre lang zwei Päckchen von einer „Gruppe-II-Zigarette" geraucht und ein weiteres Jahr täglich 20 Stück von einer „Gruppe-I-Zigarette" konsumiert, so kommt er auf einen TEW von 4220. Die Rechnung sieht also wie folgt aus:

Tabelle 17. Berechnung des Teerexpositionswertes (TEW)

TEW = 30 (Zigaretten) x 3 (Gruppenfaktor) x 20 (Jahre geraucht) =	1800
+ 40 x 3 x 14 =	1.680
+ 40 x 2 x 9 =	720
+ 20 x 1 x 1 =	20
gesamt	4220

Das Lungenkrebsrisiko dieses Rauchers wäre daher mehr als siebenmal so hoch wie das eines Nichtrauchers, legt man die aufgrund epidemiologischer Analysen berechneten Risikowerte zugrunde (Tabelle 18):

Tabelle 18. Lungenkrebsrisiko in Abhängigkeit des Teerexpositionswertes (TEW)

TEW-Wert	Risiko
> 500	1,6
501 bis 1000	2,4
1001 bis 2000	4,2
2001 bis 3000	5,8
3001 bis 4000	6,1
> 4001	7,4

Zusätzliche Risikofaktoren

Hier geht es auch darum, ein eventuell vorliegendes familiäres Risiko ins Kalkül zu ziehen. Aber auch mögliche Vorerkrankungen oder bestehende tabakassoziierte Erkrankungen sollen in den Motivations- und Therapieprozess einbezogen werden.

Medikamente

Um einen potentiellen Einfluss auf das Rauchverhalten abzuschätzen (z.B. Neuroleptika, Antidepressiva) oder zusätzliche Risikokonstellationen in Betracht ziehen zu können (z.B. Antihypertonika, Lipidhemmer), aber auch um ein vollständiges Bild über den Gesundheitszustand des Klienten zu gewinnen, wird man auch bestehende medikamentöse Therapien in die Überlegungen zur Intervention miteinbeziehen.

Schlußbemerkungen

Der WSR dient als Vorlage zur Durchführung der Erstdiagnostik bzw. Begleitdiagnostik im Zusammenhang mit der Rauchertherapie. Da bei jedem Individuum jedoch Besonderheiten vorliegen können, die in den einzelnen Sektoren des WSR keine Berücksichtigung fanden, soll diese eigene Rubrik „Bemerkungen" als Hinweis gelten, dass auch solche Informationen festgehalten und ins therapeutische Geschehen miteinbezogen werden sollen.

Werden etwa zusätzliche Instrumente zur Diagnostik in Betracht gezogen – wie z.B. „Befindlichkeitsfragebogen", „Persönlichkeitsinventar", „Selbstwirksamkeits-Fragebogen" – kann ein entsprechender Vermerk auf dem „Stammblatt" des WSR eingetragen werden.

Therapeuten, die Interesse an Interventionen im Sinne der Raucherentwöhnung haben, soll mit dem WSR ein Einstieg in die Diagnostik und damit auch in die Anwendung effizienter therapeutischer Strategien ermöglicht werden. Die Erstellung des WSR basiert auf den jahrelangen Erfahrungen des Autorenteams. Dennoch werden Therapeuten eventuell andere für sie wichtige Diagnosekriterien zusätzlich berücksichtigen. Dies ist natürlich legitim und kommt dem Umstand entgegen, dass nicht nur jeder Klient in seiner Individualität gesehen werden muss, sondern auch Therapeuten aufgrund ihrer Ausbildung und Vorerfahrungen einen jeweils spezifischen Zugang zum Problem haben werden.

THERAPIE

Indikationen für die Rauchertherapie

Die massive Menge an Beweisen, die durch Fall-Kontrollstudien und Kohortenstudien in verschiedenen Ländern erbracht wurden, die Beobachtung der Trends bezüglich Mortalität und Prävalenz des Rauchens, die wahrgenommenen Veränderungen, wenn das Rauchen eingestellt wurde, die Pathologie bei Beobachtung von Gewebe von Rauchern und Nichtrauchern, die chemischen Analysen von Tabakrauch, die Tierversuche und Zellexperimente führen alle zum Schluss, dass das Rauchen zur Morbidität und Mortalität auf der ganzen Welt auf mehr als zwanzig verschiedene Arten und Weisen beiträgt. In einigen entwickelten Ländern ist das Zigarettenrauchen für etwa 1 von 6 (bezogen auf alle Todesfälle) vorzeitigen Todesfällen verantwortlich (DOLL 1990).

Rauchertherapie bzw. entsprechende Beratung von Tabakkonsumenten gehört zu den Aufgaben jedes Arztes, sowohl im intramuralen als auch im extramuralen Bereich, und es ist auch eine Form der Betreuung von Patienten, an denen das Krankenhauspflegepersonal einen wichtigen Anteil haben kann.

Rauchertherapie hat drei wesentliche Indikationsbereiche:
– Im Rahmen der Krankheitsverhütung und
  Gesundheitsversorgung.
– Als Teil der Therapie bei tabakassoziierten Erkrankungen.
– Als Teil der Rehabilitation nach tabakassoziierten Erkrankungen.
– Schutz der Nichtraucherpopulation.

Die präventive Indikation der Rauchertherapie

Die präventive Indikation der Rauchertherapie, d.h. die Erzielung der Tabakabstinenz bei noch gesunden Tabakkonsumenten, ist unbestritten.

Zwei Indikationen zur präventiven Rauchertherapie sollen aufgrund ihrer Bedeutung besonders betont werden: Im Bereiche der Vorsorgemedizin die besondere Indikation bei Vorliegen weiterer Risikofaktoren für bestimmte Erkrankungen und im Bereiche der Frauenheilkunde die Frage des Tabakkonsums während der Schwangerschaft.

Wenn man im Rahmen einer Vorsorgeuntersuchung das Vorliegen weiterer Risikofaktoren neben dem Tabakkonsum feststellt (z.B. Hypercholesterinämie und/oder Hypertonie, Asthma, genetisch bedingte Lungenemphyseme und Mukoviszidose, Zystische Fibrose), ist die präventive Indikation zur Rauchertherapie besonders ernst zu nehmen.

Angesichts der Befunde über die Auswirkungen des Tabakrauchens in der Schwangerschaft, das die wichtigste Form des Passivrauchens (nämlich des Kindes) darstellt, ist die Erzielung der Tabakabstinenz ebenfalls ein sehr wesentliches Anliegen.

Die therapeutische Indikation der Rauchertherapie

Bei tabakassoziierten Erkrankungen gehört die Rauchertherapie ebenso zur Behandlung wie jede andere ärztliche oder medizinische Maßnahme, die aufgrund des Standes der Wissenschaft angezeigt erscheint.

Das Unterlassen der Rauchertherapie bei bestehender therapeutischer Indikation bedeutet eigentlich, dass ein Patient unvollständig behandelt wird.

Die Rauchertherapie muss viel stärker als bisher in die allgemeine Therapie eingebunden werden. Zusätzlich muss anerkannt werden, dass die Rauchertherapie nicht nur bei tabakassoziierten Erkrankungen erfolgen muß, sondern auch bei vielen anderen Gesundheitsstörungen Anwendung finden sollte, nämlich überall dort, wo der fortgesetzte Tabakkonsum die Heilungschancen verringern könnte.

Rauchertherapie im Rahmen der Rehabilitation

Was für die Therapie tabakassoziierter Erkrankungen gilt, ist sinngemäß auch auf die Rehabilitation derartiger Erkrankungen anzuwenden.

Wie wichtig es ist, diesen Punkt besonders zu betonen, zeigt eine in Österreich im Rahmen eines „Fernseminars" zum Thema Rauchen durchgeführte Ärzteerhebung (KUNZE et al. 1989).

Ärzte, die gebeten wurden, den Anteil der Raucher bei Personen mit bereits bestehenden tabakassoziierten Krankheiten anzugeben, kamen durchschnittlich zur Einschätzung folgender Raucheranteile:

- Bronchitiker   55,4%
- Ulkus-Patienten   48,7%
- Hypertoniker   43,5%
- Angina-pectoris-Patienten   41,2%
- Patienten mit Fettstoffwechselstörungen   40,5%
- Diabetiker   26,3%

Wenn nunmehr z.B. das Rauchen als bedeutender Risikofaktor für die Entstehung von Herz-Kreislaufkrankheiten bekannt ist, ist es umso wichtiger, Herzinfarktpatienten eine adäquate Rauchertherapie anzubieten.

Ziel dabei ist es, jene Patienten, die selbst nach dem Infarkt noch rauchen, möglichst rasch von ihrem Verhalten abzubringen. Aber auch jene Myokardinfarktpatienten, die aufgrund des Akutereignisses ihren Tabakkonsum eingestellt haben, wären entsprechend zu „immunisieren", um nicht zu einem späteren Zeitpunkt – wenn es wieder gesundheitlich besser geht – auf ihr ursprüngliches Rauchverhalten zurückzufallen.

Ähnliche Überlegungen sind natürlich auch für andere Risikogruppen wie etwa Diabetiker, Ulkus-Patienten, Patienten mit Fettstoffwechselstörungen oder Asthma-Patienten anzustellen.

Auch bei der Rehabilitation von Gesundheitsstörungen, die nicht mit dem Rauchen in Zusammenhang stehen, ist die Tabakabstinenz angezeigt, wenn dadurch die Nachsorgebehandlung gefördert wird.

Motivation zur Veränderung des Rauchverhaltens

Auf der 6. Weltkonferenz zum Thema Rauchen und Gesundheit stellte man fest:
- Entwöhnung hat nun genug wissenschaftlichen Hintergrund, um in viel größerem Umfang angewendet zu werden als bisher.
- Entwöhnung bedeutet ein breites Spektrum von Methoden und Techniken für unterschiedliche Zielgruppen, unterschiedliche Organisation mit mehr oder weniger Unterstützung für den Raucher, je nach Bedarf (KUNZE 1988).

Gründe für Raucher, um aufzuhören

- Realisierung des Gesundheitsrisikos
- Zigarettenpreis
- Allgemeine Gesundheitsprobleme
- Gefühl, in ärztlicher Kontrolle sein zu wollen
- Wunsch nach mehr Leistungsfähigkeit und Ausdauer
- Sorge um eine andere Person
- Belästigung für andere Personen
- Einschränkungen, die Unbequemlichkeiten verursachen
- Soziale Missbilligung
- Ästhetische Gründe
- Religiöse Gründe

Gründe warum Raucher weiterrauchen

- Genuss
- Entspannung
- Bewältigung von Ärger und schlechter Laune
- Gewichtskontrolle
- Förderung von sozialen und kommunikativen Kontakten
- Leistungssteigerung
- Bequemlichkeit.

Hier in der Auflistung fehlt allerdings der für viele Raucher entscheidende Grund zum Beibehalten ihrer Gewohnheit: die Nikotinabhängigkeit. In den entsprechenden Kapitel (siehe S. 27f, 35f, 42f, 46f) wird ausführlich darauf eingegangen.

Ein mannigfaltiges System von Möglichkeiten, um dem Raucher zu helfen aufzuhören, beinhaltet:
- Methoden, um dem motivierten, wenig abhängigen Raucher zu helfen (Methoden, die durch die Massenmedien unterstützt werden, einfache Broschüren, Selbsthilfetechniken)
- Methoden, um dem motivierten, jedoch stärker abhängigen Raucher zu helfen (Nikotinersatz – Therapie)

- Basis für alle anderen Interventionen sind Methoden zum Aufbau und Stabilisierung der Motivation (Gesundheitserziehung, Öffentlichkeitsarbeit, Gesundheitserziehung der Öffentlichkeit).

Welches Verfahren der Rauchertherapie man auch immer anwendet: die Bereitschaft, das Rauchen wirklich einstellen zu wollen, ist bei allen Therapieformen entscheidend.

Die Motive sind meist:
- bereits bestehende Gesundheitsstörungen
- finanzielle Gründe
- den eigenen Kindern nicht das Vorbild eines Rauchers bieten
- sportliche Gründe
- Rücksicht auf einen nichtrauchenden Partner

Eine wesentliche Aufgabe des Arztes ist es, den entwöhnungswilligen Rauchern beim Aufbau der Motivation zu helfen.

Bei einer gezielten Raucherentwöhnung ist neben der erforderlichen Motivation des Tabakkonsumenten darauf zu achten, auf die drei Hauptfaktoren für die Aufrechterhaltung des Rauchens Einfluss zu nehmen:
- Gewohnheit: es wird die Entkoppelung gewisser Situationen vom Rauchen versucht. Dazu dienen Raucherprotokolle, die Analyse von Rauchsituationen und das Ausblenden dieser Rauchsituationen.
- positive Konsequenzen: müssen durch neue Verhaltensweisen und durch das Festsetzen von Belohnungen für erreichte Ziele ersetzt werden.
- Die Nikotinabhängigkeit kann mit medikamentöser Unterstützung erleichtert werden.

Verhaltensmodifikation

Die Raucherentwöhnung auf Basis von Verhaltensmodifikation zielt darauf ab, erlernte Verhaltensweisen wieder zu verlernen. Der junge Raucher lernt in der Regel sehr schnell, in welchen Situationen zur Zigarette gegriffen wird. Durch Gewöhnung und Konditionierung wird der Akt des Anzündens und Rauchens der Zigarette in bestimmten Situationen automatisiert und ritualisiert und in das Selbstbild des Rauchers integriert.

Die am häufigsten zur Anwendung kommende Methode zur Raucherentwöhnung ist die Selbstkontrolle. Zum einen basiert sie auf der Kontrolle der Reizbedingungen (Stimuluskontrolle), zum anderen auf der Anwendung von Verstärkungen, die unmittelbar nach dem Auftreten des gewünschten Verhaltens folgen sollten.

Zum Beispiel wurde einem Klienten angewiesen, nur dann zu rauchen, wenn er in einem ganz bestimmten Sessel sitzt. Der Standort des Sessels war äußerst ungünstig, sodass sich der Klient von diesem Platz aus nur schwer unterhalten oder betätigen konnte. Der tägliche Zigarettenkonsum und die im „Rauchersessel" verbrachte Zeit wurde protokolliert. Innerhalb eines Monats war eine allmähliche Reduktion des Zigarettenkonsums feststellbar. Durch diese Methode kommt es zu einem schrittweisen Abbau von Gewohnheiten, die mit dem Rauchen verbunden sind, wie etwa Kaffeetrinken oder Lesen. Diese Methode der

Verhaltensmodifikation ermöglicht eine schrittweise Reduktion von verstärkenden Stimuli und vermeidet eine plötzliche und vollständige Ausschaltung der Reaktion.

Dem Rauchverhalten liegt zumeist eine psychosoziale und in den meisten Fällen eine pharmakologische Komponente zugrunde. Heute stehen geeignete diagnostische Verfahren zur Verfügung, die auf der psychosozialen Ebene mittels Verhaltensanalyse und auf der pharmakologischen Ebene mittels Feststellung des Grades der Nikotinabhängigkeit den therapeutischen Ansatz vorgeben. So wird vielfach die geeignetste Methode eine Kombination von Verhaltensmodifikation und Nikotinersatztherapie sein.

Bei einer gezielten Raucherentwöhnung ist neben der erforderlichen Motivation des Tabakkonsumenten darauf zu achten, dass auf die drei Hauptfaktoren für die Aufrechterhaltung des Rauchens – Gewohnheitsfaktor, Kompensationsfaktor und Nikotin – Einfluss genommen wird.

Der Gewohnheitsfaktor kann am besten durch Selbstkontrolle unterbunden werden. Dabei kommen Methoden zur Anwendung, in denen bestimmte Situationen vom Rauchen entkoppelt werden. So wird am Beginn der Entwöhnung ein Raucherprotokoll geführt. Des weiteren werden Rauchersituationen analysiert und schließlich kommt es durch Kontrolle der Reizbedingungen zu einem Ausblenden der Rauchersituationen.

Der Kompensationsfaktor muss durch den Aufbau neuer Verhaltensweisen sowie durch das Festsetzen von Belohnungen für erreichte Ziele in der Entwöhnungsphase bewältigt werden.

Der dritte Faktor, der das Rauchen aufrechterhält, ist das Nikotin. Mittels Nikotinersatztherapie kann eine vorhandene Nikotinabhängigkeit unter Kontrolle gebracht werden. Zuvor sollte allerdings mit dem Fagerström Test für Nikotinabhängigkeit der Abhängigkeitsgrad festgestellt werden. Für die Nikotinersatztherapie stehen Nikotinkaugummi, Nikotinpflaster, Nasenspray und Inhalator zur Verfügung. Die Rauchgewohnheiten können mittels medikamentöser Verabreichung von Nikotin leichter abgebaut werden. Durch Anwendung von medikamentös appliziertem Nikotin kommt es zur Ausschaltung bzw. Verminderung von Entzugserscheinungen, was die Bereitschaft, an parallel laufenden Enwöhnungstechniken teilzunehmen, wesentlich erhöht.

Nikotinersatztherapie – Nicotine Replacement Therapy (NRT)

Entzugserscheinungen sind meist der Grund dafür, dass Entwöhnungsversuche scheitern. Viele Raucher schaffen die gleichzeitige Trennung von der Rauchgewohnheit und die Entwöhnung vom Nikotin nicht. Das Grundprinzip der Nikotinsubstitution ist, den nikotinabhängigen Organismus mit Nikotin aus einer alternativen Quelle zu versorgen. Das medikamentös verabreichte Nikotin baut im Blut einen gewissen Nikotinspiegel auf, um die Entzugserscheinungen zumindest teilweise zu kompensieren. Der Raucher kann sich dann auf andere Probleme der Tabakentwöhnung konzentrieren.

Zur Zeit stehen vier Therapieformen der NRT zur Verfügung: Pflaster, Kaugummi, Inhalator (rezeptfrei) und das Nasenspray (rezeptpflichtig) (siehe Kapitel „Diagnostik" S. 54f).

Die Wirksamkeit dieser seit vielen Jahren etablierten Methoden ist deutlich belegt. Eine Meta-Analyse von 28 randomisierten Untersuchungen mit Nikotinkaugummi, Pflaster und Spray zeigten signifikant hohe Erfolgsquoten von Kaugummi und Pflaster ($p < 0.001$) gegenüber Placebo. Der Kaugummi lieferte mit steigender Nikotinabhängigkeit bessere Erfolgsquoten; beim Pflaster konnte dieser Zusammenhang nicht nachgewiesen werden. Die Meta-Analyse kommt zu dem Schluss, dass 15 % der Raucher von einer NRT profitieren und es auf diesem Wege schaffen, das Rauchen aufzugeben.

Nikotinersatztherapie ermöglicht eine wirkungsvolle Behandlung der Nikotinabhängigkeit, mit doppelt bis dreifach höheren Erfolgsraten als ohne Behandlung. Die Behandlungsstrategien können individuell nach den Bedürfnissen der Patienten zugeschnitten werden: manche brauchen höhere Dosierungen, andere profitieren von einem Langzeitgebrauch der NRT oder brauchen verschiedene Kombinationen von NRT (KUNZE et al. 1998).

NRT-Produkte

Nikotinkaugummi

Indikationen: Zum selbständigen Dosieren besonders geeignet, vor allem in Momenten großen Rauchverlangens („cravings") gut einsetzbar.

Nikotinpflaster

Indikationen: Bei regelmäßigem Rauchverhalten („Spiegelraucher"); auch in Kombination mit anderen NRT-Präparaten.

Nasenspray

Indikationen: Bei eher unregelmäßigem, situationsabhängigem Rauchverhalten („Spitzenraucher") und hohen FTND-Werten.

Inhalator

Indikationen: Zur Verringerung physischer (Nikotinabhängigkeit) und psychischer (Gewohnheit) Entzugssymptome; durch individuelle Verwendung (lediglich Paffen bis zum intensiven Inhalieren) kann sehr unterschiedlich dosiert werden.

Kontraindikation für NRT

Es ist auf jeden Fall besser, NRT einzusetzen als weiter zu rauchen, egal welche Kontraindikation vorliegen mag. Die Vor- und Nachteile sind jedoch aus medizinischer Sicht vor allem unter bestimmten Bedingungen abzuwägen:
- Schwangerschaft und Stillzeit
- aktuelles oder erst kürzlich aufgetretenes (vor wenigen Monaten) kardiovaskuläres Ereignis, z.B. Myokardinfarkt, instabile Angina pectoris, Arrhythmien.

Nach einem Monat kann NRT eingesetzt werden, wenn der Patient das Rauchen nicht aufgeben kann.

Relative Kontraindikationen

– Kaugummi: Zahnprothese, Mundprobleme, Kaumüdigkeit, subjektives Gefühl eines irritierenden Geschmacks oder soziale Probleme mit der Akzeptanz des Kaugummi-Kauens in der Öffentlichkeit, persönliche Abneigung, etc.
– Pflaster: Hautreaktionen, Erythem, Überempfindlichkeit, generalisierte Hauterkrankung, Fortsetzung des Rauchens bei Tragen des Pflasters, etc.
– Nasenspray: Irritationen oder Erkrankungen der Nasenschleimhaut.
– Inhalator: Praktisch keine Kontraindikation.

Dauer der Behandlung: Ca. 3 Monate. Die Gefahr einer Abhängigkeit von Produkten der NRT ist gering. Im Zuge der Therapie wird die Nikotinzufuhr schrittweise reduziert, bis der Ex-Raucher das Nikotin nicht mehr braucht. Eine längere Anwendung dieser Produkte sollte vermieden werden, auch wenn das für manche Patienten der einzige Weg für eine dauernde Abstinenz sein könnte.

Auswirkungen des rezeptfreien Verkaufs von Nikotinersatzprodukten

Eine in den USA durchgeführte Studie beschäftigte sich mit den Auswirkungen des rezeptfreien Verkaufs von Nikotinersatzprodukten. Im Jahr 1996 hat die US Food and Drug Administration den Verkauf von Nikotinkaugummi und Nikotinpflaster freigegeben. Vor 1996 waren Nikotinersatztherapieprodukte rezeptpflichtig und nur 20–30 % der Raucher haben es verwendet. Eine größere Verbreitung dieser äußerst effektiven Entwöhnungsmethode könnte eine enorme Auswirkung auf die Volksgesundheit mit sich bringen.

Seit der Freigabe stieg der Gebrauch von medikamentösem Nikotinersatz in der amerikanischen Bevölkerung um 152 %. Es wird geschätzt, dass durch eigenständige Nikotinersatztherapie in den USA pro Jahr zwischen 114.000 und 304.000 Tabakkonsumenten mit dem Rauchen aufhören. Weiteren Schätzungen zufolge haben 10 bis 25 % der amerikanischen Raucher aufgrund der frei zugänglichen Nikotinersatzprodukte das Rauchen aufgegeben.

Ein Missbrauch durch Jugendliche oder Nichtraucher konnte nicht festgestellt werden. In Anbetracht des großen Erfolges überwiegt in jedem Fall der Nutzen für die Volksgesundheit, und in den USA werden in nicht allzu ferner Zukunft die positiven Auswirkungen dieser gesundheitspolitischen Maßnahmen zu beobachten sein (SIFFMAN et al. 1997)

Komplementärmethoden

Alternativmedizinische Behandlungsmethoden erfreuen sich in letzter Zeit immer größerer Beliebtheit. Durch den Aufschwung von Akupunktur und Homöopathie werden diese Methoden auch in der Rauchertherapie angewendet.

Akupunktur

Bei einer Validierungsstudie zur Wirkung von Akupunktur auf die Reduzierung von Zigarettenkonsum nahmen 46 entwöhnungswillige Raucher teil, die im Durchschnitt 20 Zigaretten pro Tag rauchten. Bei der Versuchsgruppe wurden die Akupunkturnadeln an den für Raucherentwöhnung üblichen Punkten angebracht. Der Kontrollgruppe wurden die Nadeln an Punkten, von denen angenommen wurde, dass sie wirkungslos sind, appliziert. Zusätzlich wurde die Serumkonzentration von biologischen Markern vor und nach der Behandlung erhoben. Nach Ende der Akupunkturbehandlung hatten in der Gruppe mit den richtigen Akupunkturpunkten (Versuchsgruppe) 31 % mit dem Rauchen aufgehört. In der Gruppe mit den beliebigen Punkten (Kontrollgruppe) hörte kein einziger Teilnehmer zu rauchen auf. Außerdem waren bei 2 von 4 gemessenen biologischen Markern (Cotinin und Thiocyanat) in der Versuchsgruppe signifikant reduziert. In beiden Gruppen sank das Verlangen nach Zigaretten, die durchschnittliche Reduktion des Zigarettenkonsum war in der Versuchsgruppe signifikant größer.

Diese Studie zeigt, dass motivierte Raucher mittels Akupunktur ihren Tabakkonsum reduzieren können bzw. ganz mit dem Rauchen aufhören können (HE et al. 1997).

Eine größer angelegte Studie konnte den positiven Effekt von Akupunktur auf die Reduzierung des Zigarettenkonsums nicht belegen. An dieser Untersuchung nahmen 996 entwöhnungswillige Raucher teil. Dabei wurde die Wirkung von Akupunktur geprüft. Bei der Akupunkturtherapie wurde wiederum eine Versuchsgruppe mit den herkömmlichen Akupunkturpunkten und eine Placebogruppe verglichen. Nach einem Monat zeigten sich keine signifikanten Unterschiede in der Abstinenzrate. Sie lag bei 22 % in der Versuchsgruppe und bei 23 % in der Placebogruppe (CLAVEL und PAOLETTE 1990).

Hypnose

In einer norwegischen Studie nahmen Raucherinnen, die trotz Schwangerschaft weiterrauchten, an Hypnosesitzungen zur Tabakentwöhnung teil. Während der Hypnose wurde ein Tonband mit suggestiven Sätzen zur Willensbildung und Selbsteffizienz abgespielt. Außerdem wurden die Teilnehmerinnen in Selbsthypnosetechniken und Entspannungsmethoden geschult. Am Ende der Schwangerschaft fanden sich im Vergleich zu einer Kontrollgruppe keine signifikanten Abstinenzraten. Sowohl in der Gruppe mit Hypnosetherapie als auch in der Kontrollgruppe ohne Intervention lag die Nichtraucherquote bei 10 % (VALBOE und EIDE 1996).

Homöopathie

Zur Unterstützung der Tabakentwöhnung werden auch homöopathische Tropfen in Kombination mit anderen Alternativverfahren wie Akupunktur und Hypnose angeboten. Bei den homöopathischen Tropfen handelt es sich um ganz spezielle Mischungen, die in Apotheken direkt gemischt werden. Die Dosisempfehlungen sind unterschiedlich, meist wird eine Einnahme nach Bedarf empfohlen.

Über die Wirkung und Erfolgsraten von Komplementärmethoden, die zur Raucherentwöhnung eingesetzt werden, finden sich oft einander widersprechende Ergebnisse und es bedarf noch mehr wissenschaftlicher Untersuchungen, um die Wirkung abzuklären.

Kontrolle des Körpergewichts

Es ist allgemein bekannt, bei den Fachleuten und in der Öffentlichkeit, dass das Zigarettenrauchen das Körpergewicht beeinflusst, und dass beim Aufhören dieses zumeist zunimmt (GRUNBERG 1986, RODIN und WACK 1984, WACK und RODIN 1987). Es gibt eine Vielzahl von Annahmen, welchen Einfluss das Rauchen auf das Körpergewicht hat. Man findet sehr unterschiedliche Meinungen, um wieviel, wenn überhaupt, das Gewicht nach der Raucherentwöhnung ansteigt und welcher Mechanismus dafür verantwortlich ist (Änderungen in der Ernährung, körperliche Bewegung und/oder Veränderungen in der Metabolisierungsrate) (GRUNBERG 1986, HOFSTETTER et al. 1986).

Aufgrund vorhandener Literatur läßt sich folgendes feststellen: Raucher wiegen weniger als Nichtraucher und die Rauchertherapie ist mit einer durchschnittlichen Gewichtszunahme von etwa 3 Kilogramm verbunden (KLESGES et al. 1989). Von denen, die aufhören, nehmen annähernd zwei Drittel an Gewicht zu, der Rest zeigt nur geringe Gewichtsschwankungen. Es ist wichtig diesen Punkt hervorzuheben, da die Mehrheit der Ex-Raucher an Gewicht zunimmt, aber im Durchschnitt steigt das Gewicht nicht sehr an, und selten resultiert daraus ein Risiko für die Gesundheit (U.S. DEPARTMENT OF HEALTH AND HUMAN SERVICES 1988).

Wie aus einer Studie hervorgeht, dürfte sich die Verwendung des Nikotinpflasters positiv auf das Gewicht auswirken. So hatten die Patienten, die das transdermale Nikotinpräparat einsetzten, in den drei Monaten der Behandlung keine Gewichtszunahme zu verzeichnen, in der Placebo-Gruppe hingegen kam es zu einer Gewichtszunahme von durchschnittlich 4,4 kg (ABELIN et al. 1998).

Es scheint, dass sich die Ernährungsgewohnheiten nach der Rauchertherapie verändern. In nur zwei (STANFORD et al. 1986, HATSUKAMI et al. 1984) der bisher vorliegenden sechs Studien wurde jedoch eine Zunahme in der Gesamtenergiezufuhr gefunden.

Die Veränderung in den Ernährungsgewohnheiten (im Allgemeinen bezogen auf mehr Fett - und/oder Zuckeraufnahme) nach der Entwöhnung ist möglicherweise eine Antwort des Organismus auf die Entzugserscheinungen (GRUNBERG 1986). Nur eine Zunahme der Gesamtenergieaufnahme kann das Ansteigen des Körpergewichts nach der Entwöhnung erklären. Wenn sich die Komponenten der Nahrung verändern (z.B. Proteine und Kohlenhydrate), obwohl dies theoretisch wichtig ist, kann die der Ernährung zuzuschreibende Veränderung des Gewichts nur bei einem signifikanten Anstieg der Gesamtkalorienzufuhr erklärt werden (JEQUIER 1986). Das Ausmaß der körperlichen Bewegung hat scheinbar keinen oder nur geringen Bezug zum Rauchen und zum Körpergewicht (RODIN 1987).

Das erscheint als ein indirekter Beweis dafür, dass der Anteil des Metabolismus an der Gewichtszunahme nach Raucherentwöhnung nicht zu unterschätzen ist (z. B. Gewichtszunahme ohne vermehrte Kalorienzufuhr und veränderte Aktivität) (HALL et al. 1989). Ein direkter Beweis der Beteiligung des Metabolismus an der Gewichtszunahme nach Raucherentwöhnung ist dagegen bisher nicht erbracht.

Die Veränderungen des Körpergewichts (oder die Angst vor der Gewichtsveränderung) spielen wahrscheinlich bei Rauchbeginn, Beibehaltung des Rauchens und bei der Raucherentwöhnung eine Rolle. Daher müssen in der Rauchertherapie Strategien entwickelt werden, mit deren Hilfe die Gewichtszunahmen verringert werden oder diesen vorgebeugt wird. Solche Strategien mildern erfolgreich die Gewichtsveränderung nach der Therapie, ermutigen Raucher, die Angst vor einer Gewichtszunahme haben, an einer Raucherentwöhnung teilzunehmen und erleichtern demjenigen, der bereits aufgehört hat, abstinent zu bleiben. Es ist möglich, dass bei geschickter und effizienter Gewichtskontrolle ein kleiner „Ausrutscher" dann nicht zu einem gänzlichen Rückfall führt (SCHUMAKER und GRUNBERG 1986).

Um die Auswirkungen einer Nikotinersatztherapie auf das Körpergewicht zu untersuchen, bekamen Raucher unterschiedliche Dosierungen an medikamentösem Nikotin in Form von Nikotinpflaster verabreicht. Die Zuteilung der Versuchspersonen erfolgte zufällig und die Dosierungen lagen bei 0 (Placebo), 7, 14 und 21 mg Nikotin. Während der sechswöchigen Untersuchung waren 66 Teilnehmer abstinent. Zur Erfassung der aufgenommenen Nahrungsmittel wurde täglich ein Fragebogen ausgefüllt. In der Placebogruppe, in welcher das Pflaster kein Nikotin enthielt, stieg während der sechswöchigen Studie die Aufnahme von Kalorien, Kohlehydraten und Fett. Auch das Körpergewicht und das Hungergefühl nahmen zu. Die Aufnahme von Alkohol, Koffein und Proteinen blieb während des Beobachtungszeitraums konstant. In den Gruppen mit den unterschiedlich hohen Nikotindosierungen sank hingegen die Aufnahme von Kohlehydraten und Fetten in Abhängigkeit von der applizierten Dosis. Je höher die verabreichte transdermale Nikotindosis war, umso weniger Kalorien, Kohlehydrate und Fette wurden aufgenommen. Auch das Körpergewicht folgte diesem dosisabhängigen Trend. Die Teilnehmer legten zwar an Gewicht zu, aber je höher die Ersatznikotindosis war, umso geringer war die Gewichtszunahme. Nach HUGHES und HATSUKAMI (1997) reduziert Nikotinersatztherapie die Gewichtszunahme bei der Tabakentwöhnung. Dieses Ergebnis ist insofern wichtig, als viele Raucher, wie schon erwähnt, bei einer Raucherentwöhnung eine Zunahme des Körpergewichts fürchten und gleichzeitig mit der Therapie auch diätische Maßnahmen ergreifen, was wiederum die Rückfallrate erhöht. Nikotinersatztherapie könnte hier Abhilfe schaffen, da gewichtsbewußte entwöhnungswillige Raucher durch medikamentöse Gabe von Nikotin nicht so stark an Gewicht zunehmen würden und wahrscheinlich auch weniger häufig die Rauchertherapie abbrechen würden. Nach ein paar Monaten der Abstinenz könnte dann bei Bedarf eine Diät durchgeführt werden.

Bewegungsaktivität als Alternativverhalten

Körperliche Aktivität eignet sich als Alternative zum Rauchen besonders gut. Physische Betätigung fördert die Regulierung des Körpergewichts, zeigt eine stabilisierende Wirkung auf Stimmungsschwankungen und stärkt die Stressresistenz. Auch unangenehmen Entzugserscheinungen, die im Zuge einer Rauchertherapie auftreten können, wird somit gut entgegengewirkt.

In einer Studie über die unterstützende Wirkung von körperlicher Betätigung bei einem Raucherentwöhnungsprogramm nahmen 20 gesunde Raucherinnen teil. Der Versuchsgruppe, bestehend aus 10 Teilnehmerinnen, wurde neben einer Therapie zur Verhaltensmodifikation zusätzlich ein Bewegungsprogramm angeboten. Die zehn Teilnehmerinnen der Kontrollgruppe nahmen nur an den verhaltenstherapeutischen Sitzungen teil.

Das körperliche Training wurde auf einem Fahrrad-Ergonometer drei mal wöchentlich über acht Wochen durchgeführt. Das Verhaltensmodifikationsprogramm dauerte für beide Gruppen vier Wochen und fand zwei mal wöchentlich statt. Sieben Tage nach Ende des Entwöhnungsprogramms waren von den 10 Teilnehmerinnen in der Gruppe mit zusätzlicher Bewegungstherapie 5 vollkommen abstinent (50%), in der Gruppe ohne körperlicher Betätigung keine einzige. Von den 5 waren 4 Teilnehmerinnen nach einem Monat, 3 nach 3 Monaten und 2 nach einem Jahr abstinent.

Überraschend war das Ergebnis, dass in der Gruppe ohne körperliche Betätigung keine einzige Teilnehmerin von der Nikotinabhängigkeit loskam. Die Ergebnisse legen nahe, dass körperliche Bewegung in Kombination mit verhaltenstherapeutischen Maßnahmen zu einer langfristigen Tabakabstinenz beitragen kann (BESS et al. 1991).

Entspannungsmethoden als unterstützende Maßnahmen

Entspannungsmethoden eignen sich bei Rauchertherapien als ergänzende Maßnahme zur Bewältigung von Stresssituationen, sozialen Ängsten und anderen kritischen Situationen, in denen zur Zigarette gegriffen wurde. So kann in Stresssituationen mittels Entspannungsmethoden das Risiko eines Rückfalles vermindert werden und das allgemeine Stress- und Angstniveau gesenkt werden.

Die Progressive Muskelentspannung kann als verhaltenstherapeutische Maßnahme unterstützend eingesetzt werden. Diese Technik, die auf dem Prinzip der Muskelanspannung und -entspannung beruht, ist leicht erlernbar und die positive Wirkung auf Spannungszustände und Stress setzt relativ rasch ein. Zudem kann Progressive Muskelentspannung in jeder Stresssituation ohne großen Aufwand durchgeführt werden.

Als weiteres Verfahren zur Stabilisierung der Stimmung und als Stressreduktion eignet sich auch Autogenes Training. Es kann ebenfalls als ergänzende Maßnahme zur Rauchertherapie herangezogen werden.

Auch der Einsatz von Yoga und anderen Entspannungs- und Atmungstechniken kann als Unterstützungsmaßnahme zu herkömmlichen Interventionen herangezogen werden.

Immer wieder berichten rückfällig gewordene Raucher, dass Stress eine der Hauptursache für den Rückfall darstellt. In einer Studie wurde der Einfluss von Entspannungsverfahren auf die Rückfallsrate von entwöhnten Rauchern, die an einer Therapie teilnahmen, untersucht. Im Anschluss an die Raucherentwöhnung nahmen 39 Personen an einer dreimonatigen Schulung von Entspannungstechniken teil. Die Kontrollgruppe bestand aus 37 Personen. Nach den drei Monaten zeigte sich, dass in der Versuchsgruppe (mit Entspannungstechniken) das Stressniveau deutlich reduziert werden konnte und die Rückfallsrate geringer war als in der Kontrollgruppe (ohne Entspannungstechniken). Außerdem war die Gefahr eines Rückfalls mit hohem Stressniveau und einer geringen Effektivität der Entspannungsmethoden korreliert (WYND 1992).

In einer weiteren Untersuchung wurde der Frage nachgegangen, ob eine Nikotinentwöhnung mit oder ohne zusätzlichem Angstmanagement-Programm effektiv ist. Die Versuchspersonen wurden zufällig in Kontroll- und Versuchsgruppe (mit Angstmangement) aufgeteilt. Außerdem wurde ihr Angstniveau erhoben, wobei zwischen ängstlichen und nicht-ängstlichen Rauchern unterschieden wurde. Entgegen den Erwartungen war die Erfolgsquote in der Gruppe mit dem Angstmanagement-Training nicht höher als in der Gruppe mit herkömmlicher Nikotinentwöhnung (BEAVER et al. 1982).

Therapieempfehlungen als Richtlinien zum Wiener Standard Raucher-Inventar

Allgemeine Richtlinie

Das Wiener Standard Raucher-Inventar (WSR) ermöglicht, sich einen Überblick über die aktuelle Situation des Rauchers zu verschaffen und darauf aufbauend die Therapieempfehlungen abzuleiten. Im Folgenden soll eine grobe Übersicht diese Entscheidung erleichtern, indem einige Aspekte des WSR besonders berücksichtigt werden.

NPAS (Nicotine Pre Abstinence Syndrom)

Vorerst wird es notwendig sein, zwischen konsonantem und dissonantem Raucher zu unterscheiden. Konsonante Raucher, die nicht daran denken, in näherer Zukunft etwas an ihrem Rauchverhalten verändern zu wollen, können durch Information zur Überprüfung ihrer Einstellung motiviert werden. Je spezifischer die Information ausgerichtet ist – etwa unter Bezugnahme auf bereits bestehende oder sich ankündigende tabakassoziierte Risikofaktoren des Betroffenen – desto wirksamer wird sie sein. Aber auch die Erörterung anderer möglicher Motive zur Verhaltensmodifikation, wie beispielsweise Berücksichtigung der Vorbildwirkung auf Kinder, können Tabakkonsumenten zum Nachdenken der eigenen Situation anregen. Nicht selten ändert sich die Meinung der Betroffenen, wenn sie mit fachlich fundierten Argumenten konfrontiert werden. Ein spontaner Entschluss zur Tabakabstinenz oder -reduktion kann durchaus die Folge sein.

Handelt es sich um einen dissonanten Raucher, der ohnehin schon länger mit dem Gedanken spielt, sein Rauchverhalten verändern zu wollen, wäre sofortige Unterstützung anzubieten. Diese wird sich vor allem an den Ergebnissen des WSR zu orientieren haben.

FTND (Fagerström Test for Nicotine Dependence)

Das Testergebnis des FTNDs gibt einen guten Hinweis, ob beim Raucher eine Nikotinabhängigkeit vorliegt und in welchem Ausmaß diese anzunehmen ist. Auf jeden Fall ist bei einem Score $\geqslant 3$ eine Nikotinersatztherapie (NRT) in Erwägung zu ziehen. Bei einem Punktewert von 0 bis 2 wird die Nikotinabhängigkeit – wenn überhaupt – eine nur sehr untergeordnete Rolle spielen. D. h. es ist nicht zu erwarten, dass bei diesen Klienten bei Absetzen ihres Tabakkonsums körperliche Entzugserscheinungen auftreten. Bei der Rauchertherapie werden somit psychologische Interventionsmaßnahmen im Vordergrund stehen.

NRT (Nicotine Replacement Therapy)

Die Möglichkeiten, die sich zur NRT anbieten, sind der Nikotinkaugummi (NRT-G), das Nikotinpflaster (NRT-P), der Nikotin-Nasenspray (NRT-NS) und der Nikotininhalator (NRT-I). Welche dieser Applikationsformen am geeignetsten ist, hängt zum einen von den persönlichen Präferenzen des Klienten ab und ist zum anderen vom spezifischen Rauchverhalten abzuleiten.

Spiegelraucher, Spitzenraucher

Ein nikotinabhängiger regelmäßiger Raucher (rm.), der versucht, durch wiederholtes Rauchen in relativ gleichen Intervallen seinen Nikotinspiegel aufrechtzuerhalten, wird mit dem Nikotinpflaster (NRT-P) eine adäquate Therapie vorfinden. Üblicherweise wird die Behandlung mit NRT-P für drei Monate empfohlen, wobei im ersten Monat mit der stärksten Dosierung begonnen wird, im zweiten Monat auf die mittlere Stärke zu wechseln wäre und im dritten Monat das schwächste Pflaster zur Anwendung kommen sollte. In der Folge kann versucht werden, gänzlich ohne NRT-P auszukommen bzw. kann es durch Ausschleichen allmählich zu einem Verzicht des Therapeutikums kommen. Bei geringgradiger Nikotinabhängigkeit könnte mit der mittleren Dosierung begonnen werden und im dritten Monat dann der Wechsel zur schwächsten Dosierung erfolgen.

Für den Spiegelraucher (rm.) eignet sich aber auch der Nikotininhalator (NRT-I), da durch die oftmalige Benützung – ähnlich wie durch den wiederholten Tabakkonsum – der Nikotinspiegel über den Tag aufrechterhalten werden kann. Raucher, die noch nicht gänzlich auf die Zigarette verzichten können oder nur eine Reduktion ihres Konsums in Aussicht genommen haben, können mit der einen oder anderen Inhalatorfüllung das Rauchen ersetzen, wobei durchaus bei dieser Art des reduzierten Rauchens auch ein Vorteil in der Risikoverminderung zu sehen ist – auch dann wenn es über lange Sicht bestehen bleibt. Eine Kur mit dem Ziel Tabakabstinenz sollte über drei Monate angewendet werden, wobei gerade anfangs bis zu sechs Füllungen am Tag zu empfehlen sind. Auf jeden Fall wäre nach drei Stunden die Füllung im NRT-I zu wechseln, da die Nikotinwirkung dann nicht mehr vorhanden ist. Am Ende der dreimonatigen Periode sollte der Raucher versuchen, mit immer weniger Nikotinfüllungen auszukommen, um schließlich ganz darauf verzichten zu können. Der Nikotininhalator ist auch dann besonders geeignet, wenn neben der Nikotinabhängigkeit auch eine deutliche psychosoziale Komponente angenommen werden kann. Somit wird auch das Ritual des Rauchens unterstützt und der Griff zur Zigarette weniger notwendig. Auch eine Kombination von NRT-P und NRT-I ist durchaus denkbar, wenn der Raucher in manchen Situationen ein verstärktes Rauchverlangen verspürt und aus diesem Grund zusätzlich zum Pflaster den Inhalator einsetzt.

Der nikotinabhängige Spitzenraucher (urm.), der ja sein Rauchverhalten in ganz bestimmten Situationen besonders verstärkt, wird ein Nikotinersatzprodukt brauchen, das eine raschere Anflutung des Blutnikotingehalts ermöglicht.

Dies ist am ehesten mit dem Nikotinnasenspray (NRT-NS) zu realisieren. Gerade bei diesen Anlässen mit starkem Rauchverlangen ist in jedes der Nasenlöcher ein Sprühstoß zu applizieren. Bis zu fünf derartiger Dosen pro Stunde sind möglich. Nach einer anfänglich intensiveren Dosierung über sechs bis acht Wochen soll für die weiteren vier bis sechs Wochen die Dosierung verringert werden, wobei vor allem pro Verwendung nur mehr in ein Nasenloch zu applizieren wäre.

Für den Spitzenraucher (urm.) eignet sich auch der Nikotinkaugummi (NRT-G), wenn er berücksichtigt, dass die Wirkung mit einer Verzögerung von etwa zehn bis fünfzehn Minuten eintritt. Gerade der höherdosierte 4mg Kaugummi erzielt nach etwa einer halben Stunde fast ähnliche Blutkonzentrationen wie eine Zigarette. Zehn bis zwölf Kaudepots pro Tag können zur Anwendung kommen, wobei jeder Kaugummi sehr langsam über eine halbe Stunde lang gekaut werden soll. Wird mit dem 4mg Kaugummi begonnen, wäre nach vier bis sechs Wochen ein Umstieg auf den 2mg Kaugummi zu empfehlen. Insgesamt sollte auch diese Form der Nikotinersatztherapie über drei Monate durchgeführt werden und es am Ende dieser Periode zu einem ausschleichenden Konsum kommen. Eine Kombination von Nikotinpflaster (NRT-P) und Nikotinkaugummi (NRT-G) hat sich bei besonders stark nikotinabhängigen Spitzenrauchern bewährt, die neben ihrer konstanten Anflutung mit Nikotin durch das NRT-P in Spitzensituationen mit dem NRT-G zusätzlich Nikotin zuführen können.

Grundsätzlich sind jedoch die Nikotinersatzprodukte den individuellen Bedürfnissen anzupassen. So können beispielsweise durchaus auch Spitzenraucher vom Nikotininhalator profitieren oder Spiegelraucher mit dem Nikotinkaugummi gut zurechtkommen. Es ist daher auch in Betracht zu ziehen, eine begonnene Therapie entsprechend zu variieren, wenn sich anfänglich Erfolge nicht im erwarteten Ausmaß einstellen.

Psychologische Intervention

Raucher, die ihren Zigarettenkonsum weniger aufgrund eines „physischen" Verlangens, sondern aufgrund psychologischer Aspekte steuern, werden eine entsprechende Unterstützung im Sinne einer psychologischen Intervention erwarten. Wieder wird das Rauchverhalten (rm./urm.) eine grobe Richtlinie vorgeben, welche Verfahren in Frage kommen.

Spiegelraucher, Spitzenraucher

Beim regelmäßigen nicht-nikotinabhängigen Raucher (rm.) ist anzunehmen, dass er viele seiner Zigaretten aus „Gewohnheit" raucht und eine ganze Reihe von Alltagssituationen für ihn Auslöser zum Tabakkonsum darstellen. Das klassische Konditionierungsparadigma wird daher in der Lerngeschichte eine dominante Rolle gespielt haben. Wichtig wird es nun sein, mittels Verhaltensanalyse jene Auslöser ausfindig zu machen, die das Rauchverlangen produzieren. Dazu eignet sich vor allem das Führen eines Raucherprotokolls, in dem bei jedem Auftreten von Rauchverlangen neben der Uhrzeit auch der Anlaß, die möglichen animierenden Sozialkontakte oder die persönliche Verfassung – also jene zu eruierenden Auslöser – festgehalten werden. Dabei ist es nur in zweiter Hinsicht wichtig, ob bei dieser Situation dann tatsächlich geraucht wurde oder ob es gelungen ist, dem Verlangen zu widerstehen. Wurden solche immer wiederkehrenden Rauchanlässe analysiert, kann mit entsprechenden Selbstkontrollmaßnahmen darauf reagiert werden. So könnte sich der Raucher vornehmen, in vorerst nur bestimmten Situationen auf die Zigarette zu verzichten, wobei andere Auslöser noch unberücksichtigt bleiben. Durch das Weiterführen des Raucherprotokolls wäre die Reduktion des Zigarettenkonsums zu überprüfen. Bei Therapieziel Abstinenz sollte nach etwa zwei Monaten nicht mehr geraucht werden. Dieser „Tag X" wäre übrigens bei Beginn der Therapie gemeinsam mit dem Klienten festzulegen.

Nicht-nikotinabhängige Spitzenraucher (urm.) haben ihr Rauchverhalten zum überwiegenden Teil aufgrund des operanten Konditionierens erworben. Sie erwarten sich im Anschluss an ihren Zigarettenkonsum eine positive Konsequenz, wie etwa eine Stressreduktion. Es wird also darum gehen, zum einen diese Situationen zu kontrollieren – wie zum Beispiel darauf zu achten, dass sich der Klient nicht unnötigerweise Stresssituationen aussetzt –, zum anderen aber auch sinnvoll sein, entsprechende Reaktionsmuster anzubieten – wie etwa Entspannungsmethoden – um in den betreffenden Situationen besser und vor allem ohne Zigarette bestehen zu können. Ist die Situations- und Reaktionskontrolle eingeleitet, kann dieser Typ von Klient auch sehr gut mit der „Schluß-Punkt-Methode" zurechtkommen, indem er von einem Tag auf den anderen auf die Zigarette verzichtet und dafür Alternativverhaltensweisen zum Einsatz bringt. Unterstützt wird dieses Verfahren, wenn vor allem für die ersten rauchfreien Tage eine genaue Tagesplanung durchgeführt wird und bereits im Vorfeld Überlegungen angestellt werden, wie in kritischen Situationen zu reagieren wäre.

Reduziertes Rauchen – eine weitere Strategie zur Verringerung tabakassoziierter Gesundheitsschäden

Es ist notwendig, sich um die abhängigen Tabakkonsumenten zu kümmern, und auch dafür Sorge zu tragen, dass auch jene Personen betreut werden, die aufgrund ihrer ausgeprägten Nikotinabhängigkeit nicht oder noch nicht mit dem Tabakkonsum vollkommen aufhören können.

Jüngste wissenschaftliche Erkenntnisse veranlassen die Sozialmedizin zur Empfehlung, vor allem auch die Nikotinersatz-Therapie zur Erzielung eines reduzierten Tabakkonsums einzusetzen.

Definition

Unter reduziertem Rauchen versteht man das Rauchen von weniger Zigaretten auf individueller Ebene. Das Ziel ist eine Reduktion der tabakbedingten Morbiditäts- und Mortalitätsrate. Die Auswirkung von reduziertem Rauchen auf die Sterblichkeitsrate ist schwer zu prognostizieren. Allerdings kann die Wirkung von reduziertem Rauchen durch Messung der krankheitsverursachenden Parameter bzw. Tabakinhaltsstoffe erfasst werden. Durch eine verminderte Aufnahme der toxischen Substanzen lassen sich tabakassoziierte Erkrankungen vermeiden.

Reduziertes Rauchen ist bei drei Gruppen von Rauchern indiziert:

1. Raucher, die bei Entwöhnungsversuchen gescheitert sind
2. Personen, die zum Rauchen aufhören wollen, es aber nicht schaffen
3. Raucher, die zwar nicht aufhören wollen, aber das Rauchen reduzieren wollen

Besonders stark nikotinabhängige Raucher sollten das Rauchen zumindest reduzieren, da sie ein sehr hohes Risiko für tabaksassoziierte Erkrankungen wie Krebs und chronisch obstruktive Lungenerkrankungen (COPD) eingehen. Des Weiteren sollten bereits an tabaksassoziierten Erkrankungen leidende Personen, die mit dem Rauchen nicht aufhören können, das Rauchen reduzieren (JIMÉNEZ et al. 1998).

Reduziertes Rauchen und Nikotinersatztherapie (NRT)

Mit Hilfe einer Nikotinersatztherapie (NRT) kann reduziertes Rauchen erleichtert werden, da die durch Nikotinmangel ausgelösten Entzugserscheinungen wegfallen.

In einer englischen Studie wurden starke Raucher zu reduziertem Rauchen bewegt und mit Nikotinkaugummi unterstützend behandelt. Innerhalb der ersten Woche konnte die Anzahl der gerauchten Zigaretten um mehr als 50% verringert werden. Der Kohlenmonoxidgehalt in der ausgeatmeten Luft konnte um 44% reduziert werden. Mit minimaler Intervention konnten über 2 Monate hindurch die Aufnahme von toxischen Substanzen drastisch reduziert werden und die physiologischen Lungenwerte signifikant verbessert werden (RENNARD et al. 1990).

Eine Studie in Schweden konnte ähnliche Ergebnisse erzielen. Durch reduziertes Rauchen mit unterstützender Nikotinersatztherapie wurde die durchschnittliche Anzahl der Zigaretten von 23 auf 14, also um 37% in der ersten Woche gesenkt. In der zweiten Woche verringerte sich die Zahl auf 10 Zigaretten pro Tag (56%). Der Kohlenmonoxidgehalt in der ausgeatmeten Luft verringerte sich um 35%. Zudem wurde von den Teilnehmern berichtet, dass durch reduziertes Rauchen die Motivation zum Aufhören gestiegen sei (FAGERSTRÖM et al. 1996).

Anwendung und mögliche Konsequenzen des reduzierten Rauchens

Raucher sollen über reduziertes Rauchen aufgeklärt werden. Das Ziel, nämlich aufzuhören oder die Anzahl der Zigaretten bis zur endgültigen Entwöhnung zu reduzieren, sollte immer vor Augen gehalten werden. Nach ein paar Wochen sollte die Anzahl der Zigaretten um 50% reduziert werden. Jeder Raucher muss die Möglichkeit haben, die verschiedenen Formen des Nikotinersatzes kennenzulernen, um so nach individuellen Bedürfnissen ein Produkt auszuwählen.

Würde sich das Rauchen in Österreich um 1% reduzieren lassen, hätte dies 10 Jahre später zur Folge, dass jährlich 14 Männer weniger an Lungenkrebs sterben würden. Eine Reduktion des Rauchens um 50% würde 700 Männer jährlich den verfrühten Tod durch Lungenkrebs ersparen. Wenn man die Raucherinnen und weitere tabaksassoziierte Erkrankungen miteinbezieht, hätte dies pro Jahr tausende Todesfälle weniger zur Folge.

In Schweden wurde eine ähnliche auf epidemiologische Daten aufgebaute

Schätzung durchgeführt, mit dem Ergebnis, dass eine Reduktion des Rauchens um die Hälfte in 15 Jahren 31% weniger Lungenkrebstote zur Folge hätte.

Überträgt man diese Schätzungen auf die Europäische Union, würden pro Jahr mindestens 100 000 Menschen weniger an tabakassoziierten Erkrankungen sterben. Eine Reduktion des Rauchens um nur 1% würde 1000 Leben retten.

Angesichts dieser Schätzungen sollte reduziertes Rauchen als eine erste wertvolle Stufe in der Behandlung von Rauchern, die nicht aufhören können oder wollen, angesehen werden (JIMÉNEZ-RUIZ et al. 1998).

Aufgrund der vorhandenen wissenschaftlichen Literatur und der eigenen klinischen Erfahrungen wird dringend vorgeschlagen, das Konzept „Reduziertes Rauchen" auch und vor allem unter Einsatz der Nikotinersatz-Präparate als zusätzliche Strategie zur Verringerung tabakassoziierter Schäden anzuerkennen. Dessen ungeachtet besteht kein Zweifel, dass die vollkommene Tabakabstinenz das wünschenswerte Ziel aller therapeutischen Bemühungen sein muss und darüber hinaus alle Maßnahmen zur Etablierung wirksamer Präventionsprogramme besondere Aufmerksamkeit verdienen.

Schlußbemerkungen

Das Rauchverhalten vieler Raucher ist multifaktoriell determiniert und daher auch verschiedenen therapeutischen Methoden zugänglich zu machen. So werden nikotinabhängige Raucher meist zusätzlich einer psychologischen Intervention bedürfen. Weiters gibt es Raucher, die sich manchmal zu den Spiegelrauchern zählen und zu anderen Zeitpunkten Spitzenraucher sind. Demnach wären dann entsprechend den Ergebnissen im WSR die Therapieempfehlungen zu kombinieren, um für jeden der Klienten die effizienteste Behandlung anbieten zu können.

Interventionen für therapieresistente Raucher

Therapieresistente Raucher können in zwei Gruppen unterteilt werden. Zum einen handelt es sich um Raucher, die aufgrund mangelnder Information ein nur geringes Problembewußtsein im Bezug auf Rauchen haben und nicht bereit sind, sich einer Therapie zu unterziehen. Bei der zweite Gruppe handelt es sich um Raucher, die bei herkömmlichen Rauchertherapien bisher gescheitert sind (FAGERSTRÖM 1998).

Zumeist wird Therapieresistenz in Bezug auf ein gänzliches Einstellen des Rauchens diskutiert. Oftmals wird ein sofortiges und vollständiges Aufhören gefordert, ohne dabei zu berücksichtigen, dass gerade dieser Imperativ zu Widerstand und Therapieresistenz führen kann. So gibt es sehr viele Raucher, die beabsichtigen, weniger zu rauchen, aber nicht vollständig aufhören wollen.

In einer europäischen Studie gaben 5 % der Raucher an, dass sie innerhalb eines Monats mit dem Rauchen aufhören wollen, 14 % beabsichtigen innerhalb der nächsten 6 Monate aufzuhören und 33 % sind bereit, weniger zu rauchen (O'BRIAN 1996).

Als wichtigstes Ziel bei der Behandlung von therapieresistenten Rauchern ist die Reduzierung des Tabakkonsums anzusehen.

Sehr häufig gelingt es vor allem den nikotinabhängigen Rauchern aufgrund der Entzugserscheinungen nicht, das Rauchen zu reduzieren. Mit Hilfe von Nikotinersatztherapie kann der Tabakkonsum herabgesetzt werden. So zeigen Untersuchungen, dass durch die Applikation von Nikotinersatz schwere Raucher das Rauchen innerhalb kürzester Zeit um bis zu 50 % reduzierten (RENNARD et al. 1994, FAGERSTRÖM et al. 1997).

Raucher, die bei Therapien gescheitert sind, sollten andere bzw. neue Methoden zur Reduktion des Tabakkonsums kennenlernen. So hat sich gezeigt, dass eine Kombination der verschiedenen Produkte der Nikotinersatztherapie größeren Erfolg zeigen als die Verwendung einzelner Produkte. Die Anwendung von Nikotinpflaster in Kombination mit einem der anderen Produkte – Kaugummi, Spray oder Inhalator – wirkt effektiver als ein Produkt allein (FAGERSTRÖM 1998).

Reduziertes Rauchen kann durch verhaltenstherapeutische Maßnahmen zusätzlich unterstützt werden. Der Tabakkonsum kann nach einem genauen Zeitplan immer mehr reduziert werden. Dabei werden die rauchfreien Intervalle immer länger und es darf nur zu bestimmten Zeiten geraucht werden. So wird die Verbindung zwischen Rauchen und internalen oder externalen Reizen aufgehoben. Dabei kann auch ein computergestütztes Rauchertherapie Programm (CAST) zur Anwendung kommen, wobei ein kleiner Computer die Zeitpunkte, an denen geraucht werden darf, anzeigt (CINCIRIPINI 1995, 1997).

Eine weitere Methode zur Reduzierung des Rauchens ist die hierarchische Reduktion, wonach zuerst die am leichtesten entbehrbaren Zigaretten weggelassen werden.

Zudem wurde gefunden, dass eine Reduktion des Rauchens nach diesen beiden Methoden die Motivation zum Aufhören erhöht (RIGGS et al. 1998).

Ein Feedback über die aktuelle Toxinaufnahme durch Zigaretten wäre eine weitere, noch zu evaluierende verhaltenstherapeutische Methode. So könnte sich ein transportables Kohlenmonoxid-Meßgerät für den Eigenbedarf auf den Zigarettenkonsum reduzierend auswirken (FAGERSTRÖM 1998).

Schließlich besteht auch die Möglichkeit, stark abhängige Raucher aus der gewohnten Umgebung herauszunehmen und in der kontrollierten Umgebung eines Krankenhauses zu therapieren.

ORGANISATION

Allgemeine Aufklärung – 25 Jahre Information der Bevölkerung

Informationsstand der Bevölkerung über die Gesundheitsgefahren des Rauchens vor 25 Jahren und heute
(siehe auch Anhang „Allgemeine Aufklärung – 25 Jahre Information der Bevölkerung")

Als im Jahre 1974 die *Raucherfibel* (FLAMM H, KUNZE M, KUNZE MJ), die erste in Österreich aufgelegte Publikumsbroschüre zum Thema Rauchen erschien, reichte der Wissensstand der Bevölkerung über Rauchen und dessen Gefahren für die Gesundheit bei weitem nicht an den heutigen heran. Die Raucherfibel gliedert sich in drei Abschnitte. Dabei sind die Schwerpunkte im ersten Abschnitt auf die Gefahr der verschiedenen Erkrankungen, die mit dem Rauchen assoziiert sind, gesetzt. So wurden im Jahr 1974 ausführlich Krebserkrankungen, Herz-Kreislauferkrankungen und Lungenkrankheiten und deren Ursachen diskutiert. Der Informationsbedarf der rauchenden und auch nicht-rauchenden Bevölkerung war in den 70er Jahren sehr hoch, was sich auch in dem Kapitel „Fragen und Antworten" widerspiegelt. Dabei werden auf Fragen Antworten gegeben, die heute infolge der intensiven Informationskampagnen selbstverständlich sind und Teil des Allgemeinwissens darstellen. Dieser Unterschied im Gesundheitsbewusstsein der Bevölkerung vor 25 Jahren und heute zeigt einmal mehr die Notwendigkeit und Wichtigkeit von Prävention und Information.

So schien es 1974 noch nicht selbstverständlich, wonach z.B. Lungenkrebs, Kehlkopfkrebs, oder ein Myokardinfarkt mit dem Rauchen in Verbindung stehen. In dieser Raucherbroschüre wird weiters auf die Auswirkungen des Rauchens auf die Schwangerschaft und auf das Passivrauchen hingewiesen. Mit der *Raucherfibel* gelang es erstmals in Österreich, eine breite Bevölkerungsschicht zum Thema Rauchen anzusprechen und zu sensibilisieren, was den ersten und wohl wichtigsten Schritt in Richtung Raucherinformation, Raucherprävention und Raucherentwöhnung darstellt. Somit war ein Grundstein für die in den nächsten Jahren folgenden Raucher-Informationskampagnen gelegt.

Im *Raucherprotokoll* (KUNZE und SCHOBERBERGER 1998), die neueste Broschüre in der über 25 Jahre kontinuierlichen Fortsetzung der Raucherberatung und Raucherinformation, nimmt der Informationsteil über tabakassoziierte Erkrankungen nur mehr einen geringen Umfang ein, was als eine gelungene Verankerung der gesundheitsgefährdenden Wirkung des Tabakkonsums im öffentlichen Bewusstsein zu verstehen ist.

Dieses Wissen um die Gefahren des Rauchens und ein erhöhtes Gesundheitsbewusstsein in Bezug auf Tabakkonsum in der österreichischen Bevölkerung konnte unter anderem durch die Aktion „Ohne Rauch geht's auch" im Jahr 1980, der Wiederholungskampagne 1985 und den nachfolgenden Kampagnen „W.E.G.-Wetten es geht?" erfolgreich kommuniziert und gefestigt werden. So erreichte 1980 die Aktion „Ohne Rauch geht's auch", die mit Abstand intensivste Informationskampagne über ein Gesundheitsthema in Österreich, die gesamte Bevölkerung.

Wissenschaftliche Fortschritte in der Raucherberatung

Der wohl wesentlichste Unterschied des Wissensstandes in der Raucherberatung von heute und den Stand vor 25 Jahren liegt in der Erkennung des Nikotins als psychoaktive, abhängig machende Substanz. Mit der Auflage des DSM-III-R (Diagnostic and Statistical Manual of Mental Disorders) wurde die Nikotinabhängigkeit als Störung im Sinne einer Abhängigkeit von einer psychoaktiven Substanz klassifiziert (1987). Demnach bewirkt eine plötzliche Abstinenz von Nikotin Entzugserscheinungen. In den Raucherbroschüren der 70er und frühen 80er Jahren werden Nikotinentzugserscheinungen zwar erwähnt, doch ist man sich des vollen Ausmaßes dieses Phänomens noch nicht bewußt. So wird in den 70er Jahren zwar diskutiert, wonach wahrscheinlich ein sehr geringer Anteil von Rauchern süchtig sein könnte, aber von einer Nikotinsucht ist noch keine Rede. Diese Erkenntnis spiegelt sich naturgemäß in den Broschüren der Raucherberatung wider. Rauchen wurde damals als eine erlernte Gewohnheit angesehen und Entzugserscheinungen als körperliche Unannehmlichkeiten, die keinesfalls bei jedem Raucher auftreten und zumeist innerhalb weniger Tage abklingen.

Demgegenüber weiß man heute, dass 80 % aller Raucher Nikotinentzugserscheinungen zeigen, wenn sie versuchen aufzuhören. Dementsprechend verlagern sich die Schwerpunkte der Raucherberatung auf die Betonung der Wichtigkeit der Nikotinabhängigkeit und auf die Information über die physischen und psychischen Entzugserscheinungen. In der Broschüre *Raucherprotokoll* (1998) werden die Symptome des Entzugs ausführlich dargestellt: Unruhe, Gereiztheit, Müdigkeit, Schlafstörungen, Ungeduld, Verwirrtheit, Konzentrationsschwäche und eine herabgesetzte Herzfrequenz. Diese Symptome sind in den ersten 24–48 Stunden am stärksten und verschwinden meist nach 2–3 Wochen (Fortschritte in der␣␣␣␣ siehe unten).

Mit der Entwicklung des Fagerström Test für Nikotinabhängigkeit (1989, 1991) hat die Raucherberatung, aber auch der entwöhnungswillige Raucher selbst erstmals ein Instrument in der Hand, um seine Nikotinabhängigkeit zu eruieren und dementsprechend therapeutische Maßnahmen zu setzen. Der Nikotinabhängigkeits-Test kommt im Rahmen der Raucherberatung seit Beginn der 90er Jahre als Standardinventar zum Einsatz.

Des Weiteren wird heute im Gegensatz zu früher stärker auf die Motivation eines Rauchers, d.h. auf die Bereitschaft, mit dem Rauchen aufzuhören, geachtet. So unterscheidet man zwischen konsonanten und dissonanten Rauchern, also Raucher, die mit ihrem Rauchverhalten zufrieden und solche, die unzufrieden sind.

Während in den 70er Jahren die Raucherberatung den Konsum von leichteren Zigarettenmarken empfohlen hat, ist man heute davon gänzlich abgekommen. So zeigen neuere Forschungen, wonach die Aufnahme von Nikotin und anderen Rauchinhaltsstoffen von der Stärke der Zigarette kaum beeinflußt wird. Der Raucher steuert die Nikotinaufnahme weitgehend unabhängig vom Nikotingehalt der Zigaretten. Ist der Nikotingehalt der Zigarette gering, so wird kompensatorisch intensiver geraucht. Man spricht von der Selbstregulation der Nikotinaufnahme.

Diese zentralen wissenschaftlichen Erkenntnisse zeigen Auswirkungen auf die Raucherberatung und Rauchertherapie insofern, als sich die Behandlung in den letzten 25 Jahren gewandelt hat, in anderen Bereichen aber beinahe unverändert geblieben ist.

Therapie im Rahmen der Raucherberatung – gestern und heute

Wie schon erwähnt, liegt einer der wesentlichen Unterschiede der Rauchertherapie von heute im Gegensatz zu der vor 25 Jahren in der Erkenntnis, wonach Nikotin als abhängig machende, psychoaktive Substanz und Nikotinabhängigkeit als Krankheit erkannt wurde. Rauchen wurde in den 70er Jahren bis Mitte der 80er Jahre ausschließlich als erlernte Gewohnheit angesehen, die man auch wieder verlernen kann, wobei dem Nikotin anfangs keine und später eine immer größer werdende Bedeutung zugeschrieben wurde. Demnach waren die Ansätze der Rauchertherapie verhaltenstherapeutisch orientiert. So wurde in der *Raucherfibel* (1974) der Grundstock für die Verhaltensmodifikation und für das Raucherprotokoll gelegt. Das Raucherprotokoll dient der Erstellung und Analyse des eigenen Rauchverhaltens und dient als Hilfsmittel zur Entwöhnung durch Verhaltensmodifikation. Das Raucherprotokoll und die Verhaltensmodifikation wurden ständig weiterentwickelt und sind heute in Gemeinschaft mit anderen Verfahren eine der zentralen Säulen der Raucherentwöhnung. Nach der Analyse des Protokolls kann sich der Entwöhnungswillige für die Schritt-für-Schritt-Methode oder für die Schlußpunkt-Methode entscheiden. Auch diese beiden Methoden wurden bereits in ihren Grundzügen in der *Raucherfibel* festgelegt.

Eine vollkommen neue Dimension in der Raucherberatung tat sich durch Einführung der Nikotinersatztherapie auf. In der Raucherberatungsbroschüre „Es ist leichter geworden, sich das Rauchen abzugewöhnen..." (KUNZE und SCHOBERBERGER 1986) erstmals vorgestellt, eröffnet diese Form der Therapie, gekoppelt an die Erkenntnis und Klassifikation der Nikotinabhängigkeit als Suchtkrankheit, neue Möglichkeiten der Behandlung. In Kombination mit dem Raucherprotokoll stellt die medikamentöse Applikation von Nikotin eine optimale Form der Rauchertherapie für nikotinabhängige Raucher dar. Eine gegebene körperliche Abhängigkeit wird durch Nikotinersatztherapie und das Rauchverhalten mittels Raucherprotokoll und Verhaltensmodifikation therapiert.

Als weitere Erneuerung auf dem Gebiet der Raucherberatung ist das Konzept des reduzierten Rauchens anzusehen. Während in früheren Jahren als unumstößliches Ziel eine totale Abstinenz gefordert wurde, kann mit dieser neuen

Reduktionsmethode der Tabakkonsum langfristig entscheidend eingeschränkt werden. Dabei empfiehlt sich die Anwendung eines Nikotin-Inhalators, dem neuesten Produkt der Nikotinersatztherapie. Indiziert ist diese Strategie zur Verringerung tabakassoziierter Erkrankungen bei Rauchern, die aufgrund ihrer ausgeprägten Nikotinabhängigkeit nicht oder noch nicht mit dem Tabakkonsum vollkommen aufhören können.

Mit der Empfehlung an möglichst alle Raucher, neben den Zigaretten auch den Inhalator mitzuführen, wird ein grundsätzlich neuer Weg in der Bewältigung des Tabakproblems beschritten, denn jede Zigarette weniger ist ein Schritt in die richtige Richtung.

Aktion „Ohne Rauch geht's auch" 1980

Anläßlich des Weltgesundheitstages 1980, der unter dem Motto „Rauchen oder Gesundheit – Du hast die Wahl" stand, beschloß das Bundesministerium für Gesundheit und Umweltschutz eine Anti-Tabak-Kampagne durchzuführen. Die Aktion, die unter dem Motto „Ohne Rauch geht's auch" stand, erstreckte sich über einen Zeitraum von ca. 8 Wochen (17. November 1980 bis 14 Jänner 1981) und stellte die mit Abstand intensivste je in Österreich durchgeführte Informationskampagne über ein Gesundheitsthema dar. Ziel der Kampagne war weniger die Warnung vor gesundheitlichen Schäden des Rauchens, als das positive Image des Nichtrauchens zu fördern. Dabei führte die Abteilung für Sozialmedizin des Hygiene-Instituts der Universität Wien (Leiter: M. KUNZE) begleitende Studien durch, deren Ergebnisse im Folgenden dargestellt werden.

Im Rahmen der Aktion „Ohne Rauch geht's auch" wurde ein programmiertes Aufhör-System (SCHOBERBERGER 1980) entwickelt, welches auf Basis der Verhaltensmodifikation beruht und eine eigenständige Nikotinentwöhnung ermöglicht. In dieser Broschüre wurde ein strukturiertes Raucherprotokoll verwendet, in welchem Tag, Uhrzeit und Anlass/Gelegenheit des Rauchens exakt festgehalten werden. Vorteil dieses Systems zur Raucherentwöhnung ist die programmierte Struktur, welche eine Abstimmung der individuellen Entwöhnungsschritte ermöglicht. So kann bei allfälligen Rückschritten oder auch bei Vorwärtssprüngen in der Therapie an geeigneter Stelle des Programms eingestiegen und im Bedarfsfall wieder an einem entsprechenden Modul begonnen werden. Zudem werden in diesem Programm die beiden Methoden der Entwöhnung, die Schritt-für-Schritt-Methode und die Schlußpunkt-Methode umgesetzt.

Der Bekanntheitsgrad der Kampagne lag bei 98% und alle Österreicher kannten den Slogan „Ohne Rauch geht's auch". 1979, also ein Jahr vor der Kampagne, rauchten insgesamt 34% der Bevölkerung. Nach der Aktion (1981) rauchten 27%. So rauchten vor der Aktion 44% der Männer und 26% der Frauen. Diese Anteile konnten auf 33% bei den Männern und auf 22% bei den Frauen reduziert werden. Insgesamt wurden ca. 115.000 Exemplare des oben beschriebenen Entwöhnungsprogramms verschickt.

36.000 Personen forderten die Broschüre für den eigenen Gebrauch persönlich an. Diese Personen wurden einer Untersuchung unterzogen. Etwa ein Viertel der Respondenten hatte das Rauchen eingestellt und mehr als die Hälfte rauchte zum Zeitpunkt der Untersuchung weniger. Insgesamt berichteten 80 % der Teilnehmer bzw. Anwender des Entwöhnungsprogramms über einen Erfolg ihrer Bemühungen zur Änderung ihres Rauchverhaltens.

Bevölkerungsbedarf an Raucherentwöhnung – Ergebnisse einer Umfrage

1991 wurde vom Institut für Sozialmedizin gemeinsam mit einer österreichischen Tageszeitung eine der größten österreichischen Bevölkerungsumfragen zum Thema Gesundheit mit etwa 100.000 Befragungen mittels Fragebogen durchgeführt. Diese Umfrage ist natürlich nicht als repräsentativ zu bezeichnen, ergibt aber trotzdem durch die Anzahl der Befragungen interessante Aufschlüsse über den Gesundheitszustand der Österreicher und zeigt überdies viele Parallelen zu den Ergebnissen des Mikrozensus des Österreichischen Statistischen Zentralamtes (1986) in Bezug auf die Rauchgewohnheiten.

Auch in dieser Umfrage hat sich das höhere Gesundheitsbewusstsein der Frauen dokumentiert: Zwei Drittel der Respondenten waren Frauen. Die Altersstruktur der Einsender zeigt einen Anteil von 14 % in der Altersgruppe 30 Jahre und unter 30 Jahre (Männer: 10 %; Frauen 15 %), 42 % bei den 31- bis 50-Jährigen (Männer: 39 %; Frauen: 45 %) und 44 % bei den über 50-Jährigen (Männer: 51 %; Frauen: 40 %). Diese Altersstruktur spiegelt sich zum Teil auch in den Angaben zur Gesundheit wider.

Unter vielen anderen Fragestellungen wurden die Teilnehmer natürlich auch nach ihren Rauchgewohnheiten gefragt, und folgende Ergebnisse sollen neuerlich das Rauchverhalten der Österreicher veranschaulichen, mit Berücksichtigung der Raucherentwöhnung:

Ein wesentliches Ergebnis dieser Umfrage ist, dass etwa ein Drittel der Raucher, sowohl Männer als auch Frauen, mindestens einmal bereits versucht hat, mit dem Rauchen aufzuhören (33 % Männer und 37 % Frauen), im Mikrozensus sind es 38 % (37,7 % Männer und 39,1 % Frauen). Bei der Untersuchung der Angaben aus den Altersgruppen zeigt sich: Vor allem jüngere Raucherinnen geben an, bereits versucht zu haben, das Rauchen aufzugeben, es sind hier 43 % in der Altersgruppe 1 im Gegensatz zu 28 % Männer aus der gleichen Altersgruppe. Mit zunehmenden Alter gleicht sich dieser Unterschied etwas aus: In der Altersgruppe 2 sind es 35 % Frauen und 32 % Männer und in der Altersgruppe drei 33 % Frauen und 36 % Männer. Bei den Frauen ist somit eine mit dem Alter doch deutlich abnehmende Tendenz zur Raucherentwöhnung festzustellen, während diese bei den Männern eher im Ansteigen begriffen ist.

In Bezug auf den täglichen Zigarettenkonsum und berichteten Atembeschwerden steigt der Prozentsatz der Raucher mit Atembeschwerden mit der Anzahl der täglich gerauchten Zigaretten: So sind dies 43 % der Raucher mit Atemnot bei einer täglichen Stückzahl unter 10 Zigaretten, 60 % bei den Rauchern, die zwischen 10 und 20 Zigaretten rauchen und 64 %, die über 20 Zigaretten täglich rauchen.

Frauen geben häufiger bereits Atemprobleme bei Belastung an, bei einem Konsum von unter 10 Zigaretten täglich, dies trifft vor allem auf die über 50-Jährigen zu. Trennt man nun diejenigen Raucher, die schon einmal versucht haben aufzuhören, in zwei Gruppen, nämlich in eine Gruppe mit Atembeschwerden und ohne Atemprobleme, so zeigt sich kein Unterschied im Entwöhnungsversuch. Dies ist sicherlich auch dahingehend zu bewerten, dass es trotz gesundheitlicher Probleme zum Teil genau so schwierig sein kann, sich das Rauchen abzugewöhnen, und viele Raucher die Hilfestellung zur Entwöhnung durch Rauchertherapie benötigen.

In der Rauchertherapie sollte auf alle Faktoren, die auf das Beibehalten der Rauchgewohnheiten einwirken, eingegangen werden. Die praktisch für jeden Raucher relevanten Faktoren für das Aufrechterhalten des Tabakkonsums sind „Gewohnheit", „positive Konsequenzen" und „Nikotin". Diese unterschiedlichen Einflüsse variieren in ihrer Bedeutung für den einzelnen Raucher.

Mit Hilfe der Rauchertherapie sollte sich der Prozentsatz der Ex-Raucher wesentlich vergrößern, laut Umfrage sind es, wie bereits erwähnt, derzeit 20 % Männer und 8,7 % Frauen. Für viele Raucher ist es wichtig zu wissen, dass sie nicht ohne Hilfe aufhören müssen, sondern es sehr wohl diese Hilfe in Form der Rauchertherapie gibt.

Ein „Nebenbefund" der Umfrage war auch, dass sich Nichtraucher und Ex-Raucher im Bezug auf Gesundheitsvorsorge gesundheitsbewusster verhalten, indem sie die Vorsorgeuntersuchung mehr für sich in Anspruch nehmen als dies Raucher tun. Auch innerhalb der Raucher haben sich Unterschiede gezeigt, indem sich Raucher mit höherem Konsum noch seltener einer Vorsorgeuntersuchung unterzogen als solche mit geringerem Zigarettenkonsum. Vielleicht werden nun auch durch die Rauchertherapie und somit einer steigenden Anzahl von Ex-Rauchern künftig mehr Österreicher regelmäßig zur Vorsorgeuntersuchung gehen. Wünschenswert wäre natürlich, dass auch die Raucher häufiger zur Vorsorgeuntersuchung kommen, da sich hier unter anderem die Gelegenheit bietet, den Raucher hinsichtlich einer Rauchertherapie anzusprechen.

Diese Zahlen sollen den Bedarf und die Notwendigkeit professioneller Hilfestellung im Rahmen der Rauchertherapie darstellen, abgesehen von den Zahlen aus Morbiditäts- und Mortalitätsstatistik tabakassoziierter Erkrankungen. Auch weiß man, dass insgesamt mehr als 50 % der Raucher als dissonante Raucher zu bezeichnen sind, diese also mit ihren Rauchgewohnheiten keineswegs zufrieden sind. Wir wissen, sowohl aus unserer Umfrage als auch aus anderen Studien, dass davon viele Raucher mindestens einmal versucht haben, das Rauchen aufzugeben. Auf der anderen Seite gibt es immer noch genügend Raucher, die noch nie den Versuch einer Entwöhnung gemacht haben, unter anderem trotz bereits bestehender Gesundheitsstörungen.

Die Möglichkeit der Rauchertherapie kann vielleicht viele Raucher, die eine Entwöhnung noch nie versucht haben, möglicherweise auch in dem Bewusstsein, es alleine nicht zu schaffen, zur Entwöhnung motivieren, eben weil sie dabei Unterstützung erhalten; genauso verhält es sich natürlich auch mit jenen Rauchern, die bereits einmal oder auch mehrmals erfolglos versucht haben, das Rauchen aufzugeben (RIEDER et al. 1993).

Richtlinien zur Rauchertherapie für Ärzte – Ein Konsensusbericht der European Medical Association Smoking or Health (EMASH)

EMASH ist eine Organisation, die Ärzten und anderen Gesundheitsberufen offen steht. Die Ziele von EMASH sind: Die Auswirkungen und Schäden des Rauchens aufzuzeigen, Ärzte verstärkt in die Prävention und Behandlung der Nikotinabhängigkeit einzubeziehen und Aktivitäten gegen das Rauchen zu unterstützen.

Die Grundlage der hier vorliegenden Richtlinien zur Rauchertherapie, die die aktuellen Erkenntnisse und therapeutischen Möglichkeiten der Rauchertherapie darstellen, bildet ein Konsensuspapier, das im August 1996 von EMASH-Experten zusammengestellt wurde. Zudem stellen diese Richtlinien eine Fortsetzung des Konsensuspapieres von Kunze et al. aus dem Jahre 1992 dar (KUNZE et al. 1992).

Allgemeine Grundlagen

Um eine Rauchertherapie erfolgreich durchführen zu können, sind im Wesentlichen vier Punkte zu beachten:
1. Der Rauch-Status der Patienten soll routinemäßig erhoben werden. Jeder Patient soll über seine Rauchgewohnheiten genau befragt werden. Einige neue Aspekte in diesem Zusammenhang sind das Nocturnal Sleep Disturbing Nicotine Craving (NSDNC) und das Nicotine Pre Abstinence Syndrome (NPAS), welche in der Folge noch beschrieben werden.
2. Raucher sind zu bestärken, mit dem Rauchen aufzuhören.
3. Beratung ist anzubieten und – wenn notwendig – konkrete Hilfe durch pharmakologische Intervention (Nikotinersatztherapie) einzusetzen.
4. Raucher bzw. Ex-Raucher sind im Zuge von Nachkontrollen langfristig zu betreuen; weiters ist eine Untersuchung auf Vorliegen von Risikofaktoren und tabakassoziierten Erkrankungen indiziert.

Klinische Befunde

Im Zuge der Anamnese für die Rauchertherapie muss festgestellt werden, ob eine tabakassoziierte Erkrankung oder ein Risiko für eine solche vorliegt. Es sollte auch immer eine Familienanamnese erhoben werden. Bei Vorliegen einer derartigen Erkrankung oder bei Feststellung eines familiär bedingten Risikos, ist eine Rauchertherapie dringend angezeigt.

Beratung

– Notieren Sie die Daten zum Rauchverhalten in der Patientenkartei.
– Erklären Sie den Zusammenhang zwischen der vorliegenden Erkrankung (oder der Risikofaktoren) und dem Rauchen.
– Machen Sie deutlich, dass die Rauchertherapie ein wichtiger Teil der Therapie von tabakassoziierten Erkrankungen ist und zusätzliche gesundheitliche Vorteile mit sich bringt.
– Ermitteln Sie die Motivation des Patienten, das Rauchen aufzugeben und ermutigen Sie ihn.

– Verwenden Sie kurz gefaßte, leicht verständliche Broschüren und Materialien für die Rauchertherapie.

– Falls der Raucher eine geringe Abhängigkeit zeigt (FTND-score: 0–2 Punkte) beraten Sie ihn, kontrollieren Sie ihn nach und empfehlen Sie eine verhaltensorientierte Therapiegruppe, falls vorhanden. Eine Nikotinersatztherapie ist in der Regel erst ab höheren FTND-scores indiziert.

Falls der Raucher fehlgeschlagene Versuche hinter sich hat, betonen Sie, dass ihn dies nicht entmutigen und er es nochmals versuchen sollte, da laut Erfahrungswerten die Erfolgsraten nach mehreren Versuchen sogar steigen. In diesem Stadium könnte auch Nikotinersatztherapie (Nicotine Replacement Therapy-NRT) in Erwägung gezogen werden, falls andere Methoden fehlgeschlagen sind.

Die NRT hat bei entsprechender professioneller Beratung gute Erfolgsaussichten.

Methoden der Rauchertherapie

Es gibt verschiedene Methoden der Rauchertherapie. Die meisten Menschen schaffen es alleine, das Rauchen aufzugeben. Andere wiederum benötigen professionelle Hilfe.

Der wesentliche Bestandteil der Therapie ist der Wille zum Erfolg und persönlicher Einsatz. Im Zuge der Rauchertherapie muss der Raucher lernen, Gewohnheiten, die eng mit dem Rauchen verbunden sind (z.B. eine Zigarette zum Kaffee, beim Telefonieren, beim Fernsehen usw.), abzulegen. Der Raucher sollte seine Freunde und Verwandten über seine Absicht informieren und bitten, dass ihm keine Zigaretten angeboten werden. Leider kann es passieren, dass eine einzige Zigarette den Entwöhnungsversuch zunichte macht und der Raucher wieder mit dem Rauchen beginnt.

Verhaltensorientierte Methoden

Diese werden in der Regel im Rahmen von Gruppenberatungen intramural (meist ambulant) oder in anderen Einrichtungen des Gesundheitswesens sowie in einigen großen Firmen angeboten.

Diese Interventionsform eignet sich auch in besonderem Maße für weniger nikotinabhängige Raucher, kann und soll aber bei vorliegender Nikotinabhängigkeit durch NRT (siehe Abschnitt „Nikotinersatztherapie") ergänzt werden.

Rauchertherapie im Rahmen von Gruppenberatung

Raucherentwöhnung auf Basis einer Gruppenberatung ist nicht nur aus ökonomischen Gründen zu empfehlen. Da es zu wünschenswerten Verhaltensänderungen kommen soll, hat es sich als sinnvoll erwiesen, zunächst 10 Gruppensitzungen zu vereinbaren, wobei die Treffen einmal in der Woche stattfinden. Diese regelmäßigen Zusammenkünfte sind insofern notwendig, als die Klienten gelernte Verhaltensmuster wieder verlernen sollen. In diesem Zeitraum sollte es gelingen, jene Methoden zu vermitteln, die es nicht nur ermöglichen das Verhalten unmittelbar zu verändern, sondern der Klient sollte auch lernen, in Zukunft mit Risikosituationen umzugehen. Somit wird er zu seinem eigenen „Therapeuten".

Bei der Raucherberatung in der Gruppe sind wiederum auf die bereits im Kapitel Verhaltensmodifikation erwähnten Faktoren, die für die Aufrechterhaltung des Rauchens verantwortlich sind – Gewohnheitsfaktor, Kompensationsfaktor und der Faktor Nikotin – zu achten. Diese Dimensionen des Rauchverhaltens sind durch Verhaltensmodifikation und Nikotinersatztherapie in Angriff zu nehmen.

Der Ablauf von Gruppenberatungen sollte durch Schwerpunktsetzungen strukturiert sein und könnte wie im Folgenden aufgebaut sein:

In der ersten Sitzung wird eine Raucheranamnese durchgeführt und der Fagerström-Test für Nikotinabhängigkeit zur Ermittlung des Abhängigkeitsgrades vorgelegt. In der Raucheranamnese sollen das aktuelle Rauchverhalten, die bisherigen Entwöhnungsversuche und die Entwöhnungsmotive behandelt werden. Für die kommende Woche soll jedes Gruppenmitglied möglichst wenig rauchen und ein Raucherprotokoll anlegen, in welchem die Situationen, in denen das Rauchverlangen auftritt, aufgezeichnet werden. Des Weiteren wird die Nikotinersatztherapie erläutert und auf deren Wirkung und Anwendung eingegangen. Auch informative Broschüren können zusätzlich verteilt werden.

In der darauffolgenden Woche findet die zweite Gruppensitzung statt. Schwerpunkt dieser Zusammenkunft ist die Besprechung und Analyse des Raucherprotokolls jedes Teilnehmers. Darauf aufbauend werden die nächsten Schritte der Entwöhnung besprochen und festgelegt.

Bei den nächstfolgenden Zusammenkünften werden die Fortschritte der Entwöhnung diskutiert und eventuell auftauchende Probleme erörtert. Des Weiteren können zur Bewältigung noch unterstützende Maßnahmen wie etwa Autogenes Training, Muskelentspannungs-Training oder Akupunktur angeboten werden.

In den letzten Gruppensitzungen werden eventuelle Rückfälle diskutiert. Letztendlich wird die Nikotinersatztherapie allmählich ausgeblendet.

Vorschläge zur Organisation und Integration in die klinische Tätigkeit

Bisher wird viel zu wenig beachtet, dass sich das Krankenhaus im besonderen Maße dazu eignet, Programme, die auf eine Lebensstiländerung abzielen, anzubieten. Patienten, die sich einer Behandlung im Krankenhaus unterziehen müssen, sind in der Regel gegenüber Gesundheitsfragen sensibel und erwarten sogar eine diesbezügliche Betreuung.

Vielfach sind schon aufgrund der oft „verhaltensgebundenen" Gesundheitsstörungen Maßnahmen zur Veränderung des Lebensstils notwendig, um die Krankheit vorerst effektiv behandeln zu können, aber auch um einer neuerlichen Entstehung bzw. Verschlechterung der Krankheit vorzubeugen.

Manche Krankheitsbilder, wie etwa die Hypertonie, lassen sich wirkungsvoll beeinflussen, wenn neben der medikamentösen Therapie auch eine Anpassung des Lebensstils und der Konsumgewohnheiten erfolgt. Die Behandlung des Bluthochdrucks ist meist nicht damit abgeschlossen, dem Patienten ein Medikament zu verordnen, sondern Schritt für Schritt sollten jene riskanten Verhaltensweisen verändert werden, die mit der Entstehung des Bluthochdrucks in Zusammenhang gebracht werden. Neben der Tabakabstinenz sollten übergewichtige Hypertoniker zu ihrem „Normalgewicht" finden, die Ernährungsgewohnheiten bezüglich des oft zu häufigen Salz- und Alkoholkonsums verändern, sich vermehrt Bewegung verschaffen und versuchen, in Zukunft ihre Stress-situationen besser zu bewältigen.

Anzusprechen wären jedoch alle Patienten mit gesundheitsriskanten Verhaltensweisen, auch dann, wenn sie sich nicht aufgrund einer „verhaltensgebundenen" Krankheit in Behandlung befinden. Der Krankenhausaufenthalt wäre in idealer Weise dazu geeignet, Maßnahmen zur Lebensstiländerung zu initiieren. Eine intramural begonnene Raucherberatung könnte nach Entlassung aus dem Krankenhaus entweder in Eigenregie, in speziellen Beratungsstellen, beim niedergelassenen Arzt oder beim klinischen Psychologen oder Gesundheitspsychologen fortgesetzt werden. Weiters besteht die Möglichkeit, im Krankenhaus zusätzlich eine ambulante Betreuung vorzusehen, damit jene Patienten, die im Rahmen ihres Klinikaufenthaltes eine derartige Beratung in Anspruch genommen haben, diese auch weiterführen können.

In einer 1983 durchgeführten Fragebogenerhebung in 258 Krankenhausabteilungen haben 45 % der antwortenden Einrichtungen angegeben, dass die Raucherberatung Teil der therapeutischen Intervention sei (KUNZE et al. 1985).

Führt man allerdings eine detailliertere Analyse durch, kommt man zu der Erkenntnis, dass sich die meisten „Interventionen" auf ein angeordnetes Rauchverbot beziehen, ohne dass eine darüber hinausgehende Strategie angeboten wurde. Nur 11% der Krankenhausabteilungen, vorwiegend rehabilitative oder internistische Einrichtungen, bieten konkrete Interventionen wie Einzel- oder Gruppenberatungen an.

Bei einer 1993 durchgeführten Analyse über die Rauchertherapie-Angebote in Österreich konnten lediglich zehn konkrete Angebote einer intramuralen Rauchertherapie ermittelt werden (FONDS GESUNDES ÖSTERREICH 1993).

Projekt Josefhof

1997 hat die Versicherungsanstalt des Österreichischen Bergbaues mit Kooperation des Instituts für Sozialmedizin der Universität Wien einen auch international neuen Weg der Rauchertherapie erschlossen. Rauchern wurde erstmals die Möglichkeit geboten, im Rahmen eines dreiwöchigen Kuraufenthaltes in der Gesundheitsvorsorgeeinrichtung „Josefhof" bei Graz, sich einer Rauchertherapie zu unterziehen. Das einmalige an dieser Maßnahme ist, dass die Patienten nicht aufgrund anderer Beschwerden einem Kurheilverfahren unterzogen wurden und in diesem Zusammenhang eine Behandlung im Sinne der Rauchertherapie erfuhren, sondern dass tatsächlich die Raucherintervention Anlass für den Kuraufenthalt darstellte.

Dies entspricht durchaus der wissenschaftlich begründbaren Entwicklung der letzten Jahre. Mit der Klassifikation der Nikotinabhängigkeit als Krankheit (ICD 10: Punkt 17, Punkt 17.2) und den zur Verfügung stehenden Interventionsformen war es nur mehr eine Frage der Zeit, der Nikotinabhängigkeit in der Behandlung jenen Stellenwert einzuräumen, den auch andere Suchterkrankungen innehaben.

Nicht nur, dass dieses Pilotprojekt aufgrund seiner absoluten Neuartigkeit von großer Bedeutung ist, konnte es – zumindest was vorläufig den Kurzzeiterfolg betrifft – äußerst erfolgreich abgeschlossen werden. Die gewissenhafte und intensive Vorbereitung, das Erstellen eines hilfreichen Manuals („Pro-Fit-Antiraucherprogramm"; siehe Anhang) für die Kurteilnehmer und die Durchführung effizienter Gruppenarbeiten, Einzelgespräche, Herz-Kreislauf-Sportaktivitäten, mentaler Entspannungsmethoden, physikalischer Therapien, Ernährungsberatungen kombiniert mit begleitenden diagnostischen (z.B. CO-Messung) und therapeutischen (z.B. Nikotinersatztherapie) Maßnahmen haben dazu geführt, dass alle Teilnehmer der ersten beiden Pilotkurse Abstinenz erreichen konnten.

Insgesamt haben 44 Klienten (38 Männer, 6 Frauen) den Kuraufenthalt begonnen und 41 auch abgeschlossen.

Bis auf einen der Teilnehmer hatten alle anderen einen Tabakkonsum von mehr als 10 Jahren aufzuweisen. Dabei handelt es sich um im Schnitt eher „starke" Raucher. 97,6% rauchen mehr als 10 Zigaretten täglich. Wenngleich dieser Anteil mit 87,0% in der Gesamtstichprobe österreichischer Raucher auch sehr hoch ist, liegt er bei den Kurgästen des Josefhofs doch noch deutlich höher. Dies trifft auch für andere Aspekte des Rauchverhaltens zu: So hatten bereits 75,6% mehrmals versucht, vom Rauchen loszukommen (Gesamtbevölkerung: 34,0%) und 17,1% Nikotinersatzpräparate probiert (Gesamtbevölkerung: 12%). Auch fällt auf, dass bei den Kurteilnehmern ein überdurchschnittlich hoher FTND-Wert (Nikotinabhängigkeitswert) vorliegt. Während beim österreichischen Durchschnittsraucher ein Wert von 3,59 (bei einem möglichen Maximalwert von 10) ermittelt wurde, liegen die Klienten des Josefhofs bei 6,61. 29,3% der Kurteilnehmer erzielen sogar sehr hohe Nikotinabhängigkeitswerte (Scores von 8–10), die sonst bei Rauchern nur in 9% (Männer) bzw. 5% (Frauen) der Fälle gefunden werden.

Die Hauptprobleme, die die Raucher subjektiv als Störvariable und Motivation zur Therapie empfinden, liegen an der „trockenen, faltigen Haut" (46,3%), an der „allgemeinen Lebensbeeinträchtigung" (36,0% immer, 9,8% manchmal) und am „Mundgeruch" (22,0% immer, 24,4% manchmal).

Das vorläufig auffallendste Ergebnis ist der optimale Kurzzeiterfolg der Kurteilnehmer. Alle Klienten haben in der vorgeschriebenen Zeit Abstinenz erreicht und waren vor ihrer Heimreise bereits zwei Wochen rauchfrei. Dass es ihnen dabei gar nicht so schlecht erging, konnte bei der Schlussdiskussion festgestellt werden. Es läßt sich dies aber auch an den gemessenen Befindlichkeitswerten ablesen. So ist der mit der Befindlichkeitsskala von ZERSSEN erhobene Mittelwert am Beginn 13,78, verschlechtert sich gegen Mitte des Turnusses auf 15,80 – wo offenbar die Belastung der intensiven Phase der Entwöhnung zum Ausdruck kommt – und verbessert sich dann doch wieder deutlich auf 11,63 am Ende des Aufenthaltes. Die Unterschiede sind zwar – vielleicht aufgrund der kleinen Stichprobe – nicht signifikant ($p = 0{,}1637$), zeigen aber immerhin auf, dass sich die Entwöhnung keinesfalls negativ auf die Befindlichkeit ausgewirkt hat.

Was hingegen die Entzugssymptomatik betrifft, zeichnet sich sehr wohl ein signifikantes Ergebnis ab. Liegt der durchschnittliche Wert bezogen auf „Verlangen", „Unruhe", „vermehrtes Essen" etc. beim ersten Messzeitpunkt noch bei 3,16, so sinkt dieser Score bis zur zweiten Erhebung auf 2,58 und erreicht schließlich bei der letzten Messung 1,72. Dieser Unterschied ist als statistisch signifikant einzustufen (p = 0,0192) und bedeutet, dass Entzugssymptome im Laufe der Therapie deutlich abgenommen haben.

Offenbar ist es also gelungen, ein entsprechendes therapeutisches Angebot zu schaffen, das nicht nur dazu führte, dass das Rauchen eingestellt werden konnte, sondern sich auch nicht ungünstig auf die subjektive Befindlichkeit auswirkte und die Entzugssymptomatik deutlich sinken ließ. Dies scheinen sehr gute Voraussetzungen für den Langzeiterfolg zu sein. Dieser wird bei den Klienten in monatlichen Abständen mittels Briefkontakt ermittelt und ein halbes Jahr nach dem Kuraufenthalt durch eine Nachuntersuchung im Josefhof festgestellt. Eine derartige Nachuntersuchung zeigte, dass 75 % der Teilnehmer abstinent bleiben konnten (0 Zigaretten). Der ermittelte Kohlenmonoxid-Wert in der Ausatemluft lag bei 4,8 ppm, was einem Nichtraucher-Wert entspricht. Auch bei der Kontrolle des Körpergewichts haben die Klienten ein zufriedenstellendes Resultat erzielt. Von einem durchschnittlichen Anfangsgewicht in Höhe von 82,3 kg und einem Körpergewicht von 81,3 kg am Ende des Kuraufenthaltes betrug das Gewicht bei der Nachuntersuchung 81,9 kg – also immer noch etwas geringer als zu Beginn der Intervention.

Rauchertherapie in Kur- und Rehabilitationseinrichtungen

Kur- und Rehabilitationseinrichtungen eignen sich besonders gut, neben dem Rehabilitationsprogramm zusätzlich Rauchertherapien durchzuführen.

Raucherentwöhnung reduziert nicht nur das Risiko der Gesamtbevölkerung, an einer Herz-Kreislauferkrankung zu erkranken, auch bei Patienten mit einem Myokardinfarkt verringert sich das Risiko auf eine erneute kardiovaskuläre Erkrankung. Nachweislich haben Herzinfarktpatienten, die nach dem Infarkt den Tabakkonsum einstellen, eine signifikant höhere Lebenserwartung als solche, die nach dem Infarkt weiterrauchen. In einer Rehabilitationsklinik für Herzinfarktpatienten nahmen 80 Patienten neben dem üblichen Rehabilitationsprogramm an einer Rauchertherapie teil. Der durchschnittliche Zigarettenkonsum vor dem Infarkt bewegte sich bei 22 Zigaretten pro Tag. 18 Monate nach dem Aufenthalt in der Rehabilitationsklinik hatten 53 Patienten (66 %) das Rauchen eingestellt. Es zeigte sich, dass die Aufenthaltsdauer der wichtigste Faktor zur Vorhersage einer erfolgreichen Rauchertherapie war (DI TULLIO et al. 1991).

In einem Rehabilitationszentrum für Herzerkrankungen nahmen 28 Raucher freiwillig an einem Raucherentwöhnungsprogramm teil. Nach dem Kuraufenthalt wurden die Teilnehmer nach drei Wochen, nach sechs Monaten, nach einem, zwei und drei Jahren bezüglich ihres Rauchverhaltens befragt. Es zeigte sich, dass 36 %, das sind 10 der 28 Teilnehmer, nach drei Jahren abstinent waren (CONDOC 1997).

Ähnliche Ergebnisse erzielte eine weitere Untersuchung in einem Rehabilitationszentrum. In dieser Studie nahmen in einem Zeitraum von 5 Jahren insgesamt 656 Patienten an einer freiwilligen Rauchertherapie teil. Die Therapiesitzungen fanden einmal wöchentlich statt, wobei den entwöhnungswilligen Rauchern in der ersten Sitzung Videos vorgeführt wurden und anschließend eine Diskussion zum Thema geführt wurde. Des Weiteren wurden eine Nikotinersatztherapie mit Nikotinkaugummi und verhaltenstherapeutischen Methoden zur Selbstkontrolle durchgeführt. Auch eine Ohrakupunktur wurde angeboten. Die Raucherberatungen wurden über einen Zeitraum von drei bis vier Wochen durchschnittlich einmal wöchentlich im Rahmen des Rehabilitationsaufenthalts angeboten. Etwa nach einem Jahr wurde den Teilnehmern ein Fragebogen zur Beantwortung ihres Rauchverhaltens zugesandt. Von den 656 Teilnehmern antworteten insgesamt 265 und schickten den Fragebogen zurück. Von den insgesamt 265 Probanden waren 106 (40%) nach diesem einem Jahr Nichtraucher. 157 Personen (59%) rauchten wieder, wobei 24 angaben, deutlich weniger zu rauchen als vor der Therapie. Rauchten diese 24 Personen vorher zwischen 25 und 40 Zigaretten pro Tag, so konsumierten sie ein Jahr nach der Therapie ca. 10 Stück pro Tag (HESCHL und KAPSCH 1995).

Wie aus diesen Untersuchungen ersichtlich, können Raucher in Kur- und Rehabilitationseinrichtungen besonders gut einer Rauchertherapie zugänglich gemacht werden, und die Langzeitergebnisse zeigen, dass die Wirkung von Rauchertherapien in diesen Einrichtungen sehr effizient ist.

Neueste Erfahrungen zeigen, dass eigene Kuraufenthalte zur Durchführung der Rauchertherapie („Projekt Josefhof", siehe vorhergehendes Kapitel) sehr erfolgreich sein können.

Rauchertherapie am Arbeitsplatz

Der Arbeitsplatz ist ein benachteiligter Bereich in Bezug auf theoretische und praktische Raucherentwöhnung. Das ist überraschend, wenn man bedenkt, wie viele Gelegenheiten man hier hätte. Die Arbeitsmediziner haben oft bei ihren Interventionen nur die Sicherheit und die Verhütung von Berufskrankheiten im Auge. Zu wünschen ist, dass Arbeitsmediziner ihre Interessen auch auf den allgemeinen Gesundheitszustand der Arbeiter ausdehnen. Screening und andere Maßnahmen und daraus sich ergebende Konsequenzen für eine Reduzierung der Risikofaktoren, einschließlich Rauchen wären effektive Interventionen am Arbeitsplatz.

Wichtig ist, die gesetzlichen Voraussetzungen zu schaffen, um am Arbeitsplatz ein Rauchverbot durchzusetzen.

Arbeitgeber sind durch den Hinweis zu motivieren, dass Nichtraucher weniger respiratorische Infekte und Absenzen haben als Raucher.

Mögliche Vorteile von Arbeitsplatzprogrammen

– Leichter Zugang zu einer großen Anzahl von Rauchern, bei wiederholten Gelegenheiten, über längere Zeit. Die Raucher befinden sich bereits am Ort der Raucherberatung und haben daher keine zusätzlichen Wege.
– Man hat Zugang zu allen Typen von Rauchern, auch zu jenen, die nur eine geringe Abhängigkeit aufweisen und daher auch größere Erfolge bei der Rau-

cherentwöhnung haben und selten unter klinischen Entzugserscheinungen leiden.
- Geeignet für Motivierung oder Behandlung oder auch beides: Umfragen haben ergeben, dass eine kleine Gruppe von Rauchern (ca. 30%) nicht zu rauchen aufhören will. Diese sogenannten konsonanten Raucher können unter Umständen motiviert werden, doch aufzuhören. Im Gegensatz zu den dissonanten Rauchern, die abstinent werden wollen, es in der Vergangenheit oftmals ohne Erfolg versucht haben und nun eine Form der Raucherentwöhnung erwarten, bei der sie gestützt werden.
- Geeignet für intensive und nicht-intensive Methoden: Viele Raucher benötigen keine intensive Therapie, da sie durch geringe Interventionen, entsprechende Motivation, durch Selbsthilfe oder geeignete Anleitung, aufhören können. Andere benötigen intensive Unterstützung und Hilfe. Der Arbeitsplatz ist der geeignete Ort für die verschiedensten Interventionen der Raucherentwöhnung, wobei diese an den einzelnen Raucher individuell angepasst werden können.
- Geeignet durch den langen Kontakt zu den Rauchern ist eine Verhinderung von Rückfällen leichter möglich, und auch neue Versuche einer Entwöhnung können schneller wieder gestartet werden.
- Besonders geeignet für eine zeitliche und räumliche Einschränkung der Rauchgelegenheiten, mit Hinblick auf geringere Ausbildung einer Abhängigkeit, Förderung der Entwöhnung und weniger Möglichkeiten, rückfällig zu werden. Zum Beispiel wird ein starker Raucher Nutzen daraus ziehen, wenn er lernt, 1–2 Stunden ohne Zigaretten auszukommen und nur in den Pausen Gelegenheit zu rauchen bekommt.
- Geeignet für das Anbieten eines Anreizes, um mit dem Rauchen aufzuhören. Zum Beispiel könnten die Arbeitgeber den Rauchern finanzielle oder auch andere Anreize bieten, wenn diese sich das Rauchen abgewöhnen und nicht mehr rückfällig werden.

Raucherberatungsstellen

Raucherberatungsstellen werden nur von einem relativ kleinen Teil entwöhnungswilliger Raucher in Anspruch genommen. Die Gründe dafür sind vielfältig und lassen sich etwa folgendermaßen zusammenfassen:
- eine Raucherberatungsstelle wird nur dann aufgesucht, wenn bereits eine ausreichende Motivation zur Entwöhnung besteht; obwohl Raucher mit ihrer Gesundheit unzufrieden sind, fehlt ihnen häufig der letzte „Anstoß", eine Tabakabstinenz ernsthaft anzustreben;
- unter Rauchern und besonders jenen Patienten, die ihre Abhängigkeit nicht zur Kenntnis nehmen wollen, besteht häufig die Einstellung, es wäre ein Zeichen der Schwäche, das Rauchen nur unter Inanspruchnahme fremder Hilfe aufgeben zu können; eine spezielle Beratungsstelle zu konsultieren wird als besonders große „Schwäche" ausgelegt;
- aufgrund der großen Zielgruppe ist es gar nicht möglich, Beratungsstellen so zu installieren, dass sie für jeden Betroffenen leicht erreichbar sind und die

Öffnungszeiten den individuellen Bedürfnissen entsprechen; dies ist vor allem deshalb ein Problem, da sich gezeigt hat, dass eine einmalige Beratung meist nicht genügt, sondern nur eine längerfristige regelmäßige Betreuung Erfolge bringt.

Dennoch sind Raucherberatungsstellen wichtige Einrichtungen. Über ihre direkte Klientenbetreuung hinaus dokumentieren solche, der Bevölkerung als Serviceleistung angebotene Institutionen, dass ein gesellschaftspolitisches Interesse besteht, entwöhnungswilligen Rauchern die nötige Hilfestellung anzubieten. Zusätzlich haben Raucherberatungsstellen die Aufgabe, die Erfahrungen mit Entwöhnungsmethoden zu evaluieren und nach neuen Erkenntnissen zu forschen. Sie können auch neue Formen der Raucherintervention einführen (z.B. Nichtraucher-Telefon etc.).

Raucherentwöhnung mittels Internet

Im Internet wird das Raucherentwöhnungsprogramm IQFL – Internet Quit for Life Programme- angeboten (Abb. 6).

Das IQFL ist ein kognitives Gruppentherapieprogramm nach D.F. Marks, wobei an einer internationalen unterstützenden Gruppe – QUIT.net. – teilgenommen wird. Die Teilnehmer der Gruppe sind Raucher, die ebenfalls mit Hilfe von IQFL abstinent werden wollen.

Ausdrücklich wird darauf verwiesen, dass nur bei entsprechender Motivation eine Teilnahme sinnvoll erscheint.

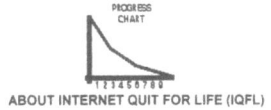

ABOUT INTERNET QUIT FOR LIFE (IQFL)

Have you tried and failed to give up smoking?

Most smokers have. It is even more difficult to avoid relapsing - after weeks or even years - and the long term results of many stop smoking programmes are disappointing.

Why should INTERNET QUIT FOR LIFE be any different?

Minimal willpower is involved.

QUIT FOR LIFE is based on 20 years of research (e.g. D.F. Marks 'Smoking cessation as testbed for psychological theory: a group cognitive therapy programme with high long-term abstinence rates.' *Journal of Smoking-Related Disorders* 3,1, 69-77.).

IQFL is the first smoking cessation programme on the Internet. It is unique in its ability to offer psychology therapy at an affordable price, 24 hours a day.

If you follow IQFL carefully, you will eliminate all desire to smoke.

You will be given the option of joining other IQFL users in an international support group called QUIT.net.

Abb. 6. Raucherentwöhnung im Internet nach D.F. Marks (http://alpha1.mdx.ac.uk/www/iqfl/index.html oder: http://www.mdx.ac.uk/www/iqfl/)

Das Entwöhnungsprogramm beginnt dienstags, was sich nach Erfahrungswerten als günstigster Tag für den Beginn der Entwöhnung erwiesen hat. Die intensive Therapie wird dann täglich bis einschließlich dem Wochenende fortgesetzt. Nach einer Woche wird der D-Day erreicht, das ist jener Tag, an dem der Klient keine Zigarette mehr rauchen sollte. Die oberste Regel lautet, dass bis zum

D-Day geraucht werden darf, wann immer der Klient das Verlangen verspürt. Nach dieser ersten Woche der Entwöhnung tritt die zweite Stufe in Kraft, die eine dauerhafte und endgültige Tabakabstinenz garantieren soll.

Computergestützte Raucherentwöhnung

Basierend auf dem transtheoretischen Modell (PROCHASKA und DICLEMENTE 1992) wurde ein computergestütztes Raucherentwöhnungsprogramm entwickelt.

Das transtheoretische Modell sieht Verhaltensänderung als einen prozesshaften Vorgang, bei dem fünf verschiedene Stufen durchlaufen werden. Da die Raucherentwöhnung eine Verhaltensänderung darstellt, können die fünf Stufen auf die Tabakentwöhnung angewendet werden. Ausgehend von den Stufen
- kein Problembewusstsein
- Bewusstwerden
- Vorbereitung
- Handlung
- Aufrechterhaltung

werden Raucher eingeordnet. Die Zuordnung zu den einzelnen Stufen der Raucherentwöhnung bildet die Ausgangsbasis für spezifische Interventionen.

Befindet sich ein Raucher auf der Stufe „Kein Problembewusstsein", ist er sich des Gesundheitsrisikos des Rauchens nicht bewusst oder will es nicht wahrhaben.

In der Stufe des Bewusstwerdens beschäftigt sich der Raucher mit der Möglichkeit des Aufhörens, ist aber nicht bereit, es auch umzusetzen.

Auf der Stufe der Vorbereitung wird der Ausstieg konkret vorbereitet, so wird beispielsweise ein Datum festgesetzt, wann das Rauchen aufgegeben wird.

Befinden sich Raucher bereits in der Stufe der Handlung, haben sie das Rauchen schon eingestellt. Es besteht aber die Gefahr eines Rückfalls.

In der Stufe der Aufrechterhaltung soll die neue Verhaltensweise stabilisiert werden.

In dieses Konzept wurden noch drei weitere Faktoren einbezogen: Entscheidungsbalance, Selbstwirksamkeit und Änderungsprozesse.

Unter Entscheidungsbalance wird das Abwiegen über die Vor- und Nachteile des Rauchens verstanden.

Ob ein entwöhnungswilliger Raucher in kritischen Situationen der Versuchung widerstehen kann, hängt von seiner Selbstwirksamkeit ab.

Änderungsprozesse sind beispielsweise die Stimuluskontrolle oder unterstützende Beziehungen.

Raucher, die sich auf den ersten Stufen der Entwöhnung befinden, werden zu kognitiven Prozessen angeregt. Befindet sich der Raucher bereits in einer fortgeschritteneren Stufe, überwiegen handlungsorientierte Interventionen.

Die Klienten beantworten in periodischen Abständen Fragebögen zu ihren Tabakgewohnheiten, zur Entscheidungsbalance, zur Selbstwirksamkeit und zu den Änderungsprozessen. Nach Auswertung der Fragebögen werden entwöhnungswillige Raucher den entsprechenden Stufen der Verhaltensänderung zugeordnet. Auf dieser Basis erhält jeder Klient eine aus Textbausteinen zusammengesetzte briefliche Rückmeldung. Die Briefe enthalten Informationen über den Verlauf des Entwöhnungsprozesses und Tipps für das weitere Vorgehen. Zusätzlich erhalten die Klienten Broschüren für alle fünf Stufen des Enwöhnungsprozesses. Die Broschüren können auch unabhängig von den Fragebögen und Feedbackbriefen verwendet werden (MARTIN-DIENER et al. 1997).

Ökonomische Aspekte des Tabakproblems

Grundsätzlich versteht man unter Gesundheitsökonomie die Anwendung der Erkenntnisse der Wirtschaftswissenschaften auf dem Gebiet des Gesundheitswesens. Besondere Bedeutung haben ökonomische Überlegungen, abgesehen von betriebswirtschaftlichen Aspekten der Leistungen von Einrichtungen zur Krankenversorgung, im Bereich der Präventivmedizin und bei der Kostenanalyse von Krankheiten. Die Volksgesundheit muss in ihrem Zusammenhang mit der gesamten Volkswirtschaft gesehen werden (FLAMM et al. 1974).

In jeder modernen Gesellschaft ist der Tabakkonsum eines der wichtigsten Gesundheitsprobleme, das zur Sterblichkeit, zu menschlichem Leid und sozialen Problemen wesentlich beiträgt. Alle diese Faktoren stehen auch zu ökonomischen Fragen in Beziehung.

– Verfrühtes Ausscheiden aus dem betrieblichen und volkswirtschaftlichen Leistungsprozess verursacht Kosten, und zwar die des vorzeitigen Verdienstausfalles. Die Raucher erreichen ein niedrigeres Durchschnittsalter und leisten somit nicht den vollen möglichen Beitrag zum Sozialprodukt.
– Zusätzliche Kosten entstehen durch das krankheitsbedingte Fernbleiben vom Arbeitsplatz oder durch verminderte Arbeitsleistung im Betrieb.
– Volkswirtschaftlich bedeutsam wird der Tabakkonsum durch Erträge aus der Tabaksteuer, stellen diese doch die Einnahmequellen für den Staat dar.

Bei genauerer Analyse der Situation wird die Behauptung aufgestellt, dass kein Konflikt zwischen budgetären und gesundheitspolitischen Erwägungen entsteht, wenn Anti-Tabakmaßnahmen durchgeführt werden (KUNZE 1984).

Welche Dimensionen das Tabakproblem annimmt, lassen Zahlen, die zwar aus dem Jahr 1971 stammen, erahnen. Berechnungen zufolge entstand in Österreich im Jahr 1971 durch das Bronchuskarzinom ein Schaden von 1,6 Milliarden Schilling. Es kann aber angenommen werden, dass dieser Schaden viel höher liegt, da Forschungskosten, Suchtkosten, tatsächliche Inanspruchnahme ärztlicher und fürsorgerischer Leistungen, Nachbehandlung und Berentung nicht mehr Erwerbsfähiger sowie Hinterbliebener nicht in diese Berechnung miteinbezogen werden konnten.

Viele Untersuchungen haben gezeigt, dass letztendlich die Kosten für die Gesellschaft durch den Tabakkonsum die Einnahmen aus der Tabakindustrie überwiegen. Es müssen in diese Kosten miteingerechnet werden:
– die direkte medizinische Betreuung einschließlich der Mehrkosten im Neonatalbereich
– das Fernbleiben von der Arbeitsstelle (kanadische Untersuchungen sprechen hier von 33–45 % höhere Ausfallzeiten bei Rauchern im Vergleich zu Nichtrauchern)
– Brände und Industrieunfälle, sowie die anhängigen Versicherungssummen

– Rauchpausen und Einbußen der Produktivität, auch bei Nichtrauchern durch Beeinträchtigung und Belästigung des Nichtrauchers am Arbeitsplatz
– Müllbelastung, häufigeres Wechseln von Einrichtungsgegenständen,...
(WHO 1992).

In den USA erwachsen der Gesellschaft durch den Tabakkonsum jährlich Kosten in der Höhe von 27 Milliarden Dollar. Jährlich sterben 350.000 Amerikaner an tabakassoziierten Erkrankungen.

Eine amerikanische Untersuchung dokumentiert, dass Tabakkonsum die häufigste zugrundeliegende Ursache für das Aufsuchen einer Notfall-Ambulanz darstellt. 7% der Notfall-Aufnahmen und 12% der diesbezüglichen Kosten sind auf tabakassoziierte Erkrankungen zurückzuführen. Werden diese Ergebnisse der Studie auf die USA umgelegt, so bedeutet das, dass etwa 2,5 Millionen Besuche der Notfall-Ambulanz und daraus sich ergebend 465 Millionen Dollar pro Jahr tabakbezogen sind (HAUSWALD 1989).

Einkommenselastizität und Preiselastizität

Nach dem Gesetz von Angebot und Nachfrage ist erwiesen, je teurer ein Produkt ist, desto weniger Leute sind bereit, dieses Produkt zu kaufen. Obwohl Tabak süchtig macht, ist deutlich, dass der Preis nichtsdestotrotz einen bedeutenden Einfluss auf den Verbrauch ausübt. Wenn das verfügbare Realeinkommen der Bevölkerung steigt, ohne dass sich der Preis der Tabakwaren grundsätzlich ändert, werden diese Produkte erschwinglicher. Die Beziehung zwischen Einkommen und Verbrauch wird Einkommenselastizität genannt. Laut Studien ist überall dort, wo die Erhöhungen des pro Kopf-Einkommens nicht durch Preiserhöhungen der Tabakwaren ausgeglichen wurden, die Zahl der Raucher gestiegen.

Die Auswirkungen, die eine Erhöhung des Realpreises höchstwahrscheinlich auf den Verbrauch des Produktes haben wird, wird Preiselastizität genannt. Eine 1988 vom Regionalkomitee für Europa der Weltgesundheitsbehörde ausgeführte Studie schätzte die durchschnittliche Preiselastizität der Nachfrage für Zigaretten in Europa auf −0.38. Das bedeutet, dass ein 1%-iger Preisanstieg zu einem durchschnittlichen Verbrauchsrückgang von 0,38% führen würde (EUROPEAN BUREAU FOR ACTION ON SMOKING AND PREVENTION 1992).

Eine kalifornische Studie zeigte, dass ein 5–7% Rückgang im Zigarettenkonsum auf eine Preiserhöhung von 25 Cent pro Zigarettenpackung zurückzuführen war (FLEWELLING et al. 1992).

Studien aus Österreich (WÖRGÖTTER und KUNZE 1986), Großbritannien, Finnland, Irland und USA beschreiben einen schätzungsweise 0,5%-igen Rückgang in Bezug auf das Rauchen bei 1%-igem Anstieg der Zigarettenpreise sowie eine 1%-ige Senkung der Zigarettenpreise einen 0,5%-igen Zuwachs beim Rauchen verursacht (WHO 1988).

Preispolitik und Tabakbesteuerung zählen zu den wirksamsten Maßnahmen in bezug auf die Tabakkontrolle. Der Effekt ist dreifach zu sehen, nämlich in der Reduktion des Tabakkonsums, im Anstieg der staatlichen Steuereinnahmen und im Rückgang von Morbidität und Mortalität mit Reduktion der Gesundheitskosten (WHO 1988).

Cost-effectiveness und Cost-benefit

Von ökonomischer Seite sind auch cost-effectiveness und cost-benefit Überlegungen in Bezug auf die Raucherentwöhnung anzustellen. Die Raucherentwöhnung bedeutet für den einzelnen Raucher an finanziellem Aufwand: Behandlungskosten, Kosten für Medikamente und zusätzliche Therapiehilfen; auf der anderen Seite einen Gewinn an Lebensjahren und Gesundheit, keine Ausgaben für Tabakwaren und höheres Einkommen durch weniger gesundheitsbedingte Arbeitsausfälle und längeren Pensionsbezug durch höhere Lebenserwartung.

Für die Gesellschaft bedeutet Raucherentwöhnung einen höheren Kostenaufwand für den zeitlichen Aufwand des medizinischen Personals, die eingesetzten Medikamente und Entwöhnungshilfen, für die Zukunft mehr geriatrische Betreuung, wiederum auf der anderen Seite eine verbesserte Volksgesundheit durch höhere Lebenserwartung und Vitalität im Alter und verringerte Morbidität, sowie Vermeidung von Produktionseinbußen und hohe Ausgaben für die Behandlung tabakassoziierter Erkrankungen (RAMSTRÖM 1992).

Das Ausmaß der Tabak-Epidemie zeigt, wie wesentlich derartige gesundheitsökonomische Aspekte sind. So ist zum Beispiel in Großbritannien der Tabakkonsum jährlich am frühzeitigen Tod von 100.000 Menschen beteiligt, wobei die Hälfte jünger als 65 Jahre ist (HEALTH EDUCATION COUNCIL).

Zur Veranschaulichung der Problematik soll nachstehende Tabelle (Tabelle 19) dienen, die das Risiko zu sterben, berechnet über einen Zeitraum von 10 Jahren, im Vergleich zeigt.

Tabelle 19. Risiko, an einem der Ereignisse zu sterben

Ereignis	Risiko
Flugzeugabsturz	1 in 10.000.000
Erdbeben (Kalifornien)	1 in 60.000
Orale Kontrazeptiva	1 in 5000
Leukämie	1 in 1250
Autounfall	1 in 600
Motorradunfall	1 in 50
Zigaretten (20/Tag)	1 in 25

Fiktive Kostenanalyse

Vom volksgesundheitlichen Aspekt her ist Raucherentwöhnung erstrebenswert, doch werden immer wieder die finanziellen Konsequenzen einer nichtrauchenden Gesellschaft diskutiert.

In einer holländischen Studie wurden die Gesundheitskosten von Rauchern und Nichtrauchern analysiert und die ökonomischen Auswirkungen einer Nichtraucher-Gesellschaft berechnet.

Dabei wurden drei Populationen untersucht, und zwar eine Population bestehend aus Rauchern/Nichtrauchern, eine reine Raucherpopulation und eine reine Nichtraucherpopulation. Mittels einem dynamischen Rechenmodell wurden die Auswirkungen einer generellen Tabakabstinenz auf die Gesundheitskosten über einen längeren Zeitraum kalkuliert.

In allen Altersgruppen verursachen Raucher höhere Gesundheitskosten als Nichtraucher. Bei den 65 bis 74 Jährigen sind die Kosten bei männlichen Rauchern um 40% höher als bei männlichen Nichtrauchern. Bei den Frauen ergibt sich in dieser Altersgruppe ein Kostenunterschied von 25%. In einer reinen Nichtraucher-Population würden die Gesundheitskosten von Männern insgesamt um 7% und die von Frauen um 4% höher liegen als in einer herkömmlichen Raucher/Nichtraucher-Gesellschaft.

Würden alle Personen mit dem Rauchen aufhören, lägen die Kosten im Gesundheitswesen kurzfristig niedriger, aber in 15 Jahren hätte dies einen Zuwachs an Kosten zur Folge, denn Nichtraucher sind gesünder und leben länger als Raucher. Der Zeitpunkt, an dem sich Nutzen und Kosten einer totalen Nikotinabstinenz der Bevölkerung aufwiegen würden, ist abhängig von der Dauer des Berechnungszeitraumes und vom Diskontsatz. Dieser Umkehrpunkt würde bei einem Diskontsatz von 0% nach 26 Jahren erreicht sein, bei einer Diskontrate von 3% nach 31 und bei einem Diskontsatz von 10% erst nach 50 Jahren. Es ist daher nur sehr schwer voraussagbar, nach wievielen Jahren die Mehrkosten im Gesundheitswesen durch Nikotinkarenz wieder sinken.

Nach dieser Studie würden bei einer Nikotinkarenz die Kosten im Gesundheitswesen zwar sinken, allerdings nur kurzfristig, und letztlich könnte dies höhere Kosten verursachen (BARENDREGT et al. 1997).

Rauchertherapie im Rahmen des Alkoholentzugs

Zwischen Alkoholismus und Nikotinabhängigkeit besteht ein enger Zusammenhang. In den USA rauchen 80% der Alkoholkranken und 30% der Raucher sind alkoholabhängig. Zigaretten in Verbindung mit Alkohol verursachen bestimmte Tumore im Kopf- und Halsbereich. Jährlich sterben in den USA 400.000 Menschen an den Folgen von Tabakkonsum und 100.000 an den Folgen von Alkoholismus (MILLER und GOLD 1998).

Als Argumente für eine Rauchertherapie im Rahmen eines stationären Alkoholentzugs sind einerseits der sehr hohe Raucheranteil unter Alkoholkranken zu nennen, und andererseits sind viele der genesenden Alkoholiker sehr starke Raucher (BOBO et al. 1998).

Zudem hat sich gezeigt, dass nicht Alkohol, sondern Tabak die häufigste Todesursache bei ehemaligen Patienten von Alkoholrehabilitationszentren ist (HURT et al. 1996).

Mehrere Untersuchungen kamen zu dem Ergebnis, wonach eine Nikotintherapie während bzw. nach der intensiven Alkoholentzugsphase keine negativen Einflüsse auf die Langzeitwirkung der stationären Alkoholtherapie hat.

So wurden 51 stationär behandelte Alkoholiker auf freiwilliger Basis einer Rauchertherapie, bestehend aus zehn Interventionseinheiten, unterzogen. Die Kontrollgruppe bestand aus 50 alkoholkranken Rauchern, welche nur die Alkoholtherapie angeboten bekamen. Nach einem Jahr befanden sich in der Versuchsgruppe immerhin 11,8% Nichtraucher, in der Kontrollgruppe gab es keinen einzigen Nichtraucher. Die Alkoholrückfallrate lag in der Versuchsgruppe (Alkoholiker, die sich einer Rauchertherapie unterzogen) bei 31,4%. In der Kontrollgruppe (Alkoholiker ohne Rauchertherapie) fand sich eine Rückfallrate von 34 %. In dieser Studie fanden sich keine Hinweise auf störende Einflüsse der Nikotinentwöhnung auf die Alkoholtherapie (HURT et al. 1994).

In einer größer angelegten Studie nahmen 575 stationäre Patienten aus verschiedenen Alkoholrehabilitationszentren teil. Alle Teilnehmer waren Raucher und die eine Hälfte nahm neben der Alkoholtherapie an einem Raucherentwöhnungsprogramm teil (Versuchsgruppe), während die andere Hälfte nur die Alkoholtherapie in Anspruch nahm (Kontrollgruppe). Die Nikotintherapie bestand aus vier individuell abgestimmten Beratungsgesprächen. Sowohl nach 6 Monaten, als auch nach einem Jahr war die Alkoholabstinenzrate in der Gruppe mit der Rauchertherapie (Versuchsgruppe) signifikant höher als in der Gruppe ohne Rauchertherapie. Offensichtlich gefährdet eine parallel durchgeführte Rauchertherapie den Genesungsprozess von Alkoholkranken nicht. Bei der Nichtraucherquote zeigte sich kein statistisch signifikanter Unterschied zwischen den beiden Gruppen. Offenbar waren die nur viermal durchgeführten Raucherberatungsgespräche zu wenig intensiv (BOBO et al. 1998).

In einer weiteren Untersuchung nahmen 49 stationär behandelte Alkoholiker freiwillig an einer Rauchertherapie teil. 23 % aller Patienten waren an einer gleichzeitigen Nikotintherapie interessiert. Ihr durchschnittlicher Zigarettenkonsum lag bei 28,5 Stück pro Tag. Die Versuchspersonen erreichten im Fagerström Test einen durchschnittlichen Nikotinabhängigkeitsscore von 8,3 und waren somit schwer nikotinabhängig. Als Therapieform wurde eine Nikotinersatztherapie mit Nikotinpflaster angeboten. Sieben Versuchspersonen (14 %) rauchten mit Hilfe des Pflasters 21 Tage lang keine Zigarette, fünf Personen (10 %) rauchten sechs Wochen nicht. Diese Untersuchung zeigt, dass viele Patienten während einer Alkoholtherapie auch bereit sind, das Rauchen aufzugeben (23 %). Zudem scheint die Nikotinersatztherapie in diesem Zusammenhang eine geeignete Form der Entwöhnung darzustellen (SAXON et al. 1997).

LITERATUR

ABELIN T, BÜHLER A, MÜLLER P, VESANEN K, IMHOF PR (1989) Controlled trial of transdermal nicotine patch in tobacco withdrawal. Lancet (deutsche Ausgabe 1989 A) 3: 185–189

AMERICAN PSYCHIATRIC ASSOCIATION (APA) (1987) Diagnostic and statistical manual of mental disorders-DSM-III-R, 3rd ed. American Psychiatric Association, Washington D.C.

BALFOUR DJK, FAGERSTRÖM KO (1996) Pharmacology of nicotine and its therapeutic use in smoking cessation and neurodegenerative disorders. Pharmacol Ther 10: 1–30

BARENDREGT JJ, BONNEUX L, VAN DER MAAS J (1997) The health care costs of smoking. N Engl J Med 337 (15): 1052–7

BATRA A, BUCHKREMER G (1992) Tobacco addiction and non-pharmacological approaches to smoking cessation. Int J Smoking Cessation 1: 38–43

BEAVER C, BROWN RA, LICHTENSTEIN E (1981) Effects of monitored nicotine fading and anxiety management training on smoking reduction. Addict Behav 6(4): 301–305

BENOWITZ N (1988) Pharmalogical aspects of cigarette smoking and nicotine addiction. N Engl J Med 319(20): 1318

BERNSTEIN DA (1969) Modification of smoking behavior: an evaluative review. Psychol Bull 71:418–440

BESS HM, ALBRECHT AE, NIAURA RS, ABRAMS DB, THOMPSON PD (1991) Usefulness of physical exercise for maintaining smoking cessation in women. Am J Cardiol 68: 406–407

BIENER K, VOGT R (1975) Der Einfluss der Eltern auf den Tabakkonsum und das Sportverhalten ihrer Kinder. Phys Med Rehabil 16:195

BJARTVEIT K (1989) No smoking: what is the preventive potential? 2nd International Conference on Preventive Cardiology, Washington D.C., June 1989, pp 18–22

BOBO JK, MCILVAIN HE, LANDO HA, WALKER RD, LEED-KELLY A (1998) Effect of smoking cessation counseling on recovery from alcoholism: findings from a randomized community intervention trial. Addiction 93 (6) 877–887

BOYLE P (1997) Global burden of cancer. Lancet 349: 23–26

BROWN BB (1973) Additional characteristics of EEG differences between smokers and non-smokers. In: DUNN WL (ed) Smoking bevavior: motives and incentives. Winston and sons, Washington D.C, pp 67–81

BUCHER H, GUTZWILLER F (1993) (Hrsg) Checkliste Gesundheitsberatung und Prävention. Thieme, Stuttgart

CATTELL RB (1973) Die empirische Erforschung der Persönlichkeit. Beltz, Weinheim

CHASSIN L, PRESSON CC, SHERMAN SJ (1984) Cognitive and social influence factors in adolescent smoking cessation. Addict Behav 9 (4): 383–90

CHASSIN L, PRESSON CC, ROSE JS, SHERMANN SJ (1996) The natural history of cigarette smoking from adolescence to adulthood: demographic predictors of continuity and change. Health Psychol 15(6): 478–84

CINCIRIPINI P, LAPITSKY L, SEAY S, WALLFISCH A, KITCHENS K, VAN VUNAKIS H (1995) The effects of smoking schedules on cessation outcome: can we improve on common methods of gradual and abrupt nicotine withdrawal? J Consult Clin Psychol 63: 388–399

CINCIRIPINI P, WETTER DW, McCLURE JB (1997) Scheduled reduced smoking: efffects on smoking abstinence and potential mechanisms of action. Addict Behav 22: 759–767

CLARKE PBS (1998) Tobacco smoking, genes, and dopamine. Lancet 352: 84–85

CLAVEL F, PAOLETTE C (1990) A study of various smoking cessation programs based on close to 1000 volunteers recruited from the general population: 1-month results. Rev Epidemiol Sante Publique 38 (2): 133–138

CONDON C (1997) Long term effects of smoking cessation program for cardiac patient. Kansas Nurse 72(1): 1–2

COOPER KR (1986) From king to culprit: Tobacco. Virginia Med 113: 458–468

DAVIS RM (1987) Current trends in cigarette advertising and marketing. N Engl J Med 316: 725–732

DEJIN-KARLSSON E, HANSON BS, OSTERGREN PO, RANSTAM J, ISACSSON SO, SJOBERG NO (1996) Psychosocial ressources and persistent smoking in early pregnancy – a population study of women in their first pregnancy in Sweden. J Epidemiol Commun Health 50 (1): 33–9

DI TULLIO M, GRANATA D, TAIOLI E, BROCCOLINO M, RECALDATI M, ZAINI G, BELLI C (1991) Early proedictors of smoking cessation after myocardial infarction. Clin Cardiol 14: 809–812

DOLL R (1990) Surgeon General ATS Meeting, Boston, Mai 1990 (unveröffentlicht)

DUNN WL (ed) (1973) Smoking bevavior: motives and incentives. Winston and sons, Washington D.C.

ERNE H, BURPPACHER R (1975) Familiäre Faktoren und Zigarettenkonsum bei Adoleszenten. Sozial Präventivmed 20: 236

EUROPEAN BUREAU FOR ACTION ON SMOKING AND PREVENTION (1992) Auswirkungen des Preises auf den Zigarettenverbrauch, Besteuerung der Tabakwaren – eine Frage der Gesundheit. Bruxelles

FAGERSTRÖM KO (1988) Efficacy of nicotine chewing gum: a review. In: POMERLAU O, POMERLAU CS (eds) Nicotine replacement: a critical evaluation. Liss, New York, pp 109–128

FAGERSTRÖM KO (1998) Interventions for treatment resistant smokers. NIDA conference, Washington D.C., July 27–29, 1998

FAGERSTRÖM KO, SCHNEIDER NG (1989) Measuring nicotine dependence: a review of the Fagerström Tolerance Questionaire. J Behav Med 12: 159–182

FAGERSTRÖM KO, SACHS DPL (1995) Medical management of tobacco dependence: a critical review of nicotin skin patches. Cur Pulmonol 16: 223–228

FAGERSTRÖM KO, KUNZE M, SCHOBERBERGER R, BRESLAU N, HUGHES J, HURT RD, PUSKA P, RAMSTRÖM L, ZATONSKI W (1996) Nicotine dependences versus smoking prevalence: comparisons among countries and categories of smokers. Tobacco Control 5: 52–56

FAGERSTRÖM KO, TEJDING R, WESTIN A, LUNELL E (1996) Aiding reduction of smoking with nicotine replacement medications: a strategy for the hopeless? Eur Respir J 9 [Suppl 23]: 170

FAGERSTRÖM K, KUNZE M, SCHOBERBERGER R, BRESLAU N, HUGHES J, HURT RD, PUSKA P, RAMSTRÖM L, ZATONSKI W (1996) Nicotine dependences versus smoking prevalence: comparisons among countries and categories of smokers. Tobacco Control 5: 52–56

FAGERSTRÖM KO, TEJDING R, LUNELL E (1997) Iding reduction of smoking with nicotine replacement medications: hope for the recalcitrant smokers? Tobacco Control 6: 311–316

FLAMM H, KUNZE HM, KUNZE MJ (1974) Das Projekt „Rauchen und Gesundheit in Österreich". Review 2, 1

FLEWELLING RL et al. (1992) First-year impact of the 1989 California cigarette tax increase on cigarette consumption. Am J Pub Health 82 (6): 867–869

FORTH W, HENSCHLER D, RUMMEL W (Hrsg) (1980) Wichtige Gifte und Vergiftungen. B.I.Wissenschafts-Verlag, Mannheim (Allg Spez Pharmakol Toxikol)

GREENWOOD DC, MUIR KR, PACKHAM CJ, MADELEY RJ (1995) Stress, social support, and stopping smoking after myocardial infarction in England. J Epidemiol Commun Health 49(6): 583–7

GRITZ ER (1987) Gender and the teenager smoker. In: RAY B, BRAUDE M (eds) Women and drugs: a new era for research. USDHHS, Public Health Service, Washington D.C. (NIDA Res Monogr 65)

GRUNBERG NE (1986) Nicotine as a psychoactive drug: appetite regulation. Psychopharmacol Bull 22

HAIDINGER G (1992) Bronchuskarzinommortalität in Österreich – 1970 bis 1990 (unveröffentlicht)

HALL SM, MCGEE R, TUNSTALL C, DUFFY J, BENOWITZ N (1989) Changes in food intake and activity after quitting smoking. J Consult Clin Psychol 57

HANSLUWKA H, KARRER K (1989) Die Entwicklung der Krebssterblichkeit in Österreich zwischen 1961/65 und 1981/85. Mitt Öst Sanit Verw 90/ 2: 35–42

HATSUKAMI DK, HUGHES JR, PICKENS RW, SVIKIS D (1984) Tobacco withdrawal symptoms: an experimental analysis. Psychopharmacology 84

HAUSWALD M (1989) The cost of smoking. Am J Emerg Med 7/2: 187–90

HE D, BERG JE, HOSTMARK AT (1997) Effects of acupunktur on smoking cessation or reduction of motivated smokers. Prevent Med 26 (2): 208–214

HEALTH EDUCATION COUNCIL (1987) The health costs: women and smoking. A handbook for action

HEATHERTON TF, KOZLOWSKI LT, FRECKER RC, FAGERSTRÖM KO (1991) The Fagerström Test of Nicotine dependence: a revision of the Fagerström Tolerlance questionaire. Br J Addict 86: 1119–1127

HEATHERTON TF et al. (1991) The Fagerström Test of Nicotine Dependence: a revision of the Fagerström Tolerance Questionnaire. Br J Addict 86: 1119–1127

HESCHL R, KAPSCH B (1995) Rauchertherapie im Rehabilitationszentrum. WMW (Themenheft: Raucherschäden/Rauchertherapie) 4: 82–83

HICKNER et al. (1990) Smoking cessation during pregnancy: strategies used by Michigan famliy physicians. J Am Board Fam Pract 1: 39–40

HOFSTETTER A, SCHUTZ Y, JEQUIER E, WAHREN J (1986) Increased 24-hour energy expenditure in cigarette smokers. N Engl J Med 314

HUGHES JR (1993) Pharmacotherapie for smoking cessation: unvalidated assumptions, anomalies and suggestions for future research. J Consult Clin Psychol 61: 751–760

HUGHES JR, HATSUKAMI DK (1997) Effects of three dosis of transdermal nicotine on postcessation eating, hunger and weight. J Subst Abuse 9: 151–159

HUNT WA, BESPALEC DA (1974) An evaluation of current methods of modifying smoking behavior. J Clin Psychol 30: 431–438

HURT RD, EBERMAN KM, CROGHAN IT, OFFORD KP, DAVIS LJ, MORSE RM, PALMEN MA, BRUCE BK (1994) Nicotine dependence treatment during inpatient treatment for other addictions: a prospective intervention trial. Alcohol Clin Exp Res 18/4: 867–872

HURT RD, OFFORD KP, CROGHAN IT (1996) Mortality following inpatient addictions treatment; the role of tobacco use in a community-based cohort. J Am Med Assoc 275: 1097–1103

IMPERATO A, MULAS A, DI CHIARA G (1986) Nicotine preferentially stimulates dopamin release in the limbic system of freely moving rats. Eur J Pharmacol 132: 337–8

INITIATIVE ÄRZTE GEGEN RAUCHERSCHÄDEN (1989) Chronische Bronchitis - Einfluss von Rauchen und rezidivierenden Infekten. Präventive und therapeutische Maßnahmen. Pörtschach

IUATLD NEWS BULLETIN ON TOBACCO AND HEALTH 1997, Vol 10

JEQUIER E (1986) Measurement of energy expenditure in clinical nutritional assessment. J Parent Ent Nutr 11

JIMÉNEZ-RUIZ C, KUNZE M, FAGERSTRÖM KO (1998) Nicotin replacement: a new approach to reducing tobacco-related harm. Eur Respir J 11: 473–479

KAPRIO J, KOSKENVUO M (1988) A propspective study of psychological and socioeconomic characteristics, health behaviour and morbidity in cigarette smokers prior to quitting compared to persistent smokers and non-smokers. J Clin Epidemiol 41 (2): 139–50

KLESGES RC, MEYERS AW, KLESGES LM, LAVASQUE MD (1989) Smoking, body weight and effects on smoking behavior: a comprehensive review of the literature. Psychol Bull 106

Kunze M (1984) Rauchertherapie, Indikationen, Methoden, Empfehlungen. Bundesministerium für Gesundheit und Umweltschutz, Wien

Kunze M (1989) Anti-Hypertensive-Differential-Therapie bei Rauchern. Österr. Arbeitsgemeinschaft für Klinische Pharmakologie. Hypertonie-Beirat Ö. Herzfonds, Symposium „Individuelle Hochdruck-Therapie", Semmering

Kunze M (1993) State of the art of tobacco cessation. Vortrag, 3rd International Conference on Preventive Cardiology, Oslo, 27. 06.–01. 07. 1993

Kunze M (1995) Raucherentwöhnung – Therapie der Nikotinabhängigkeit. Pharm Rundsch 612–13

Kunze M (1997) Harm reduction: the possible role of nicotine replacement. In: Bollinger CT, Fagerström KO (eds) The tobacco epidemic. Prog Respir Res 28: 190–198

Arteriosklerosebericht. Institut für Sozialmedizin, Universität Wien

Kunze M, Vutuc C (1980) A safe cigarette? In: Banbury Report 3. Cold Spring Harbor Laboratory, Cold Spring Harbor

Kunze M, Wood M (1984) Guidelines on smoking cessation. UICC Technical Report Series Vol 79

Kunze M, Schoberberger R (1993) Die Zukunft der Rauchertherapie. Atemw Lungenkrkh [Suppl]: 573–574

Kunze M, Schoberberger R, Gredler B (1981) Rauchen und Schwangerschaft. Gyn Rdsch 21, 4: 213

Kunze M, Schwarz B, Bayer P, Binder B, Bischof HP, Enenkel W, Friedl HP, Haider M, Heyden S, Irsigler K, Kaliman J, Koller W, Kostner G, Kubicek F, Leibetseder J, Pichler M, Rhomberg HP, Sandhofer F, Sinzinger H, Unger F, Widhalm K (1988) Arteriosklerosebericht. Institut für Sozialmedizin, Universität Wien

Kunze M, Schoberberger R, Hollenstein U (1989) Fernseminar Rauchen (FSR). Institut für Sozialmedizin, Universität Wien

Kunze M, Schoberberger R, Abelin T, Gutzwiller F, Keil U, Kruse W, Matthys H (1992) Rauchertherapie: Konsensus in den deutschsprachigen Ländern. Soz Präventivmed 37: 223–230

Kunze M, Schoberberger R, Fagerström KO (1994) Epidemiology of nicotine dependence. Proceedings, future directions in nicotine replacement therapy. Adis, Chester

Kunze U, Schoberberger R, Schmeiser-Rieder A (1996) Preventive oncology and nicotine addiction: first results of a field study. 2nd International Congress on Lung Cancer, Crete, Greece, November 9–13

Kunze U, Schmeiser-Rieder A, Schoberberger R (1998) European Medical Association Smoking or Health (EMASH) – Konsensuspapier Rauchertherapie: Richtlinien für Ärzte. Soz Präventivmed 43 (3): 167–172

Lagrue G, Grimaldi B, Demaria C, Loufrani E, Levaillant C (1989) Epidemiologie de la dependance physique a la nicotine (Test de Fagerström) – Resultats d'une unquete IFOP. J Depend Tabag 40: 2448–50

Lauritzen C (1989) Der Einfluss von Rauchen auf die hormonale Funktion sowie Eintritt und Verlauf der Menopause. In: Lauritzen (Hrsg) Menopause Hormonsubstitution heute 2. Edition informed, Ulm, S 37–38

Lorant P, Gredler B, Frassine I, Schoberberger R (1986) Zum Gesundheitsverhalten der 11- bis 15-Jährigen – eine repräsentative Erhebung an 3083 Schülern. Mitt österr Sanitätsverwaltung 87: 241–246

Marks MD et al. (1990) A cost benefit/cost effectiveness analyses of smoking cessation for pregnant women. Am J Prev Med 6: 282–289

Martin-Diener E, Gehring TM, Somaini B (1997) Computergestützte Raucherentwöhnung. Ther Umschau 54/8

Masironi R, Rothwell K (1988) Tendances et effets du tabagisme dans le monde. Rapp trimest statist mond 41

Mayer ML, Hollar J (1989) Tobacco marketing and promotion. In: Blakeman EM, En-

GELBERG AL (eds) Final report: Tobacco Use in American Conference. American Medical Association, Washington DC, pp 29–42

MILLER NS, GOLD MS (1998) Comorbid cigarette and alcohol addiction: epidemiology and treatment. J Addict Dis 17 (1): 55–66

NOBLE EP, JEOR STS, RITCHIE T, SYNDULKO K, JEOR SCS, TITCH RJ, BRUNNER RL, SPARKES RS (1994) D2 Dopamin receptor gene and cigarette smoking: a reward gene? Med Hypothesis 42: 257–260

O'BRIAN V (1996) Nicotine usage and attitude study, Europe. The Decision Shop, July 1996

O'CONNOR et al. (1992) Effectiveness of pregnancy smoking cessation program. J Obst Gynaec Neonatal Nurse 21: 385–392

O'ROURKE A et al. (1968) A dublin schools smoking survey. Irish J Med Sci 7: 463

ÖSTERREICHISCHES STATISTISCHES ZENTRALAMT (1987) Ergebnisse Mikrozensus-Erhebung Rauchgewohnheiten. Statistische Nachrichten, Österreichische Staatsdruckerei 1: 328–332

PALMER AB (1970) Research note. Some variables contributing to the onset of cigarette smoking among high school students. Soc Sci Med 4: 359

PETO R (1988) Referat anlässlich der WHO First European Conference on Tobacco Policy, Madrid, 7.–11. November

PIANEZZA ML, SELLERS EM, TYNDAL RF (1998) Nicotine metabolism defect reduces smoking. Nature 393

PROCHASKA JO, DICLEMENTE C (1993) Self-change progress, self-efficacy and decisional balance across the five stages of smoking cessation. In: ENGSTROM P (ed) Advances in cancer control. New York, pp 131–140

PROCHASKA J, DICLEMENTE CC, NORCROSS JC (1992) In search of how people change. Applications to addictive behaviours. Am Psychol 47: 1102–1114

PUSKA P, HELAKORPI S, BERG A-M, UUTELA A (1994) Health behaviour among finish adult population. National Public Health Institute, Helsinki

RAMSTRÖM LM (1992) Cost effectiveness of smoking cessation procedures. Smoking cessation scientific meeting, Hanbury Manor, Hertfortshire

RENNARD S, DAUGHTON D, FUJITA J et al. (1990) Short-term smoking reduction is associated with reduction in measures of lower respiratory tract inflammation in heavy smokers. Eur Respir J 3: 752–759

RENNARD S, DAUGHTON D, THOMPSON AB, FIOREANI AA, ROMBERGER DJ, MILLATMAL T (1994) The effects of nicotine replacement therapy on cigarette smoking reduction (Abstract). American Lung Association/American Thoracic Society (ALA/ATS), Boston, Massachusetts

RIEDER A, SCHOBERBERGER R, EXEL W, KUNZE M (1993) Bevölkerungsbedarf an Raucherentwöhnung – Ergebnisse einer Umfrage. Atemw Lungenkrkh 19 [Suppl]: 571–572

RODIN J (1987) Weight change following smoking cessation: the role of food intake and exercise. Addict Behav 12

RODIN J, WACK JG (1984) The relationship between cigarette smoking and body weight: a health promotion dilemma? In: MATARAZZO JJ, HERD JA, MILLER NE (eds) Behavioral health. A handbook for health enhancement and disease prevention. Wiley, New York

RUSTIN T (1988) Treating nicotine addiction. Alcohol Addict 9: 18–19

SAXON AJ, MCGUFFIN R, WELKER RD (1997) An open trial of transdermal nicotine replacement therapy for smoking cessation among alcohol- and drug dependent inpatients. J Subst Abuse Treat 14 (4): 333–7

SCHIEVELBEIN (Hrsg) (1968) Nikotin. Pharmakologie und Toxikologie des Tabakrauches. Thieme, Stuttgart

SCHMEISER-RIEDER A, SCHOBERBERGER R, KUNZE U, KUNZE M (1996) Nocturnal Sleep Disturbing Nicotine Craving (NSDNC). Annual Conference Society for Research on Nicotine and Tobacco, Washington D.C., March 15–17

SCHMEISER-RIEDER A, SCHOBERBERGER R, KUNZE M (1997) Nikotinabhängigkeit und Rauchverhalten. J Kardiol 4: 98–107

SCHOBERBERGER R (1986) Erfahrungsbericht über die Raucherberatungsstelle in Wien. Mitteilungen der Österreichischen Sanitätsverwaltung 12: 1–4
SCHOBERBERGER R (1993) Psychological and physiological dependence. Vortrag 3rd International Conference on Preventive Cardiology, Oslo, 27. 6.–1. 7. 1993
SCHOBERBERGER R, KUNZE M (1996) „Schlank ohne Diät"-Computerprogramm. Eigenverlag, Wien
SCHOBERBERGER R, RIEDER A, KUNZE M (1993a) Rauchertherapie-Curriculum für Ärzte. Fonds Gesundes Österreich, Wien
SCHOBERBERGER R, RIEDER A, KUNZE M (1993b) Rauchertherapie-Curriculum für Psychologen. Fonds Gesundes Österreich, Wien
SCHOBERBERGER R, RIEDER A, KUNZE M (1993c) Rauchertherapie-Curriculum für Apotheker. Fonds Gesundes Österreich, Wien
SCHOBERBERGER R, RIEDER A, KUNZE M (1993d) Rauchertherapie-Curriculum für Hebammen. Fonds Gesundes Österreich, Wien
SCHOBERBERGER R, KIEFER I, KUNZE M (1995) Das Abnehm-Set nach der Methode „Schlank ohne Diät". Kneipp, Leoben
SCHOBERBERGER R, FAGERSTRÖM M, KUNZE M (1995) Psychologische und physiologische Abhängigkeit bei Rauchern und deren Einfluss auf die Entwöhnungsmotivation. Wien Med Wochenschr 145: 70–73
SCHOBERBERGER R, KUNZE U, KUNZE M (1996) Clustering risk factors: nicotine dependence and eating behavior. Meeting of the working group on epidemiology and prevention of the European Society of Cardiology, Pilsen, Czech Republic, May 22–25
SCHOBERBERGER R, KUNZE U, SCHMEISER-RIEDER A, GROMANE E, Kunze M (1998) Wiener Standard zur Diagnostik der Nikotinabhängigkeit: Wiener Standard Raucherinventar (WSR). Wien Med Wochenschr 148: 52–64
SCHUMAKER SA, GRUNBERG NE (1986) Proceedings of the national working conference on smoking relaps. Health Psychol 5
SCHWARTZ JL, DUBITZKY M (1967) Research in student smoke habits and smoking control. J School Health 37: 177
SCHWARZ B, BAUMGARTEN K, BECK A, BISCHOF HP, CONCIN H, DAPUNT O, DEECKE L, ENENKEL W, FISCHL F, FRÖHLICH H, GRÜNBERGER W, HUBER J, JANDL-JÄGER E, KOSTNER G, LEODOLTER S, MÜLLER-TYL E, PABINGER I, SPONA J, STAUDACH A, TABARELLI M, TSCHERNE G, WALDHÄUSL W, WINTER R, KUNZE M (1993) Konsensusbericht. Die Pille. Fakten zur oralen Kontrazeption. Facultas, Wien
SHIELDS J (1962) Monozygotic twins. Oxford University Press, London
SHIFFMAN S, GITCHELL J, PINNEY JM, BURTON SL, KEMPEER KE, LARA E (1997) Public health benefit of over-the-counter nicotine medications. Tobacco Control 6: 306–310
SIEDENTOPF HG (1992) Gynäkologische Indikationen. In: WISSENSCHAFTLICHER AKTIONSKREIS TABAKENTWÖHNUNG (ed) Gesundheitsberatung zur Tabakentwöhnung. Gustav Fischer, Stuttgart
SLABY AE (1991) Acayatl's curse. In: COCORES JA (ed) The clinical management of nicotine dependence. Springer, New York pp 3–27
SPITZ MR, SHI H, YANG F et al. (1998) Casecontrol study of the D2 dopamine receptor gene and smoking status in lung cancer patients. J Natl Cancer Inst 90: 35–63
STANFORD BA, MATTER S, FELL RD, PAPENEK P (1986) Effects of smoking cessation on weight gain, metabolic rate, caloric consumption and blood lipids. Am J Parent Ent Nutr 11
TODD GP (1969) Statistics of smoking in the United Kingdom. Tobacco Research Council, London
TÖLLER F (1974) Zigarettenrauchen. Springer, Berlin Heidelberg New York
TOMKINS SS (1968) A modified model of smoking behavior. In: BORGATTA EF, EVANS RR (eds) Smoking, health and behavior. Aldine, Chicago
TØNNESEN P (1997) Nicotine replacement and other drugs in smoking cessation. In: BOLLINGER CT, FAGERSTRÖM KO (eds) The tobacco epidemic. Progr Resp Res 28: 178–189
TUAKLIN N, SMITH MA, HEATON C (1990) Smoking in adolescence: methods for health education and smoking cessation. A MIRNET study. J Fam Pract 3 (4): 369–74

U.S. DEPARTMENT OF HEALTH AND HUMAN SERVICES (1988) The health consequences of smoking. Nicotine addiction. A Report of the Surgeon General. U.S. Government Printing Office, Washington DC

U.S. PUBLIC HEALTH SERVICE (1964) Smoking and health. Report of the Advisory Committee to the Surgeon General of the Public Health Service. Publication No. 1103. Public Health Service, Washington D.C.

U.S. DEPARTMENT PUBLIC HEALTH SERVICE (1990) Psychological and behavioral consequences of smoking cessation. In: Health Benefits of Smoking Cessation. A report of the Surgeon General. US Government Printing Office, Washington D.C.

VALBO A, EIDE T (1996) Smoking cessation in pregnancy: the effect of hypnosis in a randomized study. Addicit Behav 21 (1): 29–35

WATERS AJ, JARVIS MJ, SUTTON SR (1998) Nicotine withdrawal and accident rates. Nature 394: 137

WHO (1988) First European Conference on Tobacco Policy, Madrid, November 7–11

WHO Regional Office of Europe (1988) Tobacco price and the smoking epidemic. Smoke free Europe. 9. Impediments to raising cigarette prices through tax increases

WILLIAMS GM, O'CALLAGHAN M, NAIJMAN JM et al. (1998) Maternal cigarette smoking and child psychiatric morbidity: a longitudinal study. Pedriatrics 102/1

WIMMER-PUCHINGER B (1993) Projektbericht zur Studie zur Definition der Gruppe tabakkonsumierender Schwangerer. Wien

WISSENSCHAFTLICHER AKTIONSKREIS TABAKENTWÖHNUNG (Hrsg) (1992) Gesundheitsberatung zur Tabakentwöhnung. Ein Handbuch für Ärzte. Gustav Fischer, Stuttgart

WÖRGÖTTER G, KUNZE M (1986) Cigarette prices and cigarette consumption in Austria, 1955–1983. N Y State J Med 86, 9

WORLD HEALTH ORGANIZATION (1992) Tobacco or health. In: Women and Tobacco. World Health Organization, Geneva

WORLD HEALTH ORGANIZATION (1992) Why women start and continue to smoke. In: Women and Tobacco. World Health Organization, Geneva

WURTMAN J (1984) The involvement of brain serotonine in excessive carbohydrat snacking by obese carbohydrate cravers. J Am Diet Ass 84: 1004–1007

WURTMAN J, WURTMAN R, MARK S, TSAY R, GILBERT W, GROWDON J (1985) d-Fenfluramine selectively supresses carbohydrate snacking by obese subjects. Int J Eating Disord 4: 89–99

WYND CA (1992) Relaxation imagery used for stress reduction in the prevention of smoking relapse. J Adv Nursing 17 (3): 295–302

SACHVERZEICHNIS

Abhängigkeit 12, 25, 27, 28, 30, 32, 33, 35, 36, 37, 52, 62, 71, 74, 85, 90, 96
Adrenalin 15
Aeroallergene 10
Aerosol 13
aggressives Verhalten 10, 11
Akupunktur 71, 72, 91
Aldehyde 14, 18
Alkaloid 14, 26
Alkane 13
Alkohol 33, 39, 40, 42, 43, 74, 102
Alkohole 13
Alkoholismus 102
Alkoholkonsum 39, 60
Alkoholtherapie 102, 103
Alpha-Strahlung 18
Altersgruppe 7, 9, 37, 39, 40, 87, 102
Altersklasse 9
Alveolarepithel 15
Angstbewältigung 42
Ängste 12, 75
Anoxämie 15
Apotheken 2, 72
Appetitzügler 12
Arbeitsplatz 50, 95, 96, 99, 100
Arbeitsunfälle 47
Arrhythmien 16
Ärzte 11, 66, 89
Asthma 10, 25, 65, 66
Asthmaneigung 10
Atemwegserkrankungen 10, 20, 25
Atherosklerose 16, 18
Ausbildung 11, 63, 96

Basisrate 50
Behandlung 2, 3, 18, 32, 66, 70, 71, 72, 73, 77, 81, 85, 89, 92, 93, 101
Benzol 14, 16
Beratungsstellen 2, 92, 96
Beratungsstrategien 2
Bevölkerungsbefragung 33
Bevölkerungsumfragen 9, 87

Bewältigungsstrategien 51, 60
Bidis 5
Bildung 15, 42
Blut 15, 16, 17, 18, 34, 52, 55, 69
Blutdruck 23
Blutdruckabfall 12
Blut-Hirn-Schranke 26
Blutkreislauf 36
Body-Mass-Index 46, 53
Bronchitis 1, 3, 24
Bronchuskarzinom 20, 21, 22, 99
Bronchuskarzinommortalität 21, 22

Cadmium 14, 17
Carbohydrate craving 46
Carboxyhämoglobin 15, 16
Zervixkarzinom 20
chronische Atemwegserkrankungen 10
chronische Laryngitis 20
Claudicatio intermittens 16
CO 14, 15, 16, 27, 52, 56, 93
Cyanwasserstoff 14, 18

Depressionen 47
depressive Stimmung 12
Destillationszone 13
Diabetiker 66
dissonante Raucher 76
Dopaminrezeptoren 34, 35
Dopaminstoffwechsel 34
Dopaminsystem 34, 35
Droge 27, 35, 36
Drogenabhängigkeit 27, 35, 36
Drop-out-Rate 12
Durchblutungsstörung 1, 3

Entspannungsmethoden 60, 72, 75, 79, 93
Entwicklungsländer 5
Entwöhnungsmethoden 2, 58, 97
Entwöhnungsmotiv 11
Entwöhnungsprogramme 1

Entwöhnungsversuche 11, 32, 58, 69, 91
Entzugserscheinungen 12, 28, 34, 36, 69, 73, 74, 77, 80, 82, 84, 96
Entzugssymptome 28, 33, 41, 56, 70, 94
Enzym 18, 34
Erfolgsrate 11, 55, 56
Erkrankungen 9, 19, 20, 22, 24, 33, 34, 38, 43, 62, 65, 66, 71, 79, 80, 81, 83, 86, 88, 89, 100, 101
Ernährungsgewohnheiten 73, 92
Ernährungsverhalten 12, 57
Erythrozytose 15
Essgewohnheiten 46, 47
Europa 2, 8, 100
Exporteinnahmen 5
Exraucher 7, 9, 31, 43, 47

Fagerström Test for Nicotine Dependence 30, 46, 51, 56, 76
Fagerström Test für Nikotinabhängigkeit 29, 69, 84
Fettstoffwechsel 27
Fibrinogenspiegel 27
Formaldehyd 18
Fragebogen 9, 74, 87, 95
Frauen 7, 8, 9, 10, 11, 12, 13, 19, 20, 21, 22, 23, 24, 25, 27, 29, 31, 37, 40, 43, 44, 46, 86, 87, 88, 102
FTND 29, 30, 31, 44, 46, 51, 52, 55, 56, 70, 76, 90, 93
FTND-Wert 44
FTQ 51

Geburt 10, 13
Geburtsgewicht 10, 11, 12, 20, 25
Gefäßerkrankungen 16, 19
Gehirn 15, 26, 27, 34, 36, 55
Gereiztheit 12, 28, 84
Gesamtentwicklung 10
Gesamtmortalität 21, 22
Gesundheit 9, 11, 46, 53, 59, 67, 73, 83, 87, 96, 101
Gesundheitsamt 2
Gesundheitsbewusstsein 8, 9, 83, 84, 87
Gesundheitserziehung 8, 25, 68
Gesundheitserziehungs-Programme 8
gesundheitspolitische Maßnahmen 8
Gesundheitspsychologen 2, 92
Gesundheitsvorsorge 1, 25, 88
Gesundheitswesen 1, 31, 102
Gesundheitszustand 9, 37, 39, 63, 87, 95
Gewichtszunahme 12, 53, 73, 74
Gewohnheit 33, 39, 41, 56, 67, 68, 70, 78, 85, 88
Gewohnheitsraucher 16
Gruppenberatung 90

Hämoglobin 16
Harn 18
Harnblasenpapillom 20
Häufigkeitszuwachs 9
Hauptstrom 13, 14
Hauptstromrauch 15, 16, 18
Heroin 28, 35
Herz 15, 20, 66, 83, 93, 94
Herzerkrankungen 24, 25, 94
Herzfrequenz 15, 23, 84
Herzinfarkt 20, 23
Herzinfarkpatienten 43
Hungergefühle 12
Hypercholesterinämie 23, 65
Hypertonie 23, 65, 91
Hypnosetherapie 72

Industrienationen 6, 8, 19
Infarktrisiko 23
Informationskampagnen 5, 83
Inhalator 55, 56, 69, 70, 71, 77, 82, 86
Institut für Sozialmedizin 2, 9, 87
Inzidenzrate 19

Jugendliche 9, 40, 42, 43, 71
jüngere Raucherinnen 9

Karzinogene 16, 17
karzinogene Substanzen 16
Karzinom 19
Kaugummi 54, 55, 69, 70, 71, 78, 82
Kautabak 5, 17
kardiovaskuläre Erkrankungen 19
Kehlkopfkarzinom 20
Ketone 13
Kinder 9, 10, 11, 25, 49, 50, 76
klinische Psychologen 2
Kohlenhydratabhängigkeit 47, 59
Kohlenhydrate 46, 73
Kohlenhydratsucht 46, 60
Kohlenmonoxid 13, 14, 15, 16, 23, 25, 40, 52, 82, 94
Kokain 28, 35
Komplementärmethoden 72
Konzentrationsstörungen 12
koronare Durchblutungsstörungen 20
koronare Herzkrankheit 16
Körpergewicht 46, 53, 57, 73, 74, 94
körperliche Abhängigkeit 35
körperliche Betätigung 74
Kosten 12, 99, 100, 101, 102
Krebs 19, 21, 34, 80
Kreislauf 15, 20, 93
Kur- und Rehabilitationseinrichtungen 94, 95

Lebensdaten 49
Lebensqualität 44
Lebensstil 33, 37
Lebensstilmedizin 1
Leber 17, 18, 26
Leichtmarken 6
Lerngeschichte 78
limbisches System 26
Lippenkarzinom 20
Lungenerkrankungen 19, 80
Lungenkrebs 17, 19, 21, 25, 26, 44, 52, 80, 83
Lungenkrebsrisiko 21, 26, 44, 45, 62

Magen 20
Magenkrebs 21
Männer 5, 7, 8, 9, 12, 17, 19, 20, 21, 22, 31, 37, 44, 46, 80, 86, 87, 88
Marihuana-Zigaretten 15
Medikamente 63, 101
Menopause 9, 24, 27
Mittelmeerraum 5
Mittelohrentzündung 10
Morbiditätsrate 16
Mortalität 20, 22, 65, 100
Mortalitätsrate 21, 43, 79
Motivation 9, 13, 52, 53, 54, 59, 67, 68, 69, 80, 82, 84, 89, 93, 96, 97
Müdigkeit 12, 84
Mundhöhlenkarzinom 20
myeloischer Leukämie 17
Myoglobin 16

Nasenspray 55, 69, 70, 71, 77
Nebenstromrauch 13
Nervensystem 27
Nervosität 12, 39
Nicotine Pre Abstinence Syndrom 56
Nicotine Replacement Therapy 54, 55, 77, 90
niedergelassene Ärzte 2
Nieren 17, 18
Nikotin 1, 12, 13, 14, 15, 23, 25, 26, 27, 28, 34, 35, 36, 40, 41, 45, 53, 54, 55, 56, 58, 59, 69, 71, 74, 77, 78, 84, 85, 86, 88, 91
Nikotinabhängigkeit 1, 2, 3, 12, 27, 29, 30, 31, 32, 33, 34, 35, 36, 37, 42, 43, 44, 45, 46, 51, 52, 55, 56, 60, 67, 68, 69, 70, 75, 76, 77, 79, 84, 85, 86, 89, 90, 91, 92
Nikotinabhängigkeitsgrad 30
Nikotinaufnahme 15, 26, 85
Nikotinentwöhnung 42, 43, 76, 86, 103
Nikotinentzug 47
Nikotinentzugserscheinungen 12, 84
Nikotinersatztherapie 34, 45, 51, 52, 53, 54, 55, 57, 58, 69, 70, 71, 74, 76, 78, 80, 82, 85, 86, 89, 90, 91, 93, 95, 103
Nikotingehalt 6, 14, 85
nikotinische Rezeptoren 34
Nikotinkaugummi 51, 55, 69, 70, 71, 77, 78, 80, 95
Nikotinkonzentration 13
Nikotinmetabolismus 34
Nikotinnasenspray 51, 78
Nikotinpflaster 51, 69, 70, 71, 74, 77, 78, 82, 103
Nikotin-Rezeptoren 28
Nikotinstoffwechsel 34
Nikotinwirkung 36, 77
Nikotinzufuhr 12, 34, 35, 71
Nocturnal Sleep Disturbing Nicotine Craving 28, 58, 89
Noradrenalin 15
NPAS 52, 53, 56, 76, 89
NRT 54, 55, 57, 69, 70, 71, 76, 77, 78, 80, 90
NRT-G 77, 78
NRT-I 77
NRT-P 77, 78

Oesophaguskarzinom 20
orale Kontrazeptiva 23
Osteoporose 24
Osteoporoserisiko 27
Österreich 2, 6, 7, 8, 19, 21, 22, 23, 24, 29, 37, 46, 66, 80, 83, 84, 86, 99, 100
osteuropäischen Staaten 5
Östrogene 24

Pankreaskarzinom 20
Passivrauchen 16, 20, 25, 26, 83
Patienten 1, 3, 24, 43, 44, 45, 47, 59, 65, 66, 70, 71, 73, 89, 91, 92, 94, 96, 102, 103
perinatale Sterblichkeit 20
periphere Durchblutungsstörungen 20
Pfeife 13
Pflaster 55, 58, 69, 70, 71, 74, 77
Prävalenz 21, 30, 31, 33, 65
Prävention 1, 83, 89
Preispolitik 100
Pro-Kopf-Verbrauch 5
psychoaktive Effekte 35
psychoaktive Substanz 28, 85
psychologische Verfahren 1
psychologische Intervention 78
Rauchen 2, 7, 9, 10, 11, 12, 16, 21, 23, 24, 25, 26, 28, 30, 31, 32, 33, 34, 38, 40, 41, 42, 43, 44, 45, 50, 54, 56, 59, 65, 66, 67, 68, 69, 70, 71, 72, 73, 74, 77, 80, 81, 82, 83, 84, 85, 86, 87, 88, 89, 90, 93, 94, 95, 96, 100, 102, 103

Raucher 2, 7, 8, 9, 16, 17, 18, 19, 20, 21, 22, 23, 24, 26, 27, 28, 30, 31, 32, 33, 34, 37, 38, 39, 41, 42, 43, 44, 45, 46, 47, 51, 52, 53, 54, 55, 57, 58, 60, 61, 62, 66, 67, 68, 70, 71, 72, 73, 74, 75, 76, 77, 78, 80, 81, 83, 84, 85, 87, 88, 89, 90, 93, 94, 95, 96, 97, 98, 102
Raucheranamnese 91
Raucheranteil 10, 31, 46, 102
Raucherberatung 2, 11, 83, 84, 85, 91, 92
Raucherberatungsstellen 2, 11, 12, 96, 97
Raucherentwöhnung 2, 9, 11, 12, 25, 42, 50, 51, 53, 54, 57, 58, 59, 60, 63, 68, 69, 72, 73, 74, 75, 83, 85, 86, 87, 90, 94, 95, 96, 98, 101
Raucherfibel 83, 85
Raucherinnen 9, 10, 11, 22, 23, 24, 43, 51, 72, 74, 87
Raucherintervention 3, 92, 97
Raucherklienten 49
Raucherprävalenz 8, 21, 30, 31
Raucherprotokoll 69, 83, 84, 85, 86, 91
Raucherstatus 42, 50
Rauchertherapie 1, 2, 3, 9, 12, 25, 31, 33, 34, 37, 45, 47, 50, 53, 54, 55, 60, 63, 65, 66, 68, 71, 73, 74, 75, 77, 84, 85, 88, 89, 90, 92, 94, 95, 102
Rauchertrends 6
Rauchgewohnheiten 9, 10, 19, 22, 40, 41, 42, 69, 87, 88, 89
Rauchverhalten 1, 9, 10, 12, 28, 29, 30, 33, 35, 36, 41, 42, 43, 44, 45, 46, 50, 51, 52, 54, 55, 57, 60, 63, 66, 69, 70, 76, 77, 78, 79, 81, 84, 85, 87, 89, 91
reduziertes Rauchen 79, 80, 81, 82, 85
Respondenten 9, 86, 87
Risikofaktor 9, 20, 21, 23, 66
Rückfall 12, 74, 75

Sauerstoffbindungskurve 15
Sauerstofftransport 15, 16, 52
Schadstoffe 14
Schichtzugehörigkeit 11
schlafraubendes Rauchverlangen 58
Schlafstörungen 12, 38, 45, 84
Schulbildung 33
Schwangerschaft 9, 10, 11, 12, 20, 43, 65, 66, 70, 72, 83
Schwangerschaftskomplikationen 11
Schwangerschaftsmonat 10, 11
Schwermetalle 13
Selbsthilfeeinrichtungen 2
sozioökonomischen Faktoren 34
Spiegelraucher 51, 55, 70, 77, 78
Spitzenraucher 55, 70, 77, 78, 79, 81

Stickstoffoxide 13
Stress 33, 40, 41, 43, 50, 60, 75
Stressbewältigung 12, 42, 43, 50, 60
Stresssituationen 13, 26, 28, 38, 75, 79, 92
Stressverringerung 39

Tabak 2, 5, 15, 18, 27, 35, 43, 102
Tabakabstinenz 1, 3, 9, 50, 52, 65, 66, 67, 75, 76, 77, 81, 92, 96, 98, 101
Tabakallergie 20
tabakassoziierte Folgeschäden 11
tabakassoziierte Erkrankungen 34, 66, 80, 100
Tabakbesteuerung 100
Tabakbrand 13
Tabakentwöhnung 1, 2, 11, 12, 69, 72, 74, 98
Tabakinhaltsstoffe 13, 79
Tabakkonsum 5, 6, 8, 19, 20, 23, 24, 34, 35, 39, 40, 41, 42, 43, 44, 45, 50, 51, 53, 55, 56, 60, 65, 66, 72, 77, 78, 79, 82, 84, 86, 93, 94, 99, 100, 101, 102
Tabakkonsumenten 7, 32, 33, 41, 44, 51, 52, 65, 68, 69, 71, 76, 79
Tabakpflanzen 17
Tabakpolitik 2
Tabakproblem 8, 26
Tabakproduzent 6
Tabakwaren 14, 25, 100, 101
Teer 6, 21, 40, 52, 62
Teerexposition 44
Teergehalt 6, 45, 61
therapeutische Indikation 3
Therapie 1, 3, 24, 37, 51, 53, 56, 65, 66, 67, 71, 74, 75, 77, 78, 79, 81, 85, 86, 90, 91, 93, 94, 95, 96, 97
therapieresistente Raucher 81
Thrombozyten 23
Todesfälle 19, 21, 22, 65
toxische Stoffe 13
Trend 7, 8, 9, 19, 22, 62, 74

Unfallraten 47
United Food and Drug Administration 31
USA 5, 8, 10, 22, 25, 31, 71, 100

Vasokonstriktion 27
Vasopressin 15, 27
Verdauungstrakt 20
Verhaltensmodifikation 1, 11, 53, 68, 69, 75, 76, 85, 86, 91
verhaltensorientierte Methoden 90
Verkaufsbeschränkungen 8
Verkaufszahlen 5, 8
volksgesundheitliche Bedeutung 8

Sachverzeichnis

Vorderhornzellen 27

Wachstumshormon 27
Weltgesundheitsorganisation 1, 25, 26
Wiener Standard Raucher-Inventar 37
WSR 37, 49, 50, 51, 52, 53, 63, 76, 81
Zervixkarzinom 21
zerebrale Durchblutungsstörungen 20
Zigaretten 5, 6, 7, 8, 10, 11, 14, 15, 16, 17, 18, 21, 23, 24, 26, 27, 28, 31, 32, 33, 35, 43, 44, 45, 50, 51, 54, 56, 71, 78, 79, 80, 82, 85, 87, 90, 94, 95, 96, 100, 102
Zigarettenabstinenz 12
Zigarettenkonsum 6, 7, 11, 24, 33, 42, 43, 62, 68, 71, 78, 79, 82, 87, 88, 100
Zigarettenmarke 6, 10, 44, 51, 53
Zigarettenrauch 14, 15, 16, 17, 18, 23
Zigarre 13

ANHANG

Wiener Standard-Raucher-Inventar (WSR)

ANHANG

WIENER STANDARD RAUCHER-INVENTAR (WSR)
Institut für Sozialmedizin, Universität Wien

Zuname	Vorname	Beruf

Anschrift	Telefon; Fax	Geburtsdatum
	E-Mail	Alter

männlich	ledig	verwitwet
weiblich	verheiratet	geschieden
Anzahl der Kinder:	in Partnerschaft	

AUSGANGSSITUATION

Datum	Zig./Tag	Zigarettenmarke	rm./urm.	FTND	CO/Zeit	TEW	NPAS	Größe/Gew.

THERAPIE

VERLAUFSKONTROLLE

Datum	Zig./Tag/Marke	rm./urm.	NRT-G	NRT-P	NRT-NS	NRT-I	FTND	CO/Zeit	NPAS	Gewicht

Erläuterung
- **Zig.** = Zigaretten
- **rm./urm.** = Tabakkonsum in regelmäßigen Intervallen oder zu bestimmten Zeiten
- **FTND** = Score des Fagerström-Tests für Nikotinabhängigkeit
- **CO** = Kohlenmonoxidgehalt in der Atemluft in ppm
- **TEW** = Teerexpositionswert
- **Gew.** = Körpergewicht in Kilogramm
- **NRT-G** = Nikotinersatztherapie mit Kaugummi: Anzahl pro Tag + Dosis
- **NRT-P** = Nikotinersatztherapie mit Pflaster: Anzahl pro Woche + Dosis
- **NRT-NS** = Nikotinersatztherapie mit Nasenspray: Hübe pro Tag
- **NRT-I** = Nikotinersatztherapie mit Inhalator: Füllungen pro Tag
- **NPAS** = Nicotine Pre Abstinence Syndrom: **k** (konstant), **ds** (dissonant-stopp), **dm** (dissonant-Markenwechsel), **dr** (dissonant-red.), **dr/nrt** (dissonant-red./nicotine replacement therapy)

Anhang

Datum	Zig./Tag/Marke	rm./urm.	NRT-G	NRT-P	NRT-NS	NRT-I	FTND	CO/Zeit	NPAS	Gewicht

VERLAUFSKONTROLLE

Erläuterung
- **Zig.** = Zigaretten
- **rm./urm.** = Tabakkonsum in regelmäßigen Intervallen oder zu bestimmten Zeiten
- **FTND** = Score des Fagerström-Tests für Nikotinabhängigkeit
- **CO** = Kohlenmonoxidgehalt in der Atemluft in ppm
- **TEW** = Teerexpositionswert
- **Gew.** = Körpergewicht in Kilogramm
- **NRT-G** = Nikotinersatztherapie mit Kaugummi: Anzahl pro Tag + Dosis
- **NRT-P** = Nikotinersatztherapie mit Pflaster: Anzahl pro Woche + Dosis
- **NRT-NS** = Nikotinersatztherapie mit Nasenspray: Hübe pro Tag
- **NRT-I** = Nikotinersatztherapie mit Inhalator: Füllungen pro Tag
- **NPAS** = Nicotine Pre Abstinence Syndrom: **k** (konstant), **ds** (dissonant-stopp), **dm** (dissonant-Markenwechsel), **dr** (dissonant-red.), **dr/nrt** (dissonant-red./nicotine replacement therapy)

NIKOTINERSATZTHERAPIE (NRT = Nicotine Replacement Therapy) – VORERFAHRUNGEN				
nie	einmal	öfters	bei bestimmten Gelegenheiten	Kommentar

ENTWÖHNUNGSVERSUCHE				
nie	einmal	öfters	bei bestimmten Gelegenheiten	Kommentar

ENTWÖHNUNGSMETHODE(N) BISHER

ENTWÖHNUNGSERFOLG BISHER					
Versuch 1	Versuch 2	Versuch 3	Versuch 4	Versuch 5	Kommentar

NSDNC (Nocturnal Sleep Disturbing Nicotine Craving)

Wachen Sie während der Nacht auf und müssen Sie rauchen, um wieder einschlafen zu können?

nie	selten	mehrmals pro Woche	fast täglich	täglich

MOTIVATION ZUR RAUCHERENTWÖHNUNG

KOHLENHYDRATABHÄNGIGKEIT

Erleben Sie – zumindest ab und zu – Situationen oder Zeiten mit unwiderstehlichem Verlangen nach Nahrungsmitteln – vor allem Süßspeisen?

nie	manchmal	öfters	täglich einmal	täglich öfter

ZUSATZBELASTUNGEN / STRESS

körperliche Schwerarbeit	Zeitdruck	Konfliktsituationen	Mehrfachbelastungen	Sonstiges

REAKTION BEI BELASTUNGEN / STRESS

essen	rauchen	Sport	Alkohol	Entspannung	Sonstiges

Anhang

RAUCHVERHALTEN SEIT BEGINN DES TABAKKONSUMS

	Stück/Tag (a)	Dauer (Jahre) des Konsums Altersangabe (Beginn – Ende) Jahre (b)	Zigarettenmarke – Gruppe (c)
1.	_____	_____	_____
2.	_____	_____	_____
3.	_____	_____	_____
4.	_____	_____	_____
5.	_____	_____	_____
6.	_____	_____	_____

$TEV = (\_\_ \times \_\_ \times \_\_) + (\_\_ \times \_\_ \times \_\_) + (\_\_ \times \_\_ \times \_\_) + (\_\_ \times \_\_ \times \_\_) + (\_\_ \times \_\_ \times \_\_) + (\_\_ \times \_\_ \times \_\_) = \_\_$

(a) (b) (c)   (a) (b) (c)   (a) (b) (c)   (a) (b) (c)   (a) (b) (c)   (a) (b) (c)

BRCA-Risiko   > 500 bis 1000 = 1.6   501 bis 1000 = 2.4   1001 bis 2000 = 4.2   2001 bis 3000 = 5.8   3001 bis 4000 = 6.1   > 4001 = 7.4

ZUSÄTZLICHE RISIKOFAKTOREN

onkologisch   kardiovaskulär   Sonstiges

MEDIKAMENTE

	Name	Dosis	seit	Kommentar
1.				
2.				
3.				
4.				
5.				

BEMERKUNGEN

Fagerström-Test für Nikotinabhängigkeit

FAGERSTRÖM-TEST FÜR NIKOTINABHÄNGIGKEIT

Wann nach dem Aufstehen rauchen Sie Ihre erste Zigarette?	innerhalb von 5 min	3
	6 bis 30 min	2
	31 bis 60 min	1
	nach 60 min	0
Finden Sie es schwierig, an Orten, wo das Rauchen verboten ist, (z. B. Kirche, Bücherei, Kino usw.) das Rauchen zu unterlassen?	ja	1
	nein	0
Auf welche Zigarette würden Sie nicht verzichten wollen?	die erste am Morgen	1
	andere	0
Wieviele Zigaretten rauchen Sie im allgemeinen pro Tag?	bis 10	0
	11 bis 20	1
	21 bis 30	2
	31 und mehr	3
Rauchen Sie am Morgen im allgemeinen mehr als am Rest des Tages?	ja	1
	nein	0
Kommt es vor, daß Sie rauchen, wenn Sie krank sind und tagsüber im Bett bleiben müssen?	ja	1
	nein	0

Allgemeine Aufklärung – 25 Jahre Information der Bevölkerung

1974

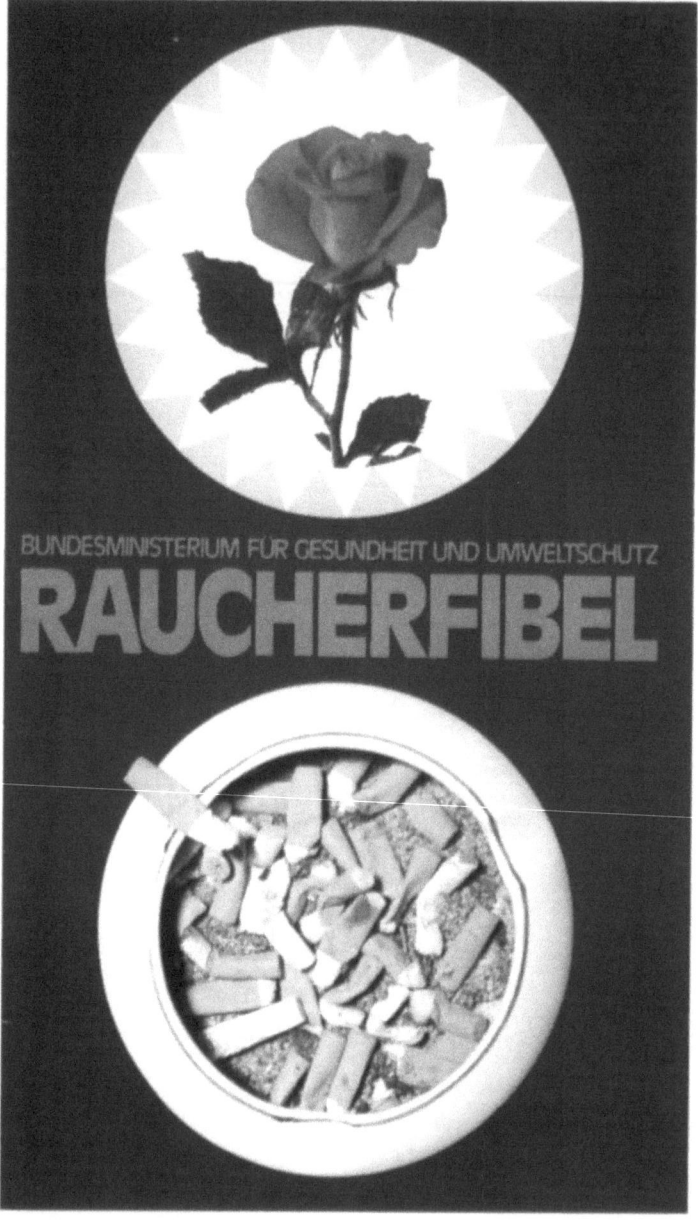

Autoren: H. FLAMM, M. KUNZE, M. J. KUNZE, Hygiene-Institut der Universität Wien
Herausgeber: Bundesministerium für Gesundheit und Umweltschutz
Kurzbeschreibung: Erste in Österreich aufgelegte Publikumsbroschüre. Fakten und Daten über tabakassoziierte Gesundheitsstörungen und des Rauchverhaltens in Österreich. Anleitung zum Abgewöhnen

Anhang

1980

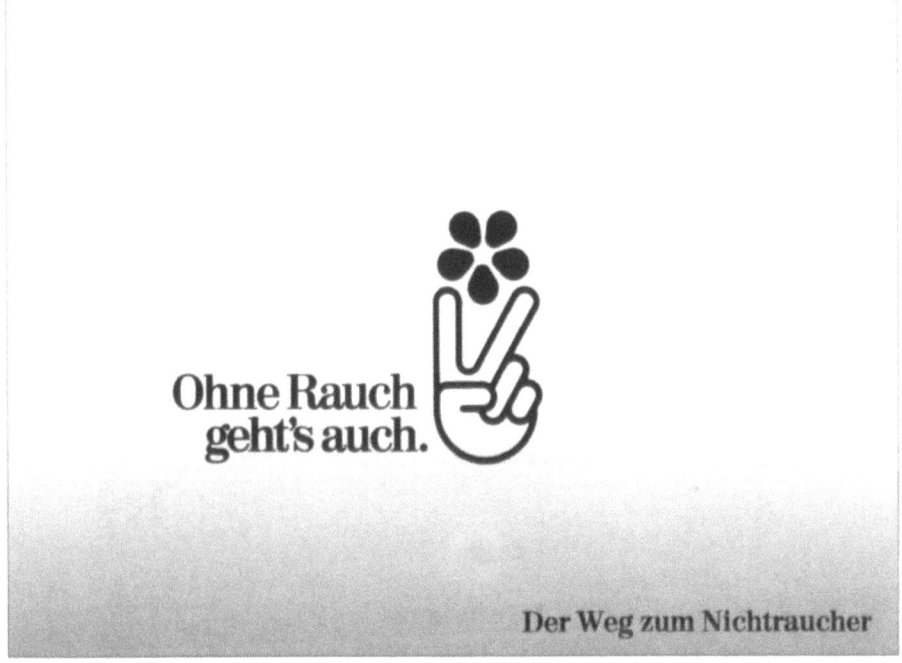

Idee und Konzept: R. SCHOBERBERGER, Hygiene-Institut der Universität Wien
Herausgeber: Bundesministerium für Gesundheit und Umweltschutz
Kurzbeschreibung: Programmiertes Aufhör-System, aufgelegt im Rahmen der bundesweiten „Ohne Rauch geht's auch"-Kampagne des Bundesministeriums für Gesundheit und Umweltschutz

1982

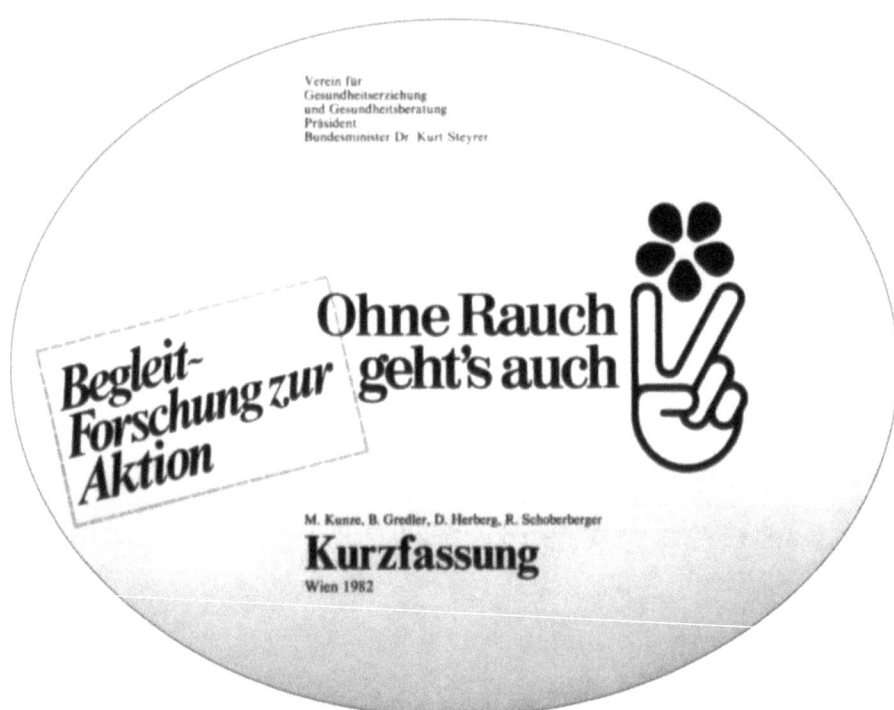

Autoren: M. KUNZE, B. GREDLER, D. HERBERGER, R. SCHOBERBERGER,
Abteilung für Sozialmedizin, Hygiene-Institut der Universität Wien
Herausgeber: Verein für Gesundheitserziehung und Gesundheitsberatung
Kurzbeschreibung: Darstellung der Ergebnisse der mit Abstand intensivsten je in Österreich durchgeführen Informationskampagne über ein Gesundheitsthema

Anhang

1982

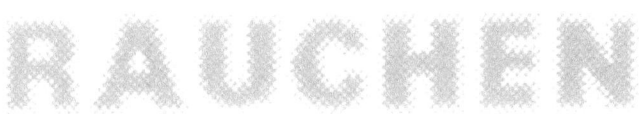

Diaserie von:
Prof. Dr. M. Kunze und Dr. R. Schoberberger
Graphik: Dipl. Graph. A. Maruna

V. Schulstufe

Autoren: M. KUNZE, R. SCHOBERBERGER,
Abteilung für Sozialmedizin, Hygiene-Institut der Universität Wien
Herausgeber: Verein für Gesundheitserziehung und Gesundheitsberatung
Kurzbeschreibung: Unterrichtsmedium zur Darstellung der Ursachen, Wirkung und Schädlichkeit des Rauchens

1985

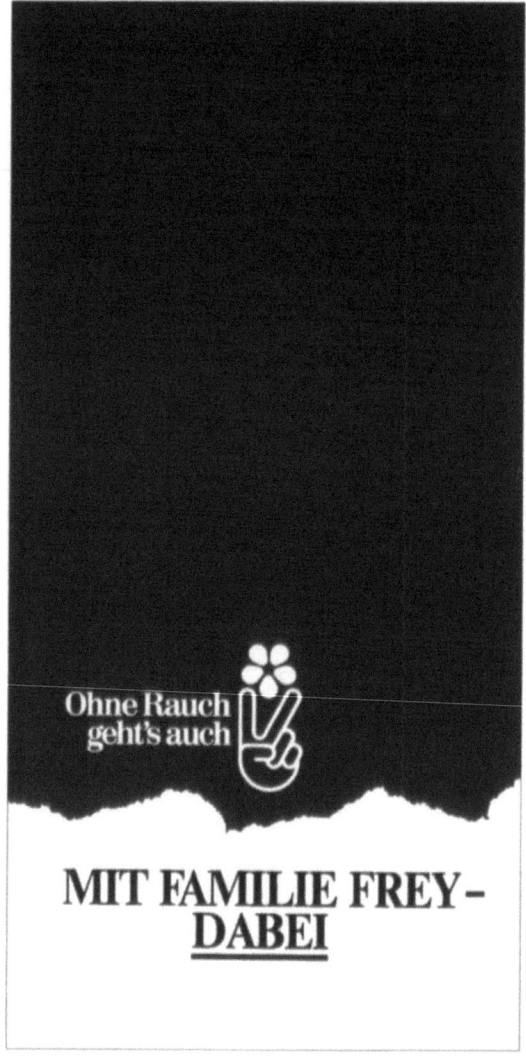

Idee und Konzept: R. Schoberberger, Institut für Sozialmedizin der Universität Wien
Herausgeber: Bundesministerium für Gesundheit und Umweltschutz
Kurzbeschreibung: Publikumsbroschüre anläßlich der Wiederholungskampagne „Ohne Rauch geht's auch". Möglichkeiten zur Raucherentwöhnung werden anhand einer „Familiengeschichte" dargestellt

1986

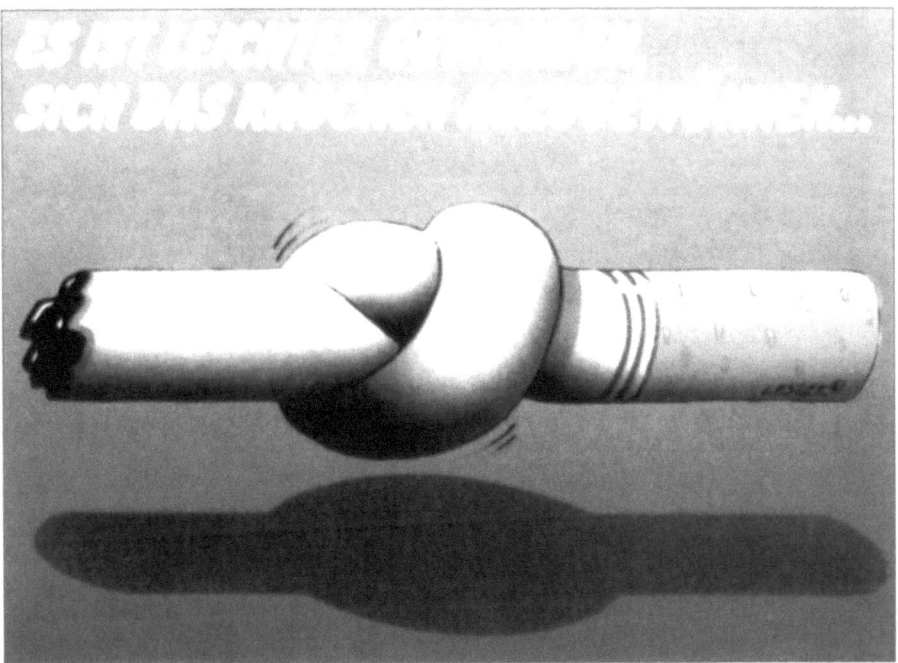

Autoren: M. KUNZE, R. SCHOBERBERGER, Institut für Sozialmedizin der Universität Wien
Kurzbeschreibung: Adäquater Einsatz des Nikotinkaugummis bei der Raucherentwöhnung

1991

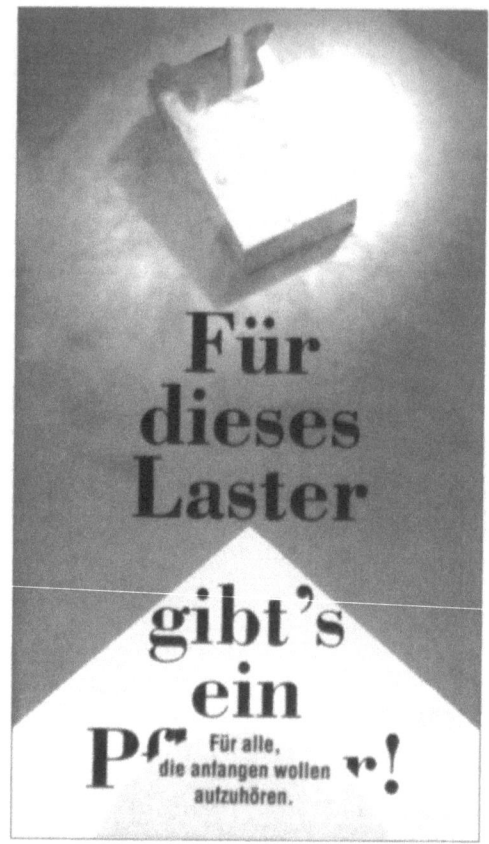

Inhalt: M. KUNZE, R. SCHOBERBERGER, Institut für Sozialmedizin der Universität Wien
Produktion: Ciba Geigy Ges.m.b.H.
Kurzbeschreibung: Selbsthilfematerial zur Raucherentwöhnung unter Verwendung des Nikotinpflasters

Anhang 135

1997

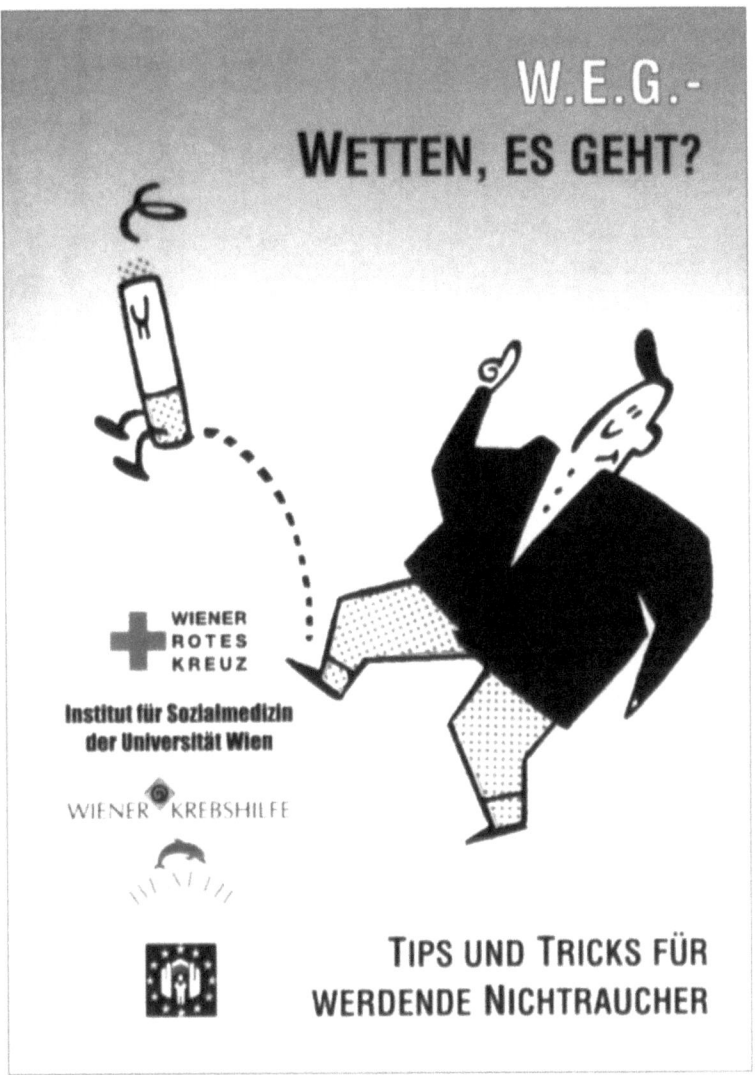

Manuskript: R. SCHOBERBERGER, Institut für Sozialmedizin der Universität Wien
Herausgeber und Bezugsquelle: WRK Gesellschaft für Dienstleistungen des Wiener Roten Kreuzes, Arbeitsmedizinisches Zentrum, Franzosengraben 6, A-1030 Wien, Telefon 01/795 80-71 00
Kurzbeschreibung: Nachfolgebroschüre der Medien-Kampagne „Aktion WEG" mit den Kapiteln „Otto Normal(verb)raucher", „Rauchen oder Gesundheit", „Nikotinabhängigkeit", „Rauchertherapie"

1998

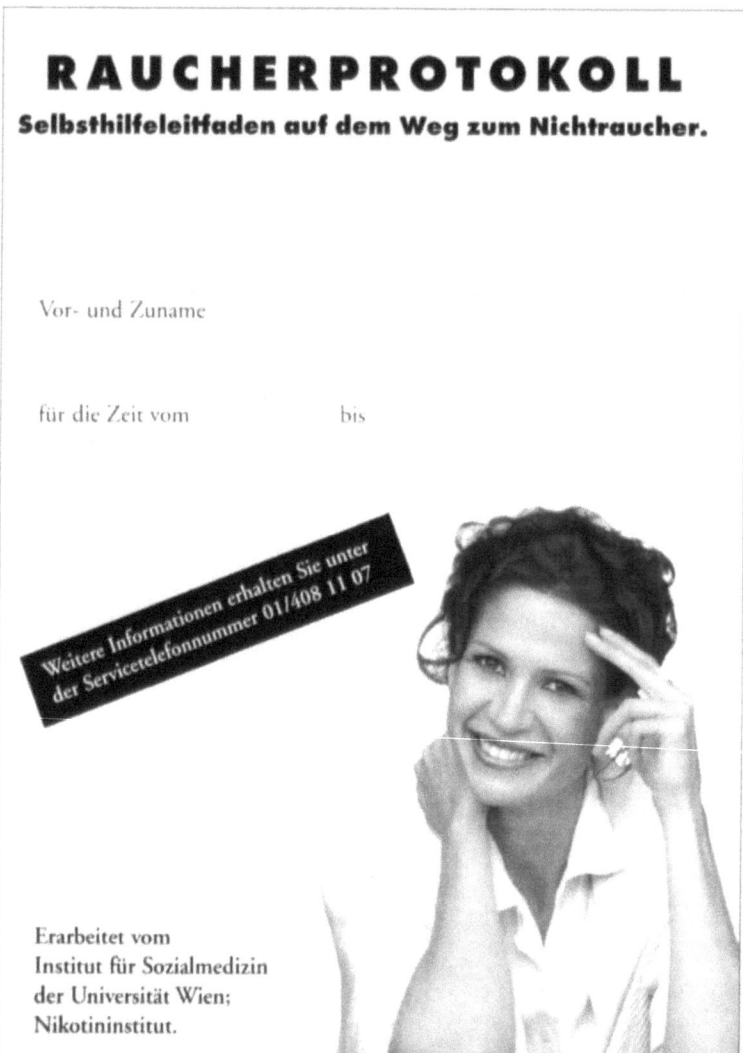

Inhalt: M. KUNZE, R. SCHOBERBERGER, Institut für Sozialmedizin der Universität Wien
Produktion: Pharmacia & Upjohn
Bezugsquelle: Institut für Sozialmedizin, Alser Straße 21, A-1080 Wien, Tel. 01/408 56 81
Kurzbeschreibung: Selbsthilfeleitfaden zur Raucherentwöhnung vor allem bei Verwendung des Nikotin-Inhalators aber auch anderer Produkte des Nikotinersatzes

Anhang

Rauchfrei

DIASERVICE

Eine Information des
Instituts für Sozialmedizin der Universität Wien

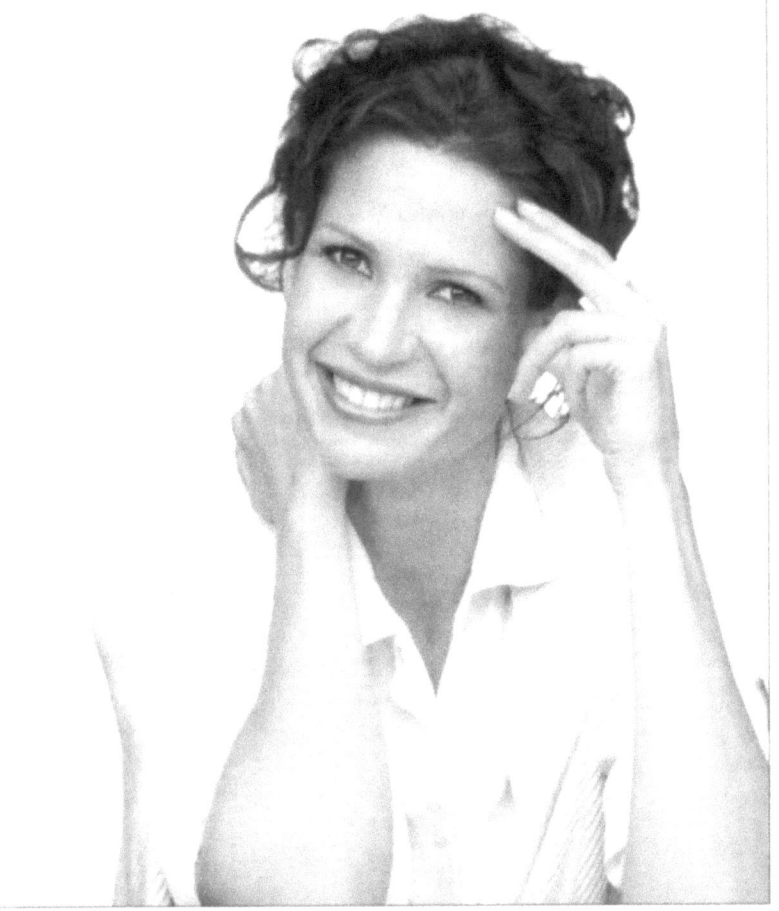

Dia **1**

Sie werden's nicht mehr brauchen, das Rauchen!
Ca. jeder 2. Mann und ca. jede 3. Frau in Österreich raucht

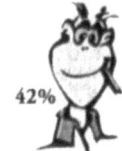 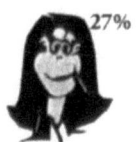

42%   27%

Doch laut einer Untersuchung der WHO will die Mehrheit der Raucher damit aufhören und hat bereits einmal oder öfter versucht, das Rauchen zu beenden.

<small>Institut für Sozialmedizin der Universität Wien, erarbeitet von Univ. Prof. Dr. Michael Kunze und Univ. Prof. Dr. Rudolf Schoberberger, 1998</small>

Schon seit den fünfziger Jahren liegen wissenschaftliche Belege für die gesundheitsbeeinträchtigende Wirkung des Tabakrauchens vor. Seither werden vermehrt Versuche unternommen, das Rauchverhalten zu unterbinden. In Amerika wurden 1966 erstmals Warnhinweise auf den Packungen angebracht. In weiterer Folge wurden auch die Radio- und Fernsehwerbung eingestellt. In den sechziger Jahren tauchten auch die ersten wissenschaftlich fundierten Entwöhnungsprogramme auf, um die Anzahl der Raucher zu minimieren.

Der Anteil der Raucher liegt in der männlichen Bevölkerung bei 42% und bei den Frauen bei 27%. Damit liegt Österreich im europäischen Mittelfeld. Österreich ist aber eines der Länder mit dem höchsten Anteil an Jugendlichen unter den Rauchern. Die Auswirkungen auf die Gesundheit der jungen Raucher werden aber erst in vielen Jahren sichtbar werden.

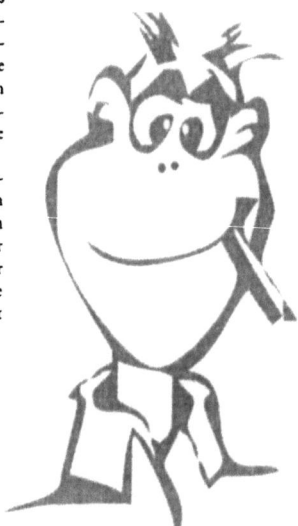

— 3 —

Anhang 139

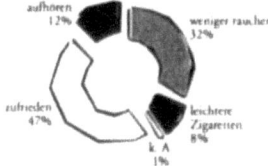

Alkohol und Nikotin sind die am meisten gebrauchten Suchtgifte in Österreich, wobei vielfach Alkohol und Nikotin gemeinsam konsumiert werden. Die gesundheitsgefährdenden Eigenschaften sind bekannt, werden aber allzuoft unterschätzt. Bei manchen bösartigen Tumoren ist die Hauptursache im Alkohol- und Zigarettenkonsum zu sehen.

Nikotin ist eine zentral wirksame Substanz, die verschiedenste Transmittersysteme beeinflußt (Acetylcholin mit dem Nikotinrezeptor, Dopaminfunktionen mit dem Belohnungssystem), darüber hinaus aber dosisabhängig auch alle anderen Transmittersysteme verändert. Diese Eigenschaften erklären, warum es vielen so schwerfällt, von der Zigarette loszukommen.

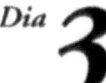 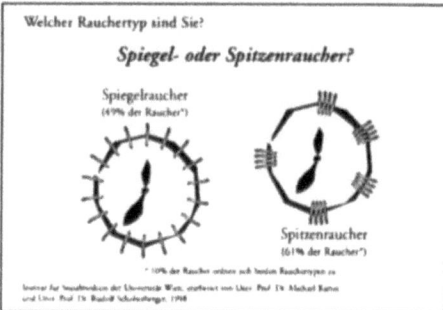

Als ersten Schritt auf dem Weg zum Nichtraucher sollte das eigene Rauchverhalten analysiert werden. Dabei unterscheidet man drei Rauchertypen: den „Spiegelraucher", den „Spitzenraucher" und den „Mischtyp".

„Spiegelraucher"
sind regelmäßige Raucher. Sie rauchen über den ganzen Tag verteilt in etwa gleich viel.

„Spitzenraucher"
können oft über mehrere Stunden abstinent bleiben und greifen in bestimmten Situationen zur Zigarette. Dann aber oft sehr intensiv.

„Mischtypen"
rauchen in gleichbleibenden Intervallen regelmäßig und zu bestimmten Anlässen wesentlich mehr.

— 5 —

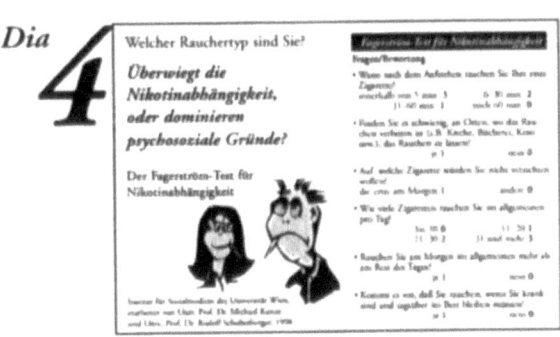

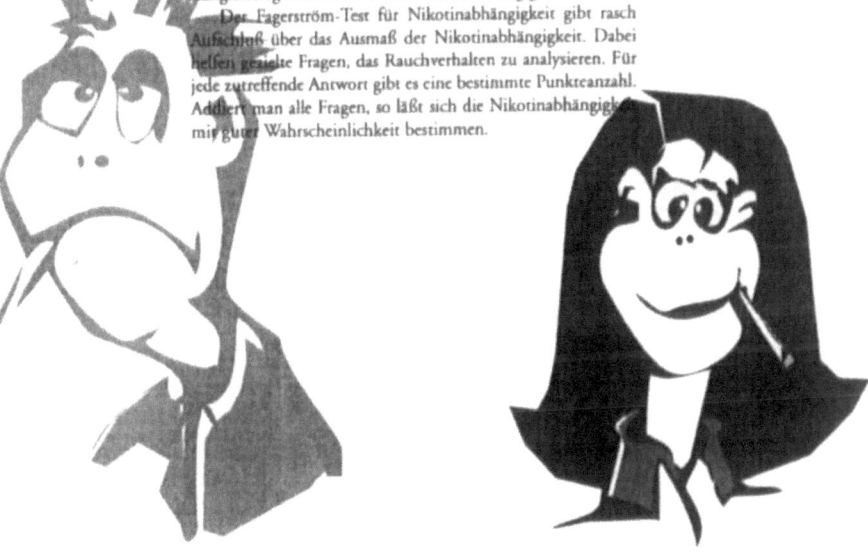

Ein wesentlicher Faktor für die Wahl der Rauchentwöhnungsstrategie ist der Grad der Nikotinabhängigkeit.

Der Fagerström-Test für Nikotinabhängigkeit gibt rasch Aufschluß über das Ausmaß der Nikotinabhängigkeit. Dabei helfen gezielte Fragen, das Rauchverhalten zu analysieren. Für jede zutreffende Antwort gibt es eine bestimmte Punkteanzahl. Addiert man alle Fragen, so läßt sich die Nikotinabhängigkeit mit guter Wahrscheinlichkeit bestimmen.

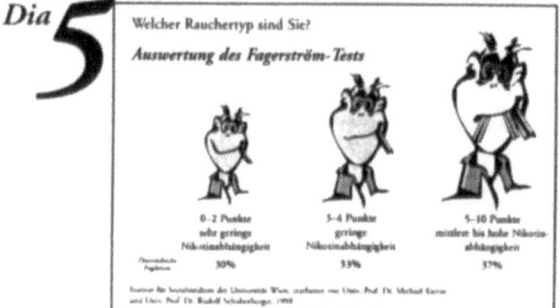

Je nach Einstufung der Nikotinabhängigkeit wird die Höhe der Dosierung der Nikotinersatztherapie bestimmt.

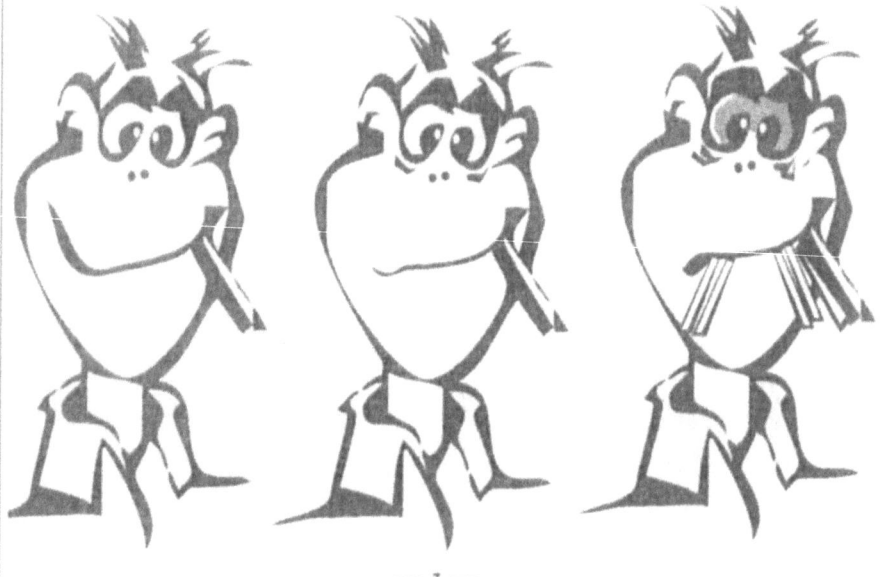

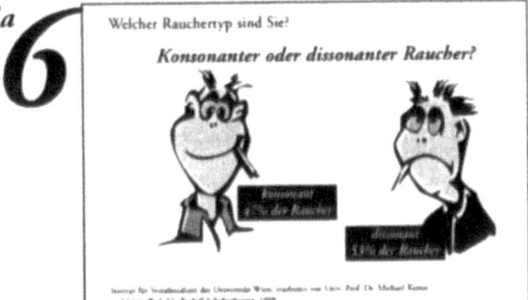

Um die Einstellung zum Rauchen zu erfahren, sollten folgende Fragen vom Raucher beantwortet werden.

a) Sind Sie mit Ihrem derzeitigen Rauchverhalten zufrieden?

Haben Sie die Absicht,
b) auf eine leichtere Marke umzusteigen,
c) weniger zu rauchen,
d) oder mit dem Rauchen aufzuhören?

Wer die Frage A mit Ja beantworten kann zählt zu der Gruppe der „konsonanten" oder „zufriedenen" Raucher. Diese Gruppe hat keinerlei Absichten, das Rauchen aufzugeben.

Kann der Frage B, C oder D zugestimmt werden, dann handelt es sich um einen „dissonanten" oder „unzufriedenen" Tabakkonsumenten. Bei diesen ist eine gewisse Motivation, sich mit einer Entwöhnung auseinanderzusetzen, bereits vorhanden.

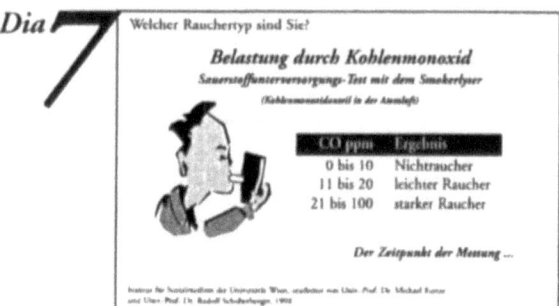

Das Atemmeßgerät (Smokerlyzer) mißt den Kohlenmonoxidgehalt der ausgeatmeter Luft und damit die Belastung des Körpers durch Zigaretten. Das Kohlenmonoxid entsteht durch die sauerstoffarme Verbrennung beim Rauchen. Der Sauerstofftransport im Blut wird durch das Kohlenmonoxid blockiert, und es kommt zu einer Sauerstoffunterversorgung des Körpers.

Die erhobenen CO-Werte unterliegen großen Tagesschwankungen. Deshalb sollte bei jedem Test die Tageszeit festgehalten werden. Reduziert ein Raucher den Zigarettenkonsum, und damit die Belastung seines Körpers, so ist bei einer Testwiederholung rasch eine Besserung nachweisbar.

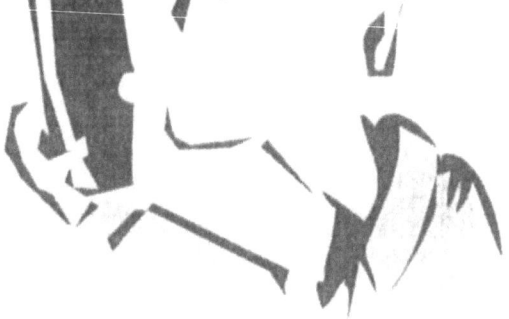

Anhang

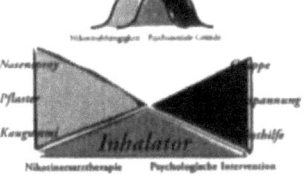

Je nach Rauchertyp, Abhängigkeit und Raucheranalyse stehen verschiedene Strategien zur Raucherentwöhnung zur Verfügung. Herrscht eine Nikotinabhängigkeit vor, so sind Nikotinersatzpräparate in den meisten Fällen das Mittel der Wahl. Auch die Weltgesundheitsorganisation WHO empfiehlt die Verwendung sogenannter Nikotinersatztherapeutika.

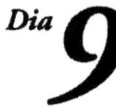 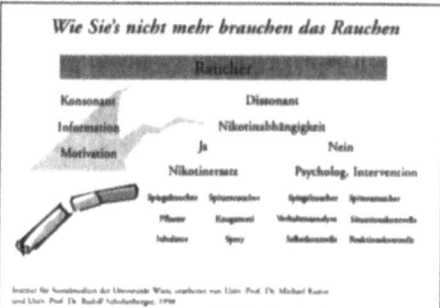

Nikotin ist nicht für Krebs, Herzinfarkt oder die anderen Gesundheitsprobleme, denen die Raucher ausgesetzt sind, verantwortlich. Nikotin ist aber die psychoaktive Substanz, die eine Entwöhnung so schwer macht. Durch den gezielten Einsatz von Nikotin kann der Raucher aber von der schädlichen Zigarette loskommen. Der Körper kann durch die Nikotinersatzpräparate schrittweise von der Sucht befreit werden.

Nikotinersatztherapien stehen in unterschiedlichen Anwendungsformen und Dosierungen zur Verfügung. So kann für jeden Rauchertyp die individuelle Therapie gefunden werden.

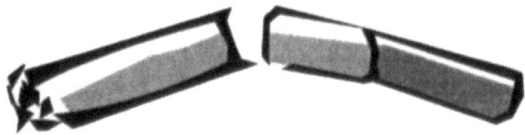

Anhang

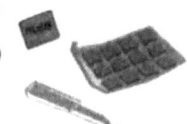

Dia 10

Die Nikotinersatztherapie (NRT) kann helfen

1) **Wann ist eine NRT sinnvoll?**
   - Fagerström-Test ≥ 3
   - Kohlenmonoxid ≥ 10
   - Rauchverhalten - dissonant

2) **Form der NRT -
   Sie haben die Wahl!**
   - Pflaster
   - Kaugummi
   - Nasalspray
   - Inhalator

3) **NRT - Einsatzstrategie**
   - Vollständiger Ersatz
   - oder reduziertes Rauchen

Gemeinsam mit einem Arzt oder Apotheker kann der Raucher die für ihn geeignete Nikotinersatztherapie auswählen.

Nicorette® 16h-Depotpflaster
Vorteile: verhindert Entzugssymptome; diskret und einfach in der Anwendung; kann unter der Kleidung getragen werden; kontinuierliche Nikotinabgabe
Einschränkungen: geringe Kontrollmöglichkeit der aufgenommen Nikotinmenge; bietet keine Hilfe bei psychischen Entzugssymptomen; gleichmäßige Nikotinplasmaspiegel; kann in seltenen Fällen Hautirritationen verursachen

*Nicorette®
2mg- und 4mg- Kaugummi
zur Raucherentwöhnung*
Vorteile: individuelle Kontrolle der Dosis; gibt dem Raucher die Möglichkeit der Nikotinzufuhr wenn Entzugssymptome auftreten; kann verwendet werden um Rückfälle zu verhindern; kauen kann für manche Raucher ein Ersatz für die Rauch-Rituale sein; einige Studien zeigten, daß es durch den Einsatz des Nicorette® Nikotinkaugummis zu einer Reduktion der Gewichtszunahme gekommen ist
Einschränkung: Erst die richtige Kautechnik führt zum optimalen Erfolg

*Nicotrol® Nasalspray
(rezeptpflichtig)*
Vorteile: mindert bei starken Rauchern rasch und effizient die Entzugssymptome; hohe Bioverfügbarkeit; der Raucher kann den Nikotinbedarf individuell dosieren
Einschränkungen: rezeptpflichtig; berücksichtigt nicht die psychischen/verhaltensorientierten Aspekte; lokale Nebenwirkungen an den Schleimhäuten können am Beginn der Therapie auftreten

*Nicorette® Inhalator
10mg Inhalationen zur Raucherentwöhnung*
Vorteile: regelmäßiges „Hand zu Mund Ritual" vermindert den Streß und reduziert die psychischen Entzugssymptome; Nikotinersatztherapie; die den sensorischen Charakteristika der Zigarette am ähnlichsten ist; ad libitum Dosierung ermöglicht die Anpassung an die individuellen Bedürfnisse, gute Verträglichkeit, einfache Anwendung, aktive Beeinflussung der Abhängigkeit

Dia **11**

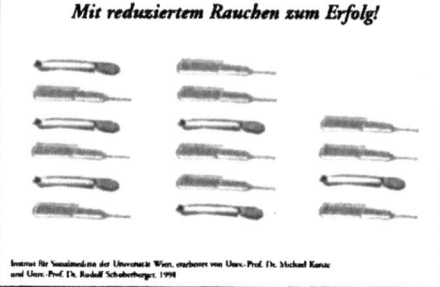

Natürlich ist das wichtigste Ziel der Nikotinersatztherapie die vollständige Entwöhnung, aber viele Wege führen zum Ziel. Mit der neuen Reduktionstherapie kann der Zigarettenkonsum bei Verwendung eines Nikotin-Inhalators langfristig entscheidend eingeschränkt werden.

Dazu folgende Empfehlung:
- Tragen Sie den Nikotin-Inhalator mit sich, so wie Sie Ihre Zigarettenpackung bei sich haben, und versuchen Sie zunächst, die eine oder andere Zigarette zu ersetzen.
- Sie werden sehen, es gelingt sehr leicht, eine immer größere Anzahl der gefährlichen Zigaretten zu vermeiden.
- Dies gilt besonders dann, wenn man genau Buch darüber führt, wie oft man noch eine Zigarette raucht und wie oft man bereits den Inhalator verwendet.

Überdies eignet sich der Nikotin-Inhalator auch zur Verhinderung von Rückfällen. Der Inhalator kann rasch eingesetzt werden und sehr kurzfristig helfen.

Jede Zigarette weniger ist ein Schritt in die richtige Richtung.

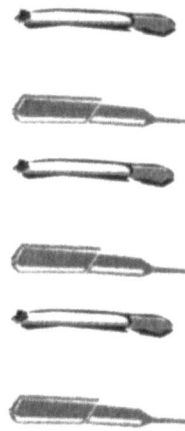

— 13 —

Anhang 149

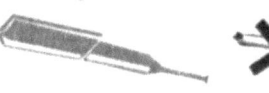

Dia **12**

Wie wird der Inhalator richtig angewandt?

Dosierung und Anwendung
- 6–12 Inhalatorfüllungen pro Tag
- eine Füllung hält 3 Stunden
- eine Füllung entspricht 3 Zigaretten
- Anzahl der Füllungen nach 3 Monaten reduzieren

Der Nikotin-Inhalator ist das modernste Produkt der Nikotinersatztherapie und liefert erstmals auch psychologische Unterstützung. Viele Raucher sind auf die Hand-zu-Mund-Bewegung konditioniert. Das Gefühl, etwas in der Hand halten zu müssen, erschwert das Aufhören.

Das Erfolgsgeheimnis des Inhalators ist die zigarettenähnliche Verwendung. Der Raucher behält sein gewohntes "Spielzeug" und verzichtet leichter auf die Zigarette.

Der Nikotin-Inhalator sieht einem Zigarettenhalter ähnlich. Im Inneren befindet sich eine auswechselbare Nikotinkapsel. Durch das Ziehen, wie an einer Zigarette, wird das Nikotin inhaliert und über die Mundschleimhaut und die Lunge aufgenommen. Der Nikotinspiegel wird ähnlich schnell wie bei der Zigarette erreicht, was der abhängige Raucher sofort angenehm verspürt. Eine Nikotineinlage hält circa drei Stunden und gibt etwa den Nikotingehalt von drei Zigaretten ab.

— *14* —

**Beiliegende Vorlagen können für
Dia- oder Folienproduktion verwendet werden**

Sie werden's nicht mehr brauchen, das Rauchen!
Ca. jeder 2. Mann und ca. jede 3. Frau in Österreich raucht

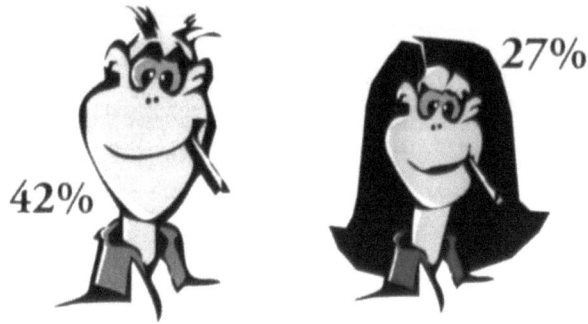

Doch laut einer Untersuchung der WHO will die Mehrheit der Raucher damit aufhören und hat bereits einmal oder öfter versucht, das Rauchen zu beenden.

Institut für Sozialmedizin der Universität Wien, erarbeitet von Univ.-Prof. Dr. Michael Kunze und Univ.-Prof. Dr. Rudolf Schoberberger, 1998

Anhang 153

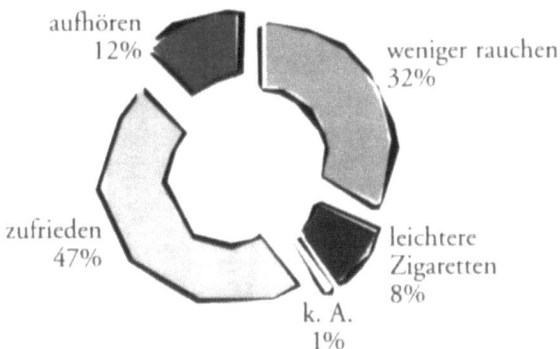

Jeder zweite Raucher ist mit seinem Verhalten unzufrieden,

und das nicht ohne Grund – Tabakrauchen ist eine der Hauptursachen für:
• **viele Krebsformen** • **Atemwegserkrankungen** • **Herz-Kreislauf-Erkrankungen**

Institut für Sozialmedizin der Universität Wien, erarbeitet von Univ.-Prof. Dr. Michael Kunze
und Univ.-Prof. Dr. Rudolf Schoberberger, 1998

Welcher Rauchertyp sind Sie?

Spiegel- oder Spitzenraucher?

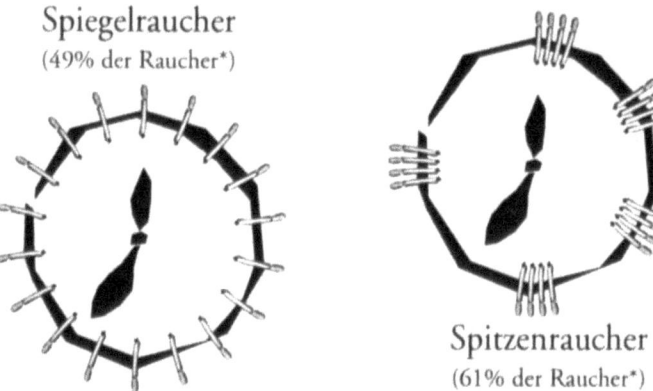

Spiegelraucher
(49% der Raucher*)

Spitzenraucher
(61% der Raucher*)

* 10% der Raucher ordnen sich beiden Rauchertypen zu

Institut für Sozialmedizin der Universität Wien, erarbeitet von Univ.-Prof. Dr. Michael Kunze und Univ.-Prof. Dr. Rudolf Schoberberger, 1998

Anhang

Welcher Rauchertyp sind Sie?

Überwiegt die Nikotinabhängigkeit, oder dominieren psychosoziale Gründe?

Der Fagerström-Test für Nikotinabhängigkeit

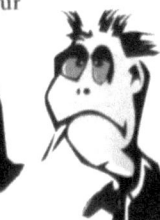

Institut für Sozialmedizin der Universität Wien, erarbeitet von Univ.-Prof. Dr. Michael Kunze und Univ.-Prof. Dr. Rudolf Schoberberger, 1998

Fagerström-Test für Nikotinabhängigkeit

Fragen/Bewertung

- Wann nach dem Aufstehen rauchen Sie Ihre erste Zigarette?
  innerhalb von 5 min **3**   6-30 min **2**
  31-60 min **1**   nach 60 min **0**

- Finden Sie es schwierig, an Orten, wo das Rauchen verboten ist (z.B. Kirche, Bücherei, Kino usw.), das Rauchen zu lassen?
  ja **1**   nein **0**

- Auf welche Zigarette würden Sie nicht verzichten wollen?
  die erste am Morgen **1**   andere **0**

- Wie viele Zigaretten rauchen Sie im allgemeinen pro Tag?
  bis 10 **0**   11-20 **1**
  21-30 **2**   31 und mehr **3**

- Rauchen Sie am Morgen im allgemeinen mehr als am Rest des Tages?
  ja **1**   nein **0**

- Kommt es vor, daß Sie rauchen, wenn Sie krank sind und tagsüber im Bett bleiben müssen?
  ja **1**   nein **0**

Welcher Rauchertyp sind Sie?

Auswertung des Fagerström-Tests

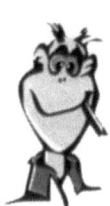 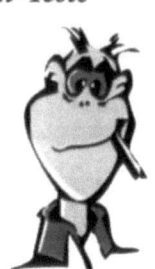 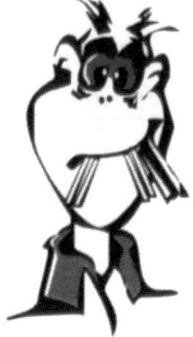

| Österreichische Ergebnisse | 0–2 Punkte
sehr geringe
Nikotinabhängigkeit
30% | 3–4 Punkte
geringe
Nikotinabhängigkeit
33% | 5–10 Punkte
mittlere bis hohe
Nikotinabhängigkeit
37% |

Institut für Sozialmedizin der Universität Wien, erarbeitet von Univ.-Prof. Dr. Michael Kunze und Univ.-Prof. Dr. Rudolf Schoberberger, 1998

Anhang

Welcher Rauchertyp sind Sie?

Konsonanter oder dissonanter Raucher?

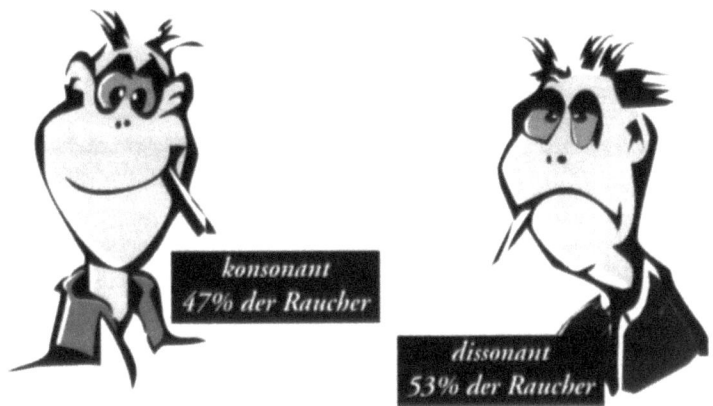

Institut für Sozialmedizin der Universität Wien, erarbeitet von Univ.-Prof. Dr. Michael Kunze und Univ.-Prof. Dr. Rudolf Schoberberger, 1998

Welcher Rauchertyp sind Sie?

Belastung durch Kohlenmonoxid
Sauerstoffunterversorgungs-Test mit dem Smokerlyser
(Kohlenmonoxidanteil in der Atemluft)

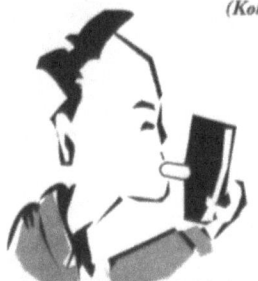

CO ppm	Ergebnis
0 bis 10	Nichtraucher
11 bis 20	leichter Raucher
21 bis 100	starker Raucher

Der Zeitpunkt der Messung ...

Institut für Sozialmedizin der Universität Wien, erarbeitet von Univ.-Prof. Dr. Michael Kunze und Univ.-Prof. Dr. Rudolf Schoberberger, 1998

Ihr persönlicher Weg, damit Sie es nicht mehr brauchen, das Rauchen

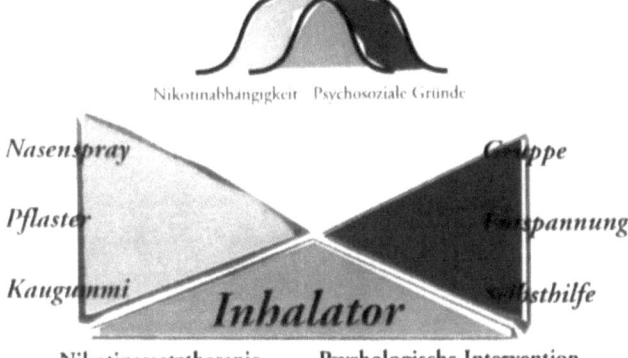

Institut für Sozialmedizin der Universität Wien, erarbeitet von Univ.-Prof. Dr. Michael Kunze und Univ.-Prof. Dr. Rudolf Schoberberger, 1998

Wie Sie's nicht mehr brauchen das Rauchen

Raucher

Konsonant	Dissonant	
Information	Nikotinabhängigkeit	
Motivation	Ja	Nein
	Nikotinersatz	Psycholog. Intervention
	Spiegelraucher Spitzenraucher	Spiegelraucher Spitzenraucher
	Pflaster Kaugummi	Verhaltensanalyse Situationskontrolle
	Inhalator Spray	Selbstkontrolle Reaktionskontrolle

Institut für Sozialmedizin der Universität Wien, erarbeitet von Univ.-Prof. Dr. Michael Kunze und Univ.-Prof. Dr. Rudolf Schoberberger, 1998

Die Nikotinersatztherapie (NRT) kann helfen

1) **Wann ist eine NRT sinnvoll?**
   - Fagerström-Test ≥ 3
   - Kohlenmonoxid ≥ 10
   - Rauchverhalten = dissonant

2) **Form der NRT -
   Sie haben die Wahl!**
   - Pflaster
   - Kaugummi
   - Nasalspray
   - Inhalator

3) **NRT - Einsatzstrategie**
   - Vollständiger Ersatz
   - oder reduziertes Rauchen

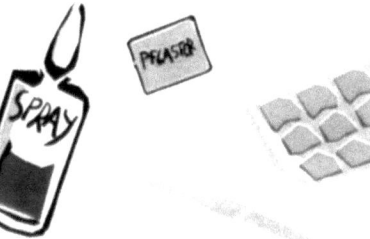

Institut für Sozialmedizin der Universität Wien, erarbeitet von Univ.-Prof. Dr. Michael Kunze und Univ.-Prof. Dr. Rudolf Schoberberger, 1998

Mit reduziertem Rauchen zum Erfolg!

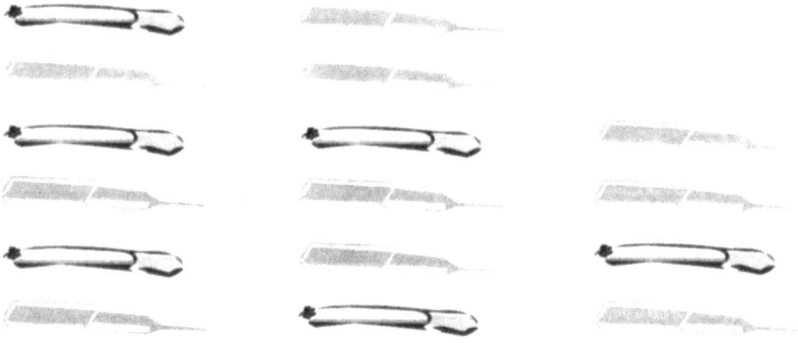

Institut für Sozialmedizin der Universität Wien, erarbeitet von Univ.-Prof. Dr. Michael Kunze
und Univ.-Prof. Dr. Rudolf Schoberberger, 1998

Wie wird der Inhalator richtig angewandt?

Dosierung und Anwendung
- 6–12 Inhalatorfüllungen pro Tag
- eine Füllung hält 3 Stunden
- eine Füllung entspricht 3 Zigaretten
- Anzahl der Füllungen nach 3 Monaten reduzieren

Institut für Sozialmedizin der Universität Wien, erarbeitet von Univ.-Prof. Dr. Michael Kunze und Univ.-Prof. Dr. Rudolf Schoberberger, 1998

Arbeitsunterlagen des intramuralen
Raucherentwöhnungsprogramms „Projekt Josefhof"

Gesundheitsvorsorgeeinrichtung Josefhof
der Versicherungsanstalt des
österreichischen Bergbaues
Haideggerweg 1
8044 Graz
Tel.: 0316/391102-0
Fax: 0316/391102-666

**PRO - FIT - ANTIRAUCHERPROGRAMM
PROJEKT "JOSEF"**

ARBEITSMAPPE

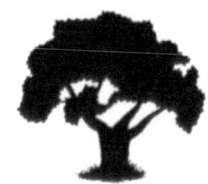

Name: ....

Gestaltung: Mag. Beate Atzler
Mag. Wolfgang Goll

COPYRIGHT VADÖB

PRO - FIT - ANTIRAUCHERPROGRAMM
PROJEKT "JOSEF"

NICHTRAUCHERVERTRAG

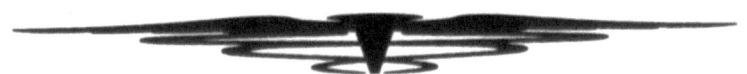

ICH, ...,
VERSPRECHE HIERMIT NICHTRAUCHER ZU WERDEN, INDEM ICH DAS PROGRAMM **"NICHTRAUCHER IN 3 WOCHEN"** GEWISSENHAFT DURCHFÜHRE.

ICH VERSPRECHE DAMIT AM   ANZUFANGEN UND DAS PROGRAMM AM   ZU BEENDEN.

GRAZ, AM

....
Unterschrift

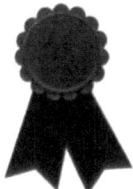

**PRO - FIT - ANTIRAUCHERPROGRAMM
PROJEKT "JOSEF"**

ARBEITSBLATT 1

MEIN TÄGLICHER ARBEITSPLATZ FÜR DAS VORBEREITEN IST:

....

....

....

MEINE TÄGLICHE VORBEREITUNGSZEIT IST UM ....UHR

ICH BENÖTIGE DAFÜR .... MINUTEN

ICH BEGINNE MIT DEM PROGRAMM AM: ....

**PRO - FIT - ANTIRAUCHERPROGRAMM
PROJEKT "JOSEF"**

ARBEITSBLATT 2

SELBSTKONTROLLBLATT

Ab morgen beginnt die schriftliche Selbstkontrolle: Sie lernen Ihre Rauchgewohnheiten besser kennen.

Ziga-rette Nr.	Uhrzeit	Wich-tigkeit	Ort der Tätigkeit	Begleitperson	Stimmung oder Grund
1					
2					
3					
4					
5					
6					

In der Kolonne "Wichtigkeit" stufen Sie die jeweilige Zigarette nach der Bedeutung ein, die Sie für sie gehabt haben. Und zwar nach der folgenden Punkteskala:

5 = ganz wichtig, ganz nötig
4 = sehr wichtig
3 = wichtig
2 = eher unwichtig
1 = unwichtig, unnötig

PRO - FIT - ANTIRAUCHERPROGRAMM
PROJEKT "JOSEF"

ARBEITSBLATT 3

TAGESKONTROLLBLATT
(Beispiel)

Nr.	Uhrzeit	Wichtigkeit	Ort der Tätigkeit	Begleitperson	Stimmung oder Grund
1	08.10.	4	am Schreibisch Tagespensum bereitlegen	allein	gehetzt
2	08.45	2	Telefon	Sekretärin	lockere Stimmung
3	09.20	3	Telefon	Chef	entspannt, gelassen
4	10.05.	5	Kaffeepause	Kollegen, Mitarbeiter	gelöst
5	10.40	2	am Schreibtisch	allein	Kleinkram erledigen
6	11.50	4	am Schreibtisch	allein	Hunger
7	12.10.	3	auf dem Weg zum Mittagessen	Mitarbeiter	froh, daß der Morgen vorüber ist
8	12.55	5	Kaffee in Kantine	Mitarbeiter	entspannt, gelöst
9	1330	5	Chefbüro	Chef	Ärger wegen unrechter Kritik
10	1350	3	am Schreibtisch	allein	Erholungszigarette
11	1420	4	üblicher Anruf eines Kunden	allein	gelangweilt
12	1445	1	im Lift	allein	müde, abgeschlafft
13	15.05.	2	Warten beim Fotokopieren	Betriebsangehörige	ungeduldig

Anhang

**PRO - FIT - ANTIRAUCHERPROGRAMM
PROJEKT "JOSEF"**

NAME: ....   DATUM: ....

TAGESKONTROLLBLATT

Zigarette Nr.	Uhrzeit	Wichtigkeit	Ort der Tätigkeit	Begleitperson	Stimmung oder Grund
1					
2					
3					
4					
5					
6					
7					
8					
9					
10					
11					
12					
13					
14					
15					
16					
17					
18					
19					
20					
21					
22					
23					
24					
25					
26					
27					
28					
29					
30					

PRO - FIT - ANTIRAUCHERPROGRAMM
PROJEKT "JOSEF"

ARBEITSBLATT 4

TEST: WARUM RAUCHE ICH?

A	Zigaretten helfen mir, wach, konzentriert und leistungsfähig zu bleiben.	5	4	3	2	1
B	Es ist für mich ein angenehmes Gefühl, eine Zigarette zwischen den Fingern zu halten.	5	4	3	2	1
C	Zigarettenrauchen ist für mich etwas Schönes und Entspannendes.	5	4	3	2	1
D	Wenn ich mich über irgend etwas ärgere, zünde ich eine Zigarette an.	5	4	3	2	1
E	Ich halte es kaum aus, wenn mir einmal die Zigaretten ausgegangen sind.	5	4	3	2	1
F	Ich merke jeweils gar nicht mehr, daß ich rauche, das geht völlig automatisch.	5	4	3	2	1
G	Ich rauche, um in Stimmung zu kommen, um mich zu erholen.	5	4	3	2	1
H	Auch das genußvolle Anzünden gehört bei mir zum Zigarettenrauchen.	5	4	3	2	1
I	Ich rauche einfach gern.	5	4	3	2	1
J	Ich zünde mir eine Zigarette an, wenn ich mich nicht besonders wohl fühle oder wenn ich aufgeregt bin.	5	4	3	2	1
K	Es fällt mir geradezu auf, wenn ich einmal nicht rauche.	5	4	3	2	1
L	Es kommt vor, daß ich mir eine anzünde, während dem die letzte noch nicht fertiggeraucht ist.	5	4	3	2	1
M	Ich rauche um wieder in Schwung zu kommen.	5	4	3	2	1
N	Es bereitet mir Vergnügen, dem Rauch genießerisch nachzuschauen.	5	4	3	2	1
O	Wenn ich mich wohl und entspannt fühle, gehört eine Zigarette dazu.	5	4	3	2	1
P	Ich rauche, wenn mich etwas bedrückt und ich darüber hinwegkommen will.	5	4	3	2	1
Q	Wenn ich eine Zeit lang keine Zigarette rauchen konnte, packt mich ein unstillbares Verlangen.	5	4	3	2	1
R	Ich stelle manchmal mit Erstaunen fest, daß e. Zigarette zw. meinen Lippen steckt.	5	4	3	2	1

5 immer
4 häufig
3 gelegentlich
2 selten
1 nie

6

AUSWERTUNGSBOGEN

Übertragen Sie die angekreuzten Punkte in die unten stehenden leeren Zeilen.
Beispiel: Die bei der Antwort A angekreuzten Punkte gehören auf Zeile A usw.

"RAUCHEN GIBT MIR AUFTRIEB"

A _____
G _____
M _____
Total ____ Punkte

Wenn Sie hier ein hohes Punktetotal aufweisen, heißt das: Die Zigarette ist für Sie ein Aufputschmittel. Rauchen vermittelt Ihnen das Gefühl, zusätzliche Kräfte, mehr Schwung zu erhalten. Denken Sie einmal darüber nach, was Sie in die gleiche Stimmung versetzt, aber weniger schädlich ist!

"ICH BRAUCHE ETWAS IN MEINEN HÄNDEN"

B _____
H _____
N _____
Total ____ Punkte

Es gibt eine ganze Menge anderer "Spielzeuge", mit denen man sich ohne Feuer genauso schön beschäftigen, herumhantieren kann. Wir kommen noch darauf zurück!

"RAUCHEN - FÜR MICH EINFACH EIN GENUSS"

C _____
I _____
O _____
Total ____ Punkte

Ein hohes Punktetotal hier bedeutet, daß Zigaretten einiges zu Ihrem körperlichen Wohlbefinden beitragen. Aber auch für Sie gibt es mit Sicherheit noch andere Dinge, die Sie mit genauso viel Entspannung und Behagen erfüllen.

"DIE ZIGARETTE - HALT IN ALLEN LEBENSLAGEN"

D _____
J _____
P _____
Total ____ Punkte

Unangenehme Gefühle, Spannungszustände lassen sich gelegentlich mit einer Zigarette mildern. Aber erstens nicht anhaltend und zweitens nicht auf besonders gesunde Weise. Auch die wirksame Bewältigung belastender Situationen wird noch zur Sprache kommen.

"ICH KOMME NICHT DAVON LOS"

E _____
K _____
Q _____
Total ____ Punkte

Neben der körperlichen Abhängigkeit vom konsumierten Nikotin wird man auch psychisch von der Zigarette abhängig. Wir helfen Ihnen, sowohl vom Nikotin als auch von diesem "inneren" Verlangen loszukommen.

"ICH RAUCHE VÖLLIG AUTOMATISCH"

F _____
L _____
R _____
Total ____ Punkte

Wenn Rauch für Sie nur eine Gewohnheit ist, sollte Ihnen das Aufhören eigentlich leichtfallen. Wichtig ist aber, daß Sie sich Rechenschaft geben über jede Zigarette, die Sie rauchen. Dazu gehört beispielsweise, daß Sie vor jedem Griff nach der Zigarette eine kleine Denkpause einschalten.

**PRO - FIT - ANTIRAUCHERPROGRAMM
PROJEKT "JOSEF"**

ARBEITSBLATT 5

TEST:
WARUM WOLLEN SIE DAS RAUCHEN AUFGEBEN?

**Die folgende Liste ist enorm wichtig. Reservieren Sie sich täglich 10 Minuten Zeit um Ihre Gründe nochmals zu lesen und sich ein paar Gedanken zu machen.
Damit Sie das Ziel =NICHTRAUCHEN= und seine Vorteile nie aus den Augen verlieren!**

Anhang

1. Warum wollen Sie das Rauchen aufgeben?

Lesen Sie die folgende Liste sehr sorgfältig durch und kreuzen Sie anschließend in Kolone 1 alles an, was auf Sie zutrifft. Anschließend überprüfen Sie nochmals alles Angekreuzte und versehen die wichtigsten Gründe in Kolone 2 mit einem zusätzlichen Kreuz.

1	2		3
		Wenn ich aufhöre, senke ich mein Lungenkrebs-Risiko ganz beträchtlich.	
		Das Risiko einer akuten Herzattacke oder anderer Herzkrankheiten wird kleiner.	
		Die Gefahr von Kreislaustörungen und -krankheiten wird vermindert.	
		Das Risiko einer chronischen Bronchitis oder einer Lungenerweiterung (Emphysem) wird kleiner.	
		Ich werde wieder über mehr Spannkraft und Energie verfügen.	
		Meine Arbeitsleistung wird zunehmen.	
		Bei sportlicher Betätigung werden Ausdauer und Durchhaltungsvermögen größer.	
		Meine Arbeiten im Haushalt werden mir rascher und leichter von der Hand gehen.	
		Meine Blutdruckwerte werden tiefer, der Gesundheit zuliebe.	
		Wenn ich auf Zigaretten verzichte, trinke ich auch mäßiger Alkohol.	
		Ich werde ein besseres Vorbild für meine Kinder und ihre Freunde.	
		Ich kann wieder freier atmen: Kein Husten, kein Auswurf am Morgen.	
		Meine Geschmacksnerven erholen sich, das Essen schmeckt wieder besser.	
		Mein Geruchssinn wird ohne Rauch wieder feiner.	
		Ich werde mich geradezu von einer großen, schwerden Last befreit fühlen.	
		Wenn ich Erfolg habe, stärkt das mein Selbstvertrauen gewaltig.	
		Ohne Zigaretten hätte ich das Gefühl, mein Leben wieder besser im Griff zu haben.	
		Wenn ich aufhöre, bin ich weniger oft erkältet und ganz allgemein weniger anfällig für Krankheiten.	

2. Sie haben sicher noch andere Gründe für Ihren Entschluß. Notieren Sie sie auf die folgenden Zeilen.

3. Machen Sie eine Rangliste.

Lesen Sie alle angekreuzten und selbst notierten Gründe nochmals durch und ordnen Sie sie ihrer Wichtigkeit nach. Den Grund, der Ihnen persönlich am wichtigsten ist, versehen Sie in Kolone 3 mit einer 1, den zweitwichtigsten mit einer 2 usw. Bis alle Ihre Gründe eine Rangnummer, damit den richtigen Stellenwert für Sie haben.

4. Fassen Sie zusammen: Ihr 6 wichtigsten Gründe.

Schreiben Sie auf den nachstehenden Zeilen die Gründe mit den Rangnummern 1 bis 6 nochmals auf. Eigenhändig und wortwörtlich. Damit sie einprägsamer werden.

_____

_____

_____

_____

_____

_____

**PRO - FIT - ANTIRAUCHERPROGRAMM
PROJEKT "JOSEF"**

ARBEITSBLATT 6

TEST:
KENNEN SIE IHRE AUSLÖSER?

Genauso wie Sie die tieferliegenden Gründe kennen sollten, warum Sie rauchen, sollten Sie auch herausfinden, welche Tätigkeit oder welche Umgebung Sie jeweils zur Zigarette greifen läßt. Wenn Sie diese Auslöser, diese "Umweltreize" kennen, bekommen Sie auch die Reaktion, Ihr Rauchverhalten besser unter Kontrolle. Im folgenden finden Sie eine Liste typischer Auslöser, die erfahrungsgemäß bei manchen Rauchern eine Rolle spielen. Kreuzen Sie einfach alles an, was auch bei Ihnen zutrifft:

Morgens beim Aufstehen
Im Badezimmer, bei der Toilette
Beim Rasieren
Nach intimem Beisammensein mit d. Partner
Beim Kaffee
Im Auto auf der Fahrt zur Arbeit
Beim Verlassen des Arbeitsplatzes
Beim Warten auf ein öffentl. Verkehrsmittel
Beim Fernsehen
Beim Einlegen einer Arbeitspause
Bei häuslichen Verstimmungen
Wenn es am Arbeitsplatz nicht rund läuft
Beim Genuß von alkoholischen Getränken
Im Kontakt mit Vorgesetzten
Auf Besuch bei einer Party
Beim Kartenspielen oder Kegeln
Nach dem Essen

Sicher gibt es noch zahlreiche Tätigkeiten oder Situationen, bei denen Sie "automatisch" rauchen. Lassen Sie sich Ihren Tagesablauf einmal durch den Kopf gehen und schreiben Sie auf den folgenden Zeilen all diese Auslöser auf:

_____
_____
_____
_____
_____
_____
_____

10

**PRO - FIT - ANTIRAUCHERPROGRAMM
PROJEKT "JOSEF"**

ARBEITSBLATT 7

TEST:
WELCHE "GRÜNDE" SPRECHEN FÜR SIE PERSÖNLICH GEGEN DAS AUFHÖREN?

- Es gibt keinen wissenschaftl. Beweiß, daß Rauchen Lungenkrebs verursacht
- Ich rauche gar nicht so viel, um mir eine derartige Krankheit einzuhandeln
- Ich schaffe das Aufhören nicht, das überschreitet meine Kräfte
- Ich rauche eine teer- u. nikotinarme Zigarette, darum bin ich weniger gefährdet
- Wenn ich das Rauchen aufgebe, nehme ich zu oder werde dick
- Bei all der Luftverschmutzung heute fällt das Rauchen gar nicht mehr ins Gewicht
- Ich rauche seit Jahren. Jetzt kommt`s auch nicht mehr drauf an.

**PRO - FIT - ANTIRAUCHERPROGRAMM
PROJEKT "JOSEF"**

ARBEITSBLATT 7a

TEST:
WELCHE "GRÜNDE" SPRECHEN FÜR SIE PERSÖNLICH GEGEN DAS AUFHÖREN?

Jeder Raucher verfügt über mehr oder weniger triftige Gründe, warum er nicht aufhört. Meistens sind diese Gründe nicht sehr stichhaltig und entspringen ganz einfach dem verständlichen Wunsch, nicht aus dem Alltagstrott herauszufallen: Die meisten Menschen haben nämlich eine gewisse Scheu, ihre Lebensgewohnheiten zu ändern. Selbst wenn es um eine positive Wendung geht. Ob Sie nun zu diesen Leuten gehören oder nicht: Sicher haben Sie sich in Gedanken auch schon mit Argumenten befaßt, die gegen das Aufhören sprechen. Die häufigsten dieser Äußerungen sind unten aufgelistet. Und Sie werden auch gleich sehen, warum wir das Wort "Gründe" in Anführungszeichen setzen.

Es gibt keinen wissenschaftl. Beweiß, daß Rauchen Lungenkrebs verursacht
Stimmt teilweise. Dazu gehörte beispielsweise die Durchführung von Experimenten am Menschen. Und wer hätte schon Lust, Lungenkrebs-Versuchskaninchen zu sein! Aber es gibt unzählige, hieb- u. stichfeste statistische Daten, die zeigen, daß 9 von 10 Lungenkrebspatienten jahrelang geraucht haben. Die statistischen Daten zeigen auch überdeutlich: Lungenerweiterung (Emphysem), chronische Bronchitis, Herzerkrankungen, Kreislaufstörungen - um nur einige wichtige schwere Krankheiten zu erwähnen - sind bei Rauchern sehr viel häufiger als bei Nicht- u. Ex-Rauchern. Ganz abgesehen davon, daß die meisten Raucher über einen kürzeren Atem, über weniger Durchhaltevermögen verfügen und auch für Erkältungen anfälliger sind.

Ich rauche gar nicht so viel, um mir eine derartige Krankheit einzuhandeln
Stimmt teilweise. Starke Raucher sind ganz einfach noch anfälliger als durchschnittliche oder mäßige Raucher. Aber immun gegen solche Erkrankungen sind letztere beileibe nicht.

Ich schaffe das Aufhören nicht, das überschreitet meine Kräfte
Sicher: Einfach und besonders angenehm ist es nicht, das Rauchen aufzugeben. Aber Millionen Menschen haben diese Schwierigkeiten schon überwunden und sind heute wieder Nichtraucher. Warum sollten gerade Sie eine Ausnahme sein?

12

Anhang

ZU ARBEITSBLATT 7a

☐ **Ich rauche eine teer- u. nikotinarme Zigarette, darum bin ich weniger gefährdet**
Stimmt, rein theoretisch. Aber es gibt nun einmal keine "sichere" Zigarette, kann es nicht geben: bei jedem Verbrennungsprozess entsteht das Gas Kohlenmonoxid. Dagegen ist kein Kraut und auch kein Filter gewachsen. Und Kohlenmonoxid schädigt den Kreislauf in jedem Fall. Zudem läßt sich immer wieder beobachten, daß Umsteiger von starken auf leichte Zigaretten nachher ganz einfach mehr rauchen oder tiefer inhalieren. Um dennoch die "nötige" Nikotinzufuhr zu erhalten.

☐ **Wenn ich das Rauchen aufgebe, nehme ich zu oder werde dick**
Tatsächlich setzen die meisten Ex-Raucher vorübergehend ein paar zusätzliche Kilos an. Das läßt sich aber vermeiden - wir kommen darauf zurück - , und im übrigen: Hält sich die Gewichtszunahme in Grenzen, so ist das immer noch weit weniger schädlich als Rauchen.

☐ **Bei all der Luftverschmutzung heute fällt das Rauchen gar nicht mehr ins Gewicht**
Sicher ist das Einatmen verschmutzter Luft nicht gesund. Aber wenn zu den Auto- und Schornstein-Abgasen noch Tabakrauch kommt, verschlimmert sich die Situation erst recht. Verschmutzte Atemluft - etwa in großen Städten - ist außerdem immer noch ziemlich harmlos im Vergleich mit dem Qualm in verrauchten Räumen oder gar inhaliertem Tabakrauch.

☐ **Ich rauche seit Jahren. Jetzt kommt`s auch nicht mehr drauf an.**
Doch, es kommt: Statistiken zeigen deutlich, daß das Aufhören sehr rasch den Gesundheitszustand verbessert und daß der Körper sich bis zu einem gewissen Grad sogar wieder selbst "reparieren" kann. Wer das Rauchen aufgibt, hat beispielsweise nach einiger Zeit wieder ein niedrigeres Herzinfarkt-Risiko.

**PRO - FIT - ANTIRAUCHERPROGRAMM
PROJEKT "JOSEF"**

ARBEITSBLATT 8

"ENTSCHLUSS-SICHERUNG"

Notieren Sie in Stichworten Ihren Entschluß aufzuhören. Vergessen Sie dabei aber nicht Ihre 6 Hauptgründe (siehe Arbeitsblatt 3).

_____
_____
_____
_____
_____
_____
_____
_____
_____
_____

Anbei finden Sie ein leeres Blatt Papier. Darauf schreiben Sie alles schön leserlich, oder kleiden Ihren Entschluß in Briefform, den Sie anschließend an Ihren Partner, Freund oder Bekannten schicken.

Notizen:

PRO - FIT - ANTIRAUCHERPROGRAMM
PROJEKT "JOSEF"

ARBEITSBLATT 9

TEST:
DENKEN SIE SICH ALTERNATIVEN ZUR ZIGARETTE AUS
(NEHMEN SIE DABEI IHR ARBEITSBLATT 6 ZUR HILFE)

MEINE ALTERNATIVEN

- Tee trinken
- Kegeln
- Gesellschaft suchen
- Rumpfbeugen machen
- Ein Hobby pflegen
- Karten, Schach usw. spielen
- Kaugummi kauen (zuckerfreien!)
- Mit den Kindern spielen
- Kritzeln, eine "Telefonzeichnung"
- Einen Spaziergang machen
- In einen knackigen Apfel beißen
- Ein Kartenhaus bauen
- Ein warmes Bad nehmen
- Ein Glas Wasser trinken

- Duschen
- Basteln
- Brille sorgfältig putzen
- Tennis spielen
- Schwimmen gehen
- Fußball, Handball spielen
- Sich strecken, entspannen
- Die Atemübung machen
- Kreuzworträtsel lösen
- Stricken, häkeln, sticken
- Radfahren
- Joggen, Waldlauf machen
- Gymnast. Übungen machen

**PRO - FIT - ANTIRAUCHERPROGRAMM
PROJEKT "JOSEF"**

ARBEITSBLATT 10

TEST:
ERSTELLUNG EINER
SELBSTBELOHNUNGSLISTE

Die Grundregeln der Selbstbelohnung

1.) Die Belohnungen müssen Ihnen tatsächlich Freude machen, Sie müssen sie echt genießen können.
2.) Die Belohnung muß ohne großen Aufwand herbeigeführt werden können, unkompliziert sein.
3.) Die Belohnung sollte höchstens in Ausnahmefällen kostspielig sein. Zumindest während der ganzen Entwöhnungszeit dürfen Sie sich nicht noch finanziell übernehmen.
4.) Nicht alle Belohnungen müssen materieller Art sein. Sich einmal ein besonders langes Ausschlafen erlauben, wäre beispielsweise auch ein nettes Entgelt.
5.) Die Belohnung sollte in einem vernünftigen Verhältnis zur erbrachten Leistung stehen. Zum Beispiel: Sie schenken sich ein Buch oder eine Schallplatte, nachdem Sie vierzehn Tage lang Ihr Fitnessprogramm durchgehalten haben. Oder: nach den ersten sieben "rauchlosen" Tagen gönnen Sie sich einem ausgedehnten Wochenendausflug.
6.) Belohnen Sie sich gleich anschließend, so rasch als möglich nach Ihrer Leistung.
7.) Belohnen Sie sich aber erst dann, wenn Sie Ihre Aufgabe vollumfänglich beendet haben.
8.) Sollte es Ihnen schwerfallen, für einzelne Leistungen jeweils eine ganz bestimmte Belohnung zu finden, können Sie sich auch ein Punktesystem ausdenken.

Jeder Leistung wird eine bestimmte Punktezahl zugeordnet, ebenso legen Sie fest, wieviel Punkte Sie für eine bestimmte Belohnung benötigen. Beispiel: Für einen Wochenendausflug setzen Sie sich 30 Punkte zum Ziel. Wenn Sie während einer Woche die Atemübung konsequent durchgeführt haben, gibt das 10 Punkte. Für drei Hindernisse, die Sie täglich zwischen sich und Ihr Zigarettenpaket legen, gibt es 10 Punkte, usw. So können Sie - wenn sie wollen - auch eine größere Selbstbelohnung zusammensparen.

Damit werde ich mich belohnen:
1. _____
2. _____
3. _____
4. _____
5. _____
6. _____
7. _____
8. _____
9. _____
10. _____

**PRO - FIT - ANTIRAUCHERPROGRAMM
PROJEKT "JOSEF"**

ARBEITSBLATT 11

TEST:
MEINE ERBRACHTEN LEISTUNGEN BISHER -
BZW. MEINE BELOHNUNGEN DAFÜR

LEISTUNG	BELOHNUNG

**PRO - FIT - ANTIRAUCHERPROGRAMM
PROJEKT "JOSEF"**

ARBEITSBLATT 12

An welchen drei Orten oder bei welchen drei Tätigkeiten rauche ich am häufigsten?

1_____
2_____
3_____

Wo oder bei welcher Tätigkeit rauche ich am wenigsten? (Natürlich nicht dort, wo Sie ohnehin nicht dürfen!)

_____
_____

Zu welchen Tageszeiten rauche ich die meisten Zigaretten? Am frühen Morgen? Gegen Mittag? Am frühen oder späten Nachmittag? Abends?

_____
_____

Wann rauche ich am wenigsten? Am frühen Morgen? Gegen Mittag? Am frühen oder späten Nachmittag? Abends?

_____
_____

In wessen Gegenwart rauche ich am häufigsten? Wer sind meine vier wichtigsten "Begleitpersonen".

_____
_____

In welchen Stimmungslagen, aus welchen Gründen rauche ich üblicherweise?

_____
_____

PRO - FIT - ANTIRAUCHERPROGRAMM
PROJEKT "JOSEF"

NICHTRAUCHERVERTRAG
(ZUSATZ I)

ICH, ...,
VERSPRECHE HIERMIT AM MONTAG, DEN
.... DAS RAUCHEN ENDGÜLTIG AUFZUGEBEN!

ICH VERSPRECHE AUSSERDEM, AUCH DIE RESTLICHEN TAGE DIESES NICHTRAUCHER-PROGRAMMES ZU ABSOLVIEREN, UM MEINE NEUE LEBENSQUALITÄT ZU FESTIGEN.

GRAZ, AM

....
Unterschrift eines Zeugen   Unterschrift

20

**PRO - FIT - ANTIRAUCHERPROGRAMM
PROJEKT "JOSEF"**

ARBEITSBLATT 13

AUFGABE: ERSTELLUNG EINES KRISENPLANES

Krisenplan 9. Tag
Listen Sie hier all die Situationen auf, die Sie heute in gefährliche Nähe einer Zigarette verführten könnten. Anschließend notieren Sie die jeweilige Alternative, mit der Sie diese Auslöser nötigenfalls unschädlich machen wollen:

Situationen, Gefahrenmomente, Auslöser	Geplante Maßnahmen, Alternativen
1	1
2	2
3	3
4	4
5	5
6	6
7	7
8	8
9	9
10	10
11	11
12	12

Nicht vergessen:

- Verbringen Sie mehr Zeit mit Nichtrauchern
- Den Tag mit Ihrem Betreuer besprechen
- Die Atemübungen machen
- Gründe fürs Nichtrauchen nachlesen
- Nach jeder Mahlzeit Zähne putzen
- Fitnessprogramm aufrechterhalten
- Wenig Kaffee und Alkohol trinken

Gönnen Sie sich eine Belohnung:

Wenn Sie alle Aufgaben des 9. Tages erfüllt haben, sollten Sie sich belohnen. Was wird das sein?

_____

_____

PRO - FIT - ANTIRAUCHERPROGRAMM
PROJEKT "JOSEF"

ARBEITSBLATT 14

AUFGABE: RÜCKSCHAU UND ERSTELLUNG EINES AKTUELLEN KRISENPLANES

Rückschau 9. Tag

1.) Wie gut hat Ihr Krisenplan gestern funktioniert?

☐ sehr gut
☐ ziemlich gut
☐ nicht so gut
☐ überhaupt nicht

2.) Welche Situationen, Gefahrenmomente, Auslöser machten Ihnen allenfalls zu schaffen?

3.) Möglicherweise müssen Sie bei einzelnen Auslösern ein bißchen experimentieren, bis Sie die richtige Alternative finden. Unterbreiten Sie sich hier selbst andere Alternativen, mit denen Sie die Situation vielleicht besser meistern:

Situationen, Auslöser	Mögliche andere Alternativen
1. _____	1. _____
2. _____	2. _____
3. _____	3. _____
4. _____	4. _____
5. _____	5. _____

Krisenplan 10. Tag   Nicht vergessen:

Listen Sie hier all die Situationen auf, die Sie heute in gefährliche Nähe zur Zigarette verführen könnten. Anschließend notieren Sie die jeweilige Alternative, mit der Sie diese Auslöser nötigenfalls unschädlich machen wollen:

Situationen, Gefahrenmomente, Auslöser	Geplante Maßnahmen, Alternativen
1. _____	1. _____
2. _____	2. _____
3. _____	3. _____
4. _____	4. _____
5. _____	5. _____
6. _____	6. _____
7. _____	7. _____
8. _____	8. _____
9. _____	9. _____

- Wenn Sie mit einem Betreuer zusammenarbeiten: Den Tag mit ihm besprechen.
- Die Atemübung machen
- Gründe für Ihren Entschluß zum Aufhören nachlesen.
- Zähneputzen nach jedem Essen
- Kaffee- u. Alkoholkonsum tief halten
- Ihr pers. Fitnessprogramm konsequent weiterführen.

Gönnen Sie sich eine Belohnung
wenn Sie alle Aufgaben und Taten des 10. Tages erfüllt haben. Was wird das sein? _____

22

PRO - FIT - ANTIRAUCHERPROGRAMM
PROJEKT "JOSEF"

ARBEITSBLATT 15
AUFGABE: RÜCKSCHAU UND KRISENPLAN

1.) Rückschau 10. Tag

1.) Wie gut hat Ihr Krisenplan gestern funktioniert?

☐ sehr gut
☐ ziemlich gut
☐ nicht so gut
☐ überhaupt nicht

2.) Welche Situationen, Gefahrenmomente, Auslöser machten Ihnen allenfalls zu schaffen?

_____
_____
_____
_____

3.) Möglicherweise müssen Sie bei einzelnen Auslösern ein bißchen experimentieren, bis Sie die richtige Alternative finden. Unterbreiten Sie sich hier selbst andere Alternativen, mit denen Sie die Situation vielleicht besser meistern:

Situationen, Auslöser	Mögliche andere Alternativen
1. _____	1. _____
2. _____	2. _____
3. _____	3. _____
4. _____	4. _____
5. _____	5. _____

2.) Krisenplan 11. Tag

Listen Sie hier all die Situationen auf, die Sie heute in gefährliche Nähe zur Zigarette verführen könnten. Anschließend notieren Sie die jeweilige Alternative, mit der Sie diese Auslöser nötigenfalls unschädlich machen wollen:

Situationen, Gefahrenmomente, Auslöser	Geplante Maßnahmen, Alternativen
1. _____	1. _____
2. _____	2. _____
3. _____	3. _____
4. _____	4. _____
5. _____	5. _____
6. _____	6. _____
7. _____	7. _____
8. _____	8. _____
9. _____	9. _____

3.) Nicht vergessen:

- Verbringen Sie mehr Zeit mit Nichtrauchern
- Wenn Sie mit einem Betreuer zusammenarbeiten: Den Tag mit ihm besprechen.
- Die Atemübung machen
- Gründe fürs Nichtrauchen nachlesen
- Nach jeder Mahlzeit Zähne putzen
- Wenig Kaffee und Alkohol trinken

Gönnen Sie sich eine Belohnung, wenn Sie alle Aufgaben und Taten des 11. Tages erfüllt haben. Was wird das sein?

_____

_____

**PRO - FIT - ANTIRAUCHERPROGRAMM
PROJEKT "JOSEF"**

ARBEITSBLATT 16

TEST:
SPIELEN SIE GEDANKLICH KRISENSITUATIONEN DURCH

BEISPIELE:	
"KRISENSITUATION" 1: Aus der Nachbarwohnung tönt überlaut Musik.	Ihre konstruktive Reaktion:
"KRISENSITUATION" 2: Ein Bekannter hat soeben erfahren, daß Sie das Rauchen aufgeben wollen und spöttelt: Was ist los mit Dir? Plötzlich Gesundheitsfanatiker geworden oder was?"	Ihr konstruktive Reaktion:

Denken Sie sich zwei "Krisensituatuionen" selbst aus

Also sowohl die Krisensituation als auch eine konstruktive Reaktion. Dabei halten Sie sich am besten an solche Situationen, mit denen Sie schon fertig werden mußten.

"Krisensituation":	Ihre konstruktive Reaktion:
"Krisensituation":	Ihre konstruktive Reaktion:

24

PRO - FIT - ANTIRAUCHERPROGRAMM
PROJEKT "JOSEF"

ARBEITSBLATT 17

AUFGABE: RÜCKSCHAU UND ERSTELLUNG EINES AKTUELLEN KRISENPLANES

Rückschau 11. Tag

1.) Wie gut hat Ihr Krisenplan gestern funktioniert?

- ☐ sehr gut
- ☐ ziemlich gut
- ☐ nicht so gut
- ☐ überhaupt nicht

2.) Welche Situationen, Gefahrenmomente, Auslöser machten Ihnen allenfalls zu schaffen?

3.) Möglicherweise müssen Sie bei einzelnen Auslösern ein bißchen experimentieren, bis Sie die richtige Alternative finden. Unterbreiten Sie sich hier selbst andere Alternativen, mit denen Sie die Situation vielleicht besser meistern:

Situationen, Auslöser	Mögliche andere Alternativen
1. _____	1. _____
2. _____	2. _____
3. _____	3. _____
4. _____	4. _____
5. _____	5. _____

Krisenplan 12. Tag   Nicht vergessen:

Listen Sie hier all die Situationen auf, die Sie heute in gefährliche Nähe zur Zigarette verführen könnten. Anschließend notieren Sie die jeweilige Alternative, mit der Sie diese Auslöser nötigenfalls unschädlich machen wollen:

Situationen, Gefahrenmomente, Auslöser	Geplante Maßnahmen, Alternativen
1. _____	1. _____
2. _____	2. _____
3. _____	3. _____
4. _____	4. _____
5. _____	5. _____
6. _____	6. _____
7. _____	7. _____
8. _____	8. _____
9. _____	9. _____

- ●Wenn Sie mit einem Betreuer zusammenarbeiten: Den Tag mit ihm besprechen.
- ●Die Atemübung machen
- ●Gründe für Ihren Entschluß zum Aufhören nachlesen.
- ●Zähneputzen nach jedem Essen
- ●Kaffee- u. Alkoholkonsum tief halten
- ●Ihr pers. Fitnessprogramm konsequent weiterführen.

Gönnen Sie sich eine Belohnung wenn Sie alle Aufgaben und Taten des 12. Tages erfüllt haben. Was wird das sein? _____

**PRO - FIT - ANTIRAUCHERPROGRAMM
PROJEKT "JOSEF"**

ARBEITSBLATT 18

AUFGABE: RÜCKSCHAU UND KRISENPLAN

1.) Rückschau 12. Tag

1.) Wie gut hat Ihr Krisenplan gestern funktioniert?

☐ sehr gut
☐ ziemlich gut
☐ nicht so gut
☐ überhaupt nicht

2.) Welche Situationen, Gefahrenmomente, Auslöser machten Ihnen allenfalls zu schaffen?

_____
_____
_____

3.) Möglicherweise müssen Sie bei einzelnen Auslösern ein bißchen experimentieren, bis Sie die richtige Alternative finden. Unterbreiten Sie sich hier selbst andere Alternativen, mit denen Sie die Situation vielleicht besser meistern:

Situationen, Auslöser	Mögliche andere Alternativen
1. _____	1. _____
2. _____	2. _____
3. _____	3. _____
4. _____	4. _____
5. _____	5. _____

2.) Krisenplan 13. Tag

Listen Sie hier all die Situationen auf, die Sie heute in gefährliche Nähe zur Zigarette verführen könnten. Anschließend notieren Sie die jeweilige Alternative, mit der Sie diese Auslöser nötigenfalls unschädlich machen wollen:

Situationen, Gefahrenmomente, Auslöser	Geplante Maßnahmen, Alternativen
1. _____	1. _____
2. _____	2. _____
3. _____	3. _____
4. _____	4. _____
5. _____	5. _____
6. _____	6. _____
7. _____	7. _____
8. _____	8. _____
9. _____	9. _____

3.) Nicht vergessen:

- Verbringen Sie mehr Zeit mit Nichtrauchern
- Wenn Sie mit einem Betreuer zusammenarbeiten: Den Tag mit ihm besprechen.
- Die Atemübung machen
- Gründe fürs Nichtrauchen nachlesen
- Nach jeder Mahlzeit Zähne putzen
- Wenig Kaffee und Alkohol trinken

Gönnen Sie sich eine Belohnung, wenn Sie alle Aufgaben und Taten des 13. Tages erfüllt haben. Was wird das sein?

_____
_____

Anhang

**PRO - FIT - ANTIRAUCHERPROGRAMM
PROJEKT "JOSEF"**

ARBEITSBLATT 19

AUFGABE: RÜCKSCHAU UND ERSTELLUNG EINES AKTUELLEN KRISENPLANES

Rückschau 13. Tag

1.) Wie gut hat Ihr Krisenplan gestern funktioniert?

☐ sehr gut
☐ ziemlich gut
☐ nicht so gut
☐ überhaupt nicht

2.) Welche Situationen, Gefahrenmomente, Auslöser machten Ihnen allenfalls zu schaffen?

3.) Möglicherweise müssen Sie bei einzelnen Auslösern ein bißchen experimentieren, bis Sie die richtige Alternative finden. Unterbreiten Sie sich hier selbst andere Alternativen, mit denen Sie die Situation vielleicht besser meistern:

Situationen, Auslöser	Mögliche andere Alternativen
1. _____	1. _____
2. _____	2. _____
3. _____	3. _____
4. _____	4. _____
5. _____	5. _____

Krisenplan 14. Tag   **Nicht vergessen:**

Listen Sie hier all die Situationen auf, die Sie heute in gefährliche Nähe zur Zigarette verführen könnten. Anschließend notieren Sie die jeweilige Alternative, mit der Sie diese Auslöser nötigenfalls unschädlich machen wollen:

Situationen, Gefahrenmomente, Auslöser	Geplante Maßnahmen, Alternativen
1. _____	1. _____
2. _____	2. _____
3. _____	3. _____
4. _____	4. _____
5. _____	5. _____
6. _____	6. _____
7. _____	7. _____
8. _____	8. _____
9. _____	9. _____

● Wenn Sie mit einem Betreuer zusammenarbeiten: Den Tag mit ihm besprechen.
● Die Atemübung machen
● Gründe für Ihren Entschluß zum Aufhören nachlesen.
● Zähneputzen nach jedem Essen
● Kaffee- u. Alkoholkonsum tief halten
● Ihr pers. Fitnessprogramm konsequent weiterführen.

Gönnen Sie sich eine Belohnung wenn Sie alle Aufgaben und Taten des 14. Tages erfüllt haben. Was wird das sein? _____

**PRO - FIT - ANTIRAUCHERPROGRAMM
PROJEKT "JOSEF"**

ARBEITSBLATT 20

AUFGABE: RÜCKSCHAU UND KRISENPLAN

1.) Rückschau 14. Tag

1.) Wie gut hat Ihr Krisenplan gestern funktioniert?

☐ sehr gut
☐ ziemlich gut
☐ nicht so gut   2.) Welche Situationen, Gefahrenmomente, Auslöser
☐ überhaupt nicht   machten Ihnen allenfalls zu schaffen?

_____
_____
_____

3.) Möglicherweise müssen Sie bei einzelnen Auslösern ein bißchen experimentieren, bis Sie die richtige Alternative finden. Unterbreiten Sie sich hier selbst andere Alternativen, mit denen Sie die Situation vielleicht besser meistern:

Situationen, Auslöser   **Mögliche andere Alternativen**
1. _____   1. _____
2. _____   2. _____
3. _____   3. _____
4. _____   4. _____
5. _____   5. _____

2.) Krisenplan 15. Tag

Listen Sie hier all die Situationen auf, die Sie heute in gefährliche Nähe zur Zigarette verführen könnten. Anschließend notieren Sie die jeweilige Alternative, mit der Sie diese Auslöser nötigenfalls unschädlich machen wollen:

Situationen, Gefahrenmomente, Auslöser   **Geplante Maßnahmen, Alternativen**
1. _____   1. _____
2. _____   2. _____
3. _____   3. _____
4. _____   4. _____
5. _____   5. _____
6. _____   6. _____
7. _____   7. _____
8. _____   8. _____
9. _____   9. _____

3.) Nicht vergessen:

● Verbringen Sie mehr Zeit mit Nichtrauchern
● Wenn Sie mit einem Betreuer zusammenarbeiten: Den Tag mit ihm besprechen.
● Die Atemübung machen
● Gründe fürs Nichtrauchen nachlesen
● Nach jeder Mahlzeit Zähne putzen
● Wenig Kaffee und Alkohol trinken

Gönnen Sie sich eine Belohnung, wenn Sie alle Aufgaben und Taten des 15. Tages erfüllt haben. Was wird das sein?

_____

_____

PRO - FIT - ANTIRAUCHERPROGRAMM
PROJEKT "JOSEF"

ARBEITSBLATT 21

AUFGABE: RÜCKSCHAU UND ERSTELLUNG EINES AKTUELLEN KRISENPLANES

Rückschau 15. Tag

1.) Wie gut hat Ihr Krisenplan gestern funktioniert?
- ☐ sehr gut
- ☐ ziemlich gut
- ☐ nicht so gut
- ☐ überhaupt nicht

2.) Welche Situationen, Gefahrenmomente, Auslöser machten Ihnen allenfalls zu schaffen? _____

3.) Möglicherweise müssen Sie bei einzelnen Auslösern ein bißchen experimentieren, bis Sie die richtige Alternative finden. Unterbreiten Sie sich hier selbst andere Alternativen, mit denen Sie die Situation vielleicht besser meistern:

Situationen, Auslöser	Mögliche andere Alternativen
1. _____	1. _____
2. _____	2. _____
3. _____	3. _____
4. _____	4. _____
5. _____	5. _____

Krisenplan 16. Tag   Nicht vergessen:

Listen Sie hier all die Situationen auf, die Sie heute in gefährliche Nähe zur Zigarette verführen könnten. Anschließend notieren Sie die jeweilige Alternative, mit der Sie diese Auslöser nötigenfalls unschädlich machen wollen:

Situationen, Gefahrenmomente, Auslöser	Geplante Maßnahmen, Alternativen
1. _____	1. _____
2. _____	2. _____
3. _____	3. _____
4. _____	4. _____
5. _____	5. _____
6. _____	6. _____
7. _____	7. _____
8. _____	8. _____
9. _____	9. _____

- ● Wenn Sie mit einem Betreuer zusammenarbeiten: Den Tag mit ihm besprechen.
- ● Die Atemübung machen
- ● Gründe für Ihren Entschluß zum Aufhören nachlesen.
- ● Zähneputzen nach jedem Essen
- ● Kaffee- u. Alkoholkonsum tief halten
- ● Ihr pers. Fitnessprogramm konsequent weiterführen.

Gönnen Sie sich eine Belohnung wenn Sie alle Aufgaben und Taten des 16. Tages erfüllt haben. Was wird das sein? _____

**PRO - FIT - ANTIRAUCHERPROGRAMM
PROJEKT "JOSEF"**

ARBEITSBLATT 22

TEST:
"LASSEN SIE SICH IN IHREM ENTSCHLUSS NICHT BEIRREN"

1.) "Du hörst mit Rauchen auf? Das kann doch nicht dein Ernst sein?!"
Ihre konstruktive Reaktion:

_____
_____
_____
_____

2.) "Du glaubst doch selber nicht, daß du als Nichtraucher mehr vom Leben hast?"
Ihre konstruktive Reaktion:

_____
_____
_____
_____

3.) "Jede Wette, du schaffst es nicht!"
Ihre konstruktive Reaktion:

_____
_____
_____
_____

4.) "Aber hör doch mal, du rauchst doch wirklich gern!"
Ihre konstruktive Reaktion:

_____
_____
_____
_____

PRO - FIT - ANTIRAUCHERPROGRAMM
PROJEKT "JOSEF"

ARBEITSBLATT 23

AUFGABE: RÜCKSCHAU UND KRISENPLAN

1.) Rückschau 16. Tag

1.) Wie gut hat Ihr Krisenplan gestern funktioniert?

- ☐ sehr gut
- ☐ ziemlich gut
- ☐ nicht so gut
- ☐ überhaupt nicht

2.) Welche Situationen, Gefahrenmomente, Auslöser machten Ihnen allenfalls zu schaffen?

_____
_____
_____

3.) Möglicherweise müssen Sie bei einzelnen Auslösern ein bißchen experimentieren, bis Sie die richtige Alternative finden. Unterbreiten Sie sich hier selbst andere Alternativen, mit denen Sie die Situation vielleicht besser meistern:

Situationen, Auslöser **Mögliche andere Alternativen**
1. _____ 1. _____
2. _____ 2. _____
3. _____ 3. _____
4. _____ 4. _____
5. _____ 5. _____

2.) Krisenplan 17. Tag

Listen Sie hier all die Situationen auf, die Sie heute in gefährliche Nähe zur Zigarette verführen könnten. Anschließend notieren Sie die jeweilige Alternative, mit der Sie diese Auslöser nötigenfalls unschädlich machen wollen:

Situationen, Gefahrenmomente, Auslöser **Geplante Maßnahmen, Alternativen**
1. _____ 1. _____
2. _____ 2. _____
3. _____ 3. _____
4. _____ 4. _____
5. _____ 5. _____
6. _____ 6. _____
7. _____ 7. _____
8. _____ 8. _____
9. _____ 9. _____

3.) Nicht vergessen:

- Verbringen Sie mehr Zeit mit Nichtrauchern
- Wenn Sie mit einem Betreuer zusammenarbeiten: Den Tag mit ihm besprechen.
- Die Atemübung machen
- Gründe fürs Nichtrauchen nachlesen
- Nach jeder Mahlzeit Zähne putzen
- Wenig Kaffee und Alkohol trinken

Gönnen Sie sich eine Belohnung,
wenn Sie alle Aufgaben und Taten des 17. Tages erfüllt haben. Was wird das sein?

_____

_____

31

**PRO - FIT - ANTIRAUCHERPROGRAMM
PROJEKT "JOSEF"**

ARBEITSBLATT 24

AUFGABE: "AUS DEM WEG-GEHEN" STRATEGIE

1.) Gehen Sie Rauch-Situationen aus dem Weg:
- wo immer Sie können
- wo immer Sie Appetit bekommen
- wo immer es gefährlich wird (Gasthäuser, Cafés, ...)

2.) Suchen Sie gezielt nach Rauchverboten (Museum, Konzertsaal, Bus, ...)

Eigene Liste:
_____
_____
_____
_____
_____
_____

3.) Mit Nichtrauchern etwas Besonderes unternehmen:
In Ihrem Bekannten- und Freundeskreis gibt es mit Sicherheit eine ganze Anzahl Nichtraucher. Sicher auch einige, die Sie schon längere Zeit nicht mehr gesehen haben, mit denen Sie schon längst wieder einmal etwas Bestimmtes unternehmen wollten: Essen gehen, ins Kino, ins Konzert, auf eine Wanderung, zusammen einen gemütlichen Abend verbringen usw. Notieren Sie auf den folgenden Zeilen 6 solche Namen. Anschließend, was Sie mit jedem einzelnen tun wollen.

Namen:	Was zusammen unternehme?
1. _____	1. _____
2. _____	2. _____
3. _____	3. _____
4. _____	4. _____
5. _____	5. _____
6. _____	6. _____

32

Anhang

PRO - FIT - ANTIRAUCHERPROGRAMM
PROJEKT "JOSEF"

ARBEITSBLATT 25

AUFGABE: RÜCKSCHAU UND ERSTELLUNG EINES AKTUELLEN KRISENPLANES

Rückschau 17. Tag

1.) Wie gut hat Ihr Krisenplan gestern funktioniert?

- ☐ sehr gut
- ☐ ziemlich gut
- ☐ nicht so gut
- ☐ überhaupt nicht

2.) Welche Situationen, Gefahrenmomente, Auslöser machten Ihnen allenfalls zu schaffen?

3.) Möglicherweise müssen Sie bei einzelnen Auslösern ein bißchen experimentieren, bis Sie die richtige Alternative finden. Unterbreiten Sie sich hier selbst andere Alternativen, mit denen Sie die Situation vielleicht besser meistern:

Situationen, Auslöser	Mögliche andere Alternativen
1. _____	1. _____
2. _____	2. _____
3. _____	3. _____
4. _____	4. _____
5. _____	5. _____

Krisenplan 18. Tag

Nicht vergessen:

Listen Sie hier all die Situationen auf, die Sie heute in gefährliche Nähe zur Zigarette verführen könnten. Anschließend notieren Sie die jeweilige Alternative, mit der Sie diese Auslöser nötigenfalls unschädlich machen wollen:

Situationen, Gefahrenmomente, Auslöser	Geplante Maßnahmen, Alternativen
1. _____	1. _____
2. _____	2. _____
3. _____	3. _____
4. _____	4. _____
5. _____	5. _____
6. _____	6. _____
7. _____	7. _____
8. _____	8. _____
9. _____	9. _____

- Wenn Sie mit einem Betreuer zusammenarbeiten: Den Tag mit ihm besprechen.
- Die Atemübung machen
- Gründe für Ihren Entschluß zum Aufhören nachlesen.
- Zähneputzen nach jedem Essen
- Kaffee- u. Alkoholkonsum tief halten
- Ihr pers. Fitnessprogramm konsequent weiterführen.

Gönnen Sie sich eine Belohnung wenn Sie alle Aufgaben und Taten des 18. Tages erfüllt haben. Was wird das sein? _____

**PRO - FIT - ANTIRAUCHERPROGRAMM
PROJEKT "JOSEF"**

ARBEITSBLATT 26

AUFGABE: BRAINSTORMING

1.) **Welche ärgerlichen Dinge sind Ihnen als Raucher unterlaufen?**
(Bitte ankreuzen)

☐ Loch in den Teppich gebrannt
☐ Loch in Polstermöbel gebrannt
☐ Jemanden mit der Zigarette leicht verletzt
☐ Tisch oder Schreibtisch angesengt
☐ In einem Nichtraucherabteil zur Rede gestellt worden

☐ Loch in Vorhang gebrannt
☐ Löcher in Kleidung gebrannt
☐ Sich selbst eine Brandwunde beigebracht
☐ Papierkorb angezündet
☐ Einen kleinen Steppen- od. Waldbrand verursacht

2.) **Und nun schreiben Sie einmal auf, welche drei Dinge Sie beim Rauchen am meisten ärgern:**

   1. _____

   2. _____

   3. _____

3.) **Nennen Sie hier zwei Personen oder Ereignisse, die Sie schließlich dazu gebracht haben, dieses Programm anzupacken:**

   1. _____

   2. _____

34

PRO - FIT - ANTIRAUCHERPROGRAMM
PROJEKT "JOSEF"

ARBEITSBLATT 27

AUFGABE: RÜCKSCHAU UND KRISENPLAN

1.) Rückschau 18. Tag

1.) Wie gut hat Ihr Krisenplan gestern funktioniert?

- ❏ sehr gut
- ❏ ziemlich gut
- ❏ nicht so gut
- ❏ überhaupt nicht

2.) Welche Situationen, Gefahrenmomente, Auslöser machten Ihnen allenfalls zu schaffen?

_____
_____
_____

3.) Möglicherweise müssen Sie bei einzelnen Auslösern ein bißchen experimentieren, bis Sie die richtige Alternative finden. Unterbreiten Sie sich hier selbst andere Alternativen, mit denen Sie die Situation vielleicht besser meistern:

Situationen, Auslöser   **Mögliche andere Alternativen**
1. _____   1. _____
2. _____   2. _____
3. _____   3. _____
4. _____   4. _____
5. _____   5. _____

2.) Krisenplan 19. Tag

Listen Sie hier all die Situationen auf, die Sie heute in gefährliche Nähe zur Zigarette verführen könnten. Anschließend notieren Sie die jeweilige Alternative, mit der Sie diese Auslöser nötigenfalls unschädlich machen wollen:

Situationen, Gefahrenmomente, Auslöser   **Geplante Maßnahmen, Alternativen**
1. _____   1. _____
2. _____   2. _____
3. _____   3. _____
4. _____   4. _____
5. _____   5. _____
6. _____   6. _____
7. _____   7. _____
8. _____   8. _____
9. _____   9. _____

3.) Nicht vergessen:

- Verbringen Sie mehr Zeit mit Nichtrauchern
- Wenn Sie mit einem Betreuer zusammenarbeiten: Den Tag mit ihm besprechen.
- Die Atemübung machen
- Gründe fürs Nichtrauchen nachlesen
- Nach jeder Mahlzeit Zähne putzen
- Wenig Kaffee und Alkohol trinken

Gönnen Sie sich eine Belohnung, wenn Sie alle Aufgaben und Taten des 19. Tages erfüllt haben. Was wird das sein?

_____
_____

**PRO - FIT - ANTIRAUCHERPROGRAMM
PROJEKT "JOSEF"**

ARBEITSBLATT 28

AUFGABE: EIN LETZTER VERTRAGSABSCHLUSS

1.) Vergessen Sie Ihre heutige Selbstbelohnung nicht

Was wird das sein?

_____
_____

Dann aber sollten Sie sich auch ein kleines Belohnungsprogramm für die kommenden Wochen aufstellen. Zum Beispiel eine Belohnung für jede rauchfreie Woche. Und für jeden Blick zurück in dieses Programm, der Ihnen hilft, im Sattel zu bleiben. Lesen Sie auf jeden Fall die paar wenigen Punkte immer wieder nach, die wir vom 9. bis 19. Tag unter dem Titel "Nicht vergessen" aufgeführt haben. Und selbstverständlich sollten Sie sich für jede besondere Anstrengung belohnen, mit der Sie erfolgreich ganz harte Anfechtungen niedergekämpft haben. Viel Erfolg! Und viel Vergnügen!

2.) Rückschau 19. Tag

1.) Wie gut hat Ihr Krisenplan gestern funktioniert?   2.) Welche Situationen, Gefahrenmomente, Auslöser
                                                             machten Ihnen allenfalls zu schaffen?
☐ sehr gut
☐ ziemlich gut
☐ nicht so gut
☐ überhaupt nicht

_____
_____
_____

3.) Möglicherweise müssen Sie bei einzelnen Auslösern ein bißchen experimentieren, bis Sie die richtige Alternative finden. Unterbreiten Sie sich hier selbst andere Alternativen, mit denen Sie die Situationen vielleicht besser meistern:

Situationen, Auslöser   **Mögliche andere Alternativen**
1. _____   1. _____
2. _____   2. _____
3. _____   3. _____
4. _____   4. _____
5. _____   5. _____

3.) Krisenplan für mögliche Auslöser

Listen Sie hier all die Situationen auf, die Sie heute in gefährliche Nähe zur Zigarette verführen könnten. Anschließend notieren Sie die jeweilige Alternative, mit der Sie diese Auslöser nötigenfalls unschädlich machen wollen:

Situationen, Gefahrenmomente, Auslöser   **Geplante Maßnahmen, Alternativen**
1. _____   1. _____
2. _____   2. _____
3. _____   3. _____
4. _____   4. _____
5. _____   5. _____

**PRO - FIT - ANTIRAUCHERPROGRAMM
PROJEKT "JOSEF"**

ARBEITSBLATT 29

**AUFGABE:
"ENDE GUT - ALLES GUT - CHECK?"**

" 10 - er Hitliste"

Notieren Sie jene Dinge, die sich für Sie aus dem Programm am nützlichsten erwiesen haben.

1.) _____

2.) _____

3.) _____

4.) _____

5.) _____

6.) _____

7.) _____

8.) _____

9.) _____

10.) _____

PRO - FIT - ANTIRAUCHERPROGRAMM
PROJEKT "JOSEF"

NICHTRAUCHERVERTRAG
(ZUSATZ II)

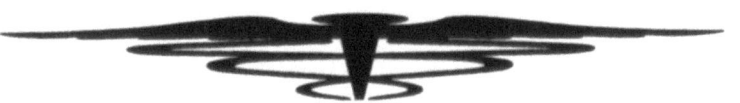

ICH, ...,
HABE VOR **10 TAGEN** MIT DEM RAUCHEN AUFGEHÖRT.

ICH VERSPRECHE AUCH IN ZUKUNFT KONSEQUENTER **NICHTRAUCHER** ZU BLEIBEN.

GRAZ, AM

....
Unterschrift

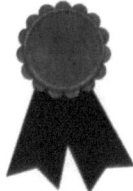

38

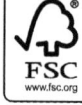

MIX
Papier aus verantwortungsvollen Quellen
Paper from responsible sources
FSC® C105338

If you have any concerns about our products,
you can contact us on
ProductSafety@springernature.com

In case Publisher is established outside the EU,
the EU authorized representative is:
Springer Nature Customer Service Center GmbH
Europaplatz 3, 69115 Heidelberg, Germany

Printed by Libri Plureos GmbH
in Hamburg, Germany